講說강설 2
황제내경 黃帝內經
: 한의철학으로 내경을 읽는다

```
강설 황제내경. 2, 한의철학으로 내경을 읽는다 / 저자: 유장림 ;
역자: 김수중, 박석준, 조남호, 정우진. -- 서울 : 청홍, 2011
    p. ;   cm

원표제: 内经的哲学和中医学的方法
한자표제: 講說 黃帝內經
원저자명: 刘长林
중국어 원작을 한국어로 번역
ISBN 978-89-90116-43-7 04510 : ₩25000
ISBN 978-89-90116-42-0(세트)

황제 내경[黃帝內經]

519.1-KDC5
610.951-DDC21                    CIP2011001463
```


  이 책에서 인용한《내경內經》의 원문은 모두 왕빙주王冰注《황제내경소문黃帝內經素問》(인민위생출판사人民衛生出版社, 1963년판)과《영추경靈樞經》(인민위생출판사人民衛生出版社, 1963년판) 그리고 장개빈長介賓 편저編著《유경類經》(인민위생출판사人民衛生出版社, 1965년판)에 근거했다.

講說강설 2
황제내경 黃帝內經

: 한의철학으로 내경을 읽는다

유장림劉長林 지음
김수중 · 박석준 · 조남호 · 정우진 옮김

청홍

역자서문

한의학의 현대적 체계화

2001년 여름부터 일 년 동안 필자는 북경대에 있었는데, 지인의 소개로 유장림 교수의 세미나에 참여할 수 있었다.

'천지생인학회天地生人學會'라는 독특한 이름을 가진 이 세미나는 한의학과 전통과학에 관하여 현대적 관점에서 다양한 재해석을 시도하는 모임이었다. 필자의 기억으로는 참여자가 보통 20~40명 정도였는데, 한의학, 철학, 주역, 농학, 물리학, 화학, 생물학, 과학사 등등 분야의 박사급이 다수 참여했다. 이 모임을 주도적으로 이끌어간 분이 유장림 교수였다.

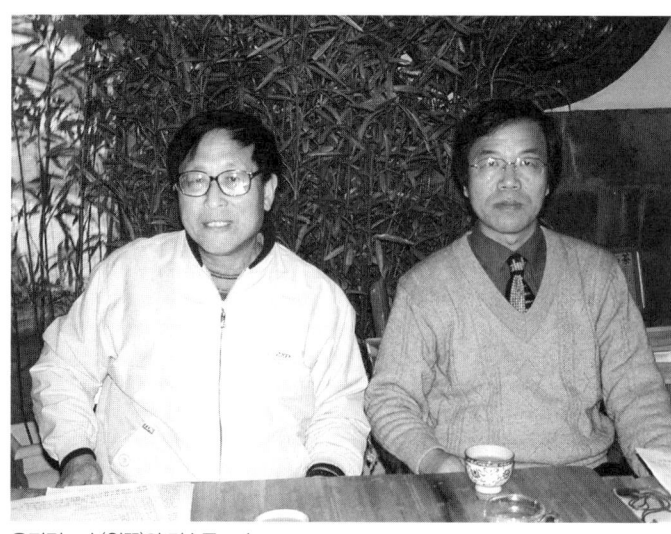

유장림 교수(왼쪽)와 김수중 교수

유장림 교수와 함께 한 세미나

필자가 머문 시기를 전후한 연구 주제를 나열해 본다면 다음과 같다.[1]
_중국과 서양의 의철학 비교 좌담회(2000.07.15)
_중국 고대 과학의 존재유무에 관한 좌담회(2000.08.20)
_지구과학에 관한 신사유와 신동향(2000.09.02)
_거짓 과학, 참 과학 그리고 과학기술의 혁신(2002.05.18)
_중국 전통자연학은 체계화될 수 있는가?[自然國學是否能形成體系] (2002.05.22)

각각의 주제에 관하여 20여명의 전문가들이 발표하고 함께 토론하는 방식으로 세미나가 진행되었다. 물론 각 발표문은 아직 논문으로 완성된 것은 아니었고, 기본 개념을 제시하고 서로 다른 분야에서 아이디어를 교환하며 결론을 유도하는 형식으로 진행되었다.

동양철학을 연구하면서 그것의 현대적 해석과 의미에 관심이 많았던 필자로서는 무척 흥미진진한 세미나여서, 두세 달에 한 번씩 열리는 발표회에 매번 참여한 것으로 기억한다. 그리고 이것이 인연이 되어 유장림 교수와는 그 후에도 몇 가지 일을 함께 할 수 있었다.

시스템 이론의 등장

중국에서 시스템이론이 크게 부각된 것은 1980년대 이후이다. 개혁개방 이후 새로운 방법과 철학이 요구됨에 따라 해외로부터 수많은 철학과 사조가 소개되고 번역되었다. 오랫동안의 갈증을 달래기라도 하듯이 서양의 근현대 철학, 과학, 문예

---

[1] 참조 http://www.tdsrjz.org

에 관한 다양한 사조가 물밀듯이 밀려왔지만, 이른바 '마르크시즘'을 대체할 만한 최고 인기 사상은 '시스템이론'이었다. 후자는 전자와 공통점을 가지면서도, 전자를 극복하고 새로운 대안이 될 수 있는 희망을 보여주었다. 결국 '중국의 기층 지도자부터 최고층 지도자에 이르기까지 거의 모두가 시스템 과학은 중국 사회의 개혁 개방과 발전을 추진하는 과학적인 이론과 방법을 제공해 준다고 생각했다.'[2)]

그들은 일반시스템이론[系統論], 사이버네틱스[控制論], 정보이론[信息論]을 '삼론三論'이라 부르고, 그것이야말로 중국에서의 철학 발전과 사회 발전에 필수적인 과학이론이라고 평가했다. 삼론은 철학이나 과학에서뿐만 아니라 전 사회에 붐을 형성했다.

시스템이론의 발전

많은 철학자들과 전통과학 연구자들은 '삼론'이야말로 근대과학으로 해명되지 않은 중국 고전자연학을 설명해줄 최선의 이론이라고 믿게 되었으며, 이를 바탕으로 전통적 세계관에 대하여 새로운 체계화를 시도하고 있다.[3)] 이제 그 내용을 개괄하여 소개한다.

세계를 해석하고자 하는 우리의 관점은 대체로 두 가지로 나뉜다.

첫째는 분석적 방법과 환원론이다. 이것은 근대과학에서 지배적 지위를 차지했다. 16~17세기의 과학혁명을 계기로 하여 자연과학으로 중세의 신학적 세계관을 극복하고 자연의 신비를 해체하기 위하여 그들은 '전체'의 껍질을 부수고 그 내부에 들어가 분석해보고자 했다. "전체의 부분, 부분의 부분에 대한 끊임없는 탐구는 전체로서의 자연을 수많은 조각으로 나누었고, 그 결과 학과의 숫자도 날로 많아

---
2) 박창근, 《시스템학》, 범양사출판부, 1997.
3) 김수중 외 역, 《중국 문화의 시스템론적 해석》, 도서출판 천지, 1994.

지게 되었다."⁴⁾ 이러한 태도는 근대과학을 기계론, 환원론, 원자론 등의 견해로 기울게 만들었다.

세계를 바라보는 인간의 두 번째 태도는 통합적 방법과 전체론이다. 예를 들면 생물학의 생기론(Vitalism)은 기계론에 반대하기 위하여 등장하였다. 생기론자生氣論者는 생물 유기체 안에 어떤 '활력'이 존재하며 이 활력이 생물의 전체 생명과정을 지배한다고 생각한다. 그리고 전체 유기체의 세계는 일종의 초자연적인 어떤 힘에 의해 결정되고, 이러한 힘이 생물체 내의 모든 물리적·화학적 과정들을 지배하며, 거기에는 일정한 목적성이 있다고 한다. 20세기 초에 생기론의 대표자 드리쉬는 성게의 발생에 관한 유명한 실험을 하였다. 여기서 그는 다음과 같은 몇 가지 상태로부터 모두 정상적인 성게의 개체를 발생시킬 수 있었다.

①하나의 완전한 성게의 배태

②하나의 성게 배태의 반

③두 개의 완전한 성게 배태의 결합

여기서 그는 '서로 다른 원인들이 동일한 결과를 가져올 수 있다'고 생각했다. 그러나 그는 이러한 등종국성等終局性(equifinality)의 현상을 해석할 방법이 없었고, 단지 이것이 물리적 법칙과 모순된다고 보았다. 여기서 그는 영혼과 유사한 일종의 생기적 요소를 가지고 그것을 해석했다. 이것이 드리쉬의 생기론의 한 대표적 관점이다.⁵⁾

이제 시스템이론은 앞의 두 가지 관점을 비판적으로 종합하는 태도를 취한다. 시스템이론에 의하면 전체와 부분 사이에는 유기적 의존관계가 존재한다. 전체와 부분은 서로 의존하고, 서로 침투하며, 서로 전환하는 변증법적 관계에 있다. 생물학의 분야에서 말하자면 전체론의 구체적 형식은 생기론이고, 환원론의 구체적 형

---

4) 박창근, 앞의 책, 13쪽.
5) 김수중, 앞의 책, 246쪽.

식은 기계론이며, 시스템이론의 구체적 형식은 유기체론이다.[6]

시스템론자들은 시스템이 자연계나 인간사회 혹은 사유세계 등 모든 영역에 적용되는 하나의 보편현상이라고 본다. 전체는 부분의 총합 이상의 것이다. 구조로서의 '부분의 질서'는 기능으로서의 '과정적 질서'와 불가분의 관계에 있다. 시스템이론을 제창한 버틀란피(L. V. Bertalanffy: 1901~1972)는 생물학에서 대립된 두 이론인 기계론과 생기론을 연구하고, 그 한계를 극복하기 위해 시스템이론을 제안했다. 그는 후에 이러한 사고를 더욱 일반화하여 인간과 사회의 각 분야에까지 폭넓게 적용할 수 있는《일반시스템이론》을 내놓았다. 이후로 시스템론적 사상은 위너(Wiener)의 사이버네틱스, 섀넌(Shannon)의 정보통신이론, 라즐로(Laszlo)의 시스템철학, 프리고진(Prigogine)의 무산구조론 등과 상호 관련 속에서 더욱 발전하고 있다.

한의학과 삼론三論

인체는 신비하게도 수많은 항목에서 항상성(homeostasis)을 유지한다. 산소의 공급, 체온 유지뿐만 아니라 혈액 중의 수분, 염분, 당, 지방 등등의 항목에서 언제나 항상성을 유지한다. 이것이 이른바 '역동적 평형'이다. 처음에 프랑스의 베르나르가 체액의 상태는 환경이 변화해도 일정하게 유지되는 조절기능이 있다고 발표했는데, 미국의 캐논(W. B. Cannon: 1871~1945)은 이 생각을 더 발전시켜 정온동물의 체온의 항상성과 생물의 방어수단에도 적용했다. 예를 들면 혈액 속에 함유된 단백질이나 당질 등의 성분은 식사의 종류에 거의 영향을 받지 않고 대개 일정한 값을 유지한다. 이와 같은 체내의 안정된 상태를 단순한 물리화학적 평형상태

---
[6] 박창근, 앞의 책, 18, 20쪽.

와 구별하기 위하여 설정한 개념이 '항상성'이며, 그것은 신체의 모든 장기(소화기·순환기·호흡기 등)의 협조에 의하여 얻어진다. 그 전체적인 조절은 자율신경계와 내분비계에 의하여 이루어진다. 하버드대학교 생리학 교수였던 캐논은 인체의 이러한 기능을 연구하여 《인체의 지혜 Wisdom of the Body》라는 책을 1932년에 발간했다.

사이버네틱스(cybernetics)는 위너가 1947년에 명명한 것으로, 이 이름은 '키잡이'라는 그리스어에서 유래한다. 사이버네틱스의 초기 구상은 수학자인 위너와 생리학자인 로젠브룩스 두 사람의 협력에 의하여 발전했다. 노버트 위너(Nobert Wiener: 1894~1964)의 저서《사이버네틱스》의 부제副題 '동물과 기계에서의 제어와 통신'이 말해주는 것처럼 이 새로운 학문은 생물·기계·인간사회의 모든 분야에서 '통신과 제어에 관한 일반적인 원리'를 연구한다. 오늘날 우리가 사용하고 있는 냉장고, 에어컨의 온도 조절장치는 물론 자동차, 비행기, 로봇에 이르기까지 많은 것들이 항상성을 유지할 수 있는 자동제어 기능을 가지고 있다. 흥미로운 점은 위너의 사이버네틱스를 통해서 정립된 자동제어 이론이 앞에서 언급된 캐논의 항상성 유지 개념에 결정적 영향을 받았다는 점이다.[7] 결국 '사이버네틱스'나 '정보이론'은 '시스템 이론'과 불가분의 관계를 가지고 있다. 중국에서 이른바 '삼론三論'이라 부르는 이유가 여기에 있다.

중국은 전통적으로 시스템론적 사고가 강한 나라였다. 유장림劉長林의 또 다른 저서인 《중국의 시스템적 사유中國系統思惟》(1990)는 전통적인 중국의 세계관이나 사회관, 그리고 삶의 방식이 기본적으로 시스템론적 견해와 일치함을 다양한 자료를 통하여 설명하고 있다. 주역이나 음양오행, 그리고 유가적 사회관리학은 시스템적 체계를 잘 보여주고 있다. 뿐만 아니라 전통의학과 전통적 인간관, 그리

---

[7] Cannon 저, 정해영 역, 《인체의 지혜》, 동명사, 2003, 3쪽 참조

고 농업을 비롯한 전통적 과학기술 등에서 우리는 시스템론적 사유를 풍부하게 발견할 수 있다. 따라서 저자는 전통 중국의 천인합일적 우주관, 총체적·전일적인 사유방식, 사회조화론을 바탕으로 하는 인문정신 등의 특징은 오히려 전통문화의 현대화 가능성을 보여준다고 생각한다.

유장림을 비롯한 중국의 많은 학자들은 한의학에 대해서도 삼론의 방법론을 원용하여 현대적 해석을 시도한다. 전통 한의학의 핵심 개념인 '음양의 조화[平]'는 생체의 항상성 유지와 같은 것으로 본다. 또 시스템이론의 주요 개념인 '역동적 평형'의 원리를 주역이나 한의학의 '중용[中]'과 상통하는 것으로 해석한다. 한편 전통적 오행의 상생상극 작용은 사이버네틱스의 내안정기(homeostat: 항상성 유지 장치) 모형과 통하는 것으로 본다(강설1 황제내경, 제3장, 제4장 참조).

한의학에 대한 이러한 현대적 해석은 저자 유장림을 비롯한 학자들에 의하여 1980년대에 정립되었으며, 이후 많은 한의학 이론서에서 수용되고 있다.[8] 이런 점에서 이 책은 한의학 이론의 체계화와 현대적 해석에서 기념비적 성격을 가지고 있는 것이다.

역자를 대표하여 김수중 씀
경희대 철학과 교수, 한의철학 협동과정 지도교수

---

[8] 雷順群 주편, 《內經 多學科硏究》, 江蘇科學技術出版社, 1990
　沈自尹 주편, 《中醫理論現代硏究》, 江蘇科學技術出版社, 1988

講說강설 2 황제내경 黃帝內經

目次

역자서문 _ 한의학의 현대적 체계화/김수중 • 5

제8장 병인病因의 탐색   17
  1 발병發病의 내인과 외인   19
  2 심증구인審證求因 – 증상을 분석하여 원인을 구함   34
  부록/외인의 중요 작용에 대한 논의   45

제9장 방법론에서 변증辨證을 보다   47
  1 질병을 인식하는 두 가지 경로   49
  2 변증방법을 형성하는 과정에서 응용한 철학범주   59
     음陰과 양陽
     일一과 다多
     표表와 이裏
     동動과 정靜
  3 변증은 추상에서 구체에 이르는 인식과정   83

제10장 진단과 인식론 — 89

1 병은 본本이고 의사는 표標 — 91
2 사진합참四診合參 — 99
3 관기명명觀其冥冥−그 캄캄함을 본다 — 113

제11장 치료원칙과 변증법 — 121

1 표標와 본本을 분별하고 완緩과 급急을 나누기 — 123
2 정치正治와 반치反治, 모순矛盾의 응용 — 134
3 처방체계의 구조 — 141
4 이법방의異法方宜 — 152

제12장 침구鍼灸에 관하여 — 159

1 기혈과 경락經絡은 침구요법의 객관적 근거 — 162
　기氣와 혈血에 관하여
　경락經絡에 관하여
　수혈腧穴에 관하여
　심장은 기혈과 경맥을 제어하는 중추

2 침구의 원리와 방법 — 180
　경맥經脈을 통하게 하고 기혈을 조절한다
　허를 보하고 실을 사한다
　침놓는 시기를 정확하게 파악한다
　침놓는 깊이를 엄격하게 제어한다
　침과 때의 관계를 주의해야 한다

3 제어론[控制論]으로 침구鍼灸를 본다 — 206
　침구학설에서는 신체를 하나의 자동제어체계로 보고 있다
　기혈순환은 인체의 피드백 메커니즘을 설명하기 위한 생리적 근거를 제공한다
　기혈은 정보와 그 전달자와 같으며 경락은 정보를 전달하는 특수한 통로이다
　침구요법의 확대작용
　'음과 양을 조절하는 것[調陰與陽]'은 부정적 피드백 조절에 속한다

제13장 오운육기五運六氣에 관하여　　213

　1 기후의 변화는 질서 있는 순환　　217

　2 오운五運　　223
　　　중운中運
　　　주운主運
　　　객운客運

　3 육기六氣　　230
　　　주기主氣
　　　객기客氣
　　　객주가임客主加臨

　4 오운五運과 육기六氣의 종합　　239

　5 운기학설 인식방법의 특징　　249

제14장 논리와 모형　　259

　1 비교법比較法의 응용　　261

　2 유비법類比法의 응용　　274

　3 삼단논법三段論法의 응용　　283

　4 《내경內經》 속의 분석分析과 종합綜合　　288

　5 《내경內經》 속의 소박한 모형방법　　294

보론 1 _ 일본인에 의해 이루어진 중국 과학사 연구 / 조남호 ◆ 301

보론 2 _ 한의철학 연구개황 / 정우진 ◆ 316

맺음말 _ 내경內經 학술사상學術思想의 특색 / 유장림劉長林 ◆ 338

발　문 _ 철학이 백해무익하다는 말을 듣는 이유 / 유장림劉長林 ◆ 352

講說강설1 황제내경 黃帝內經

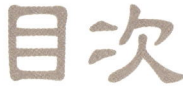

추천사 1 _ 한의학을 부정하는 사람들에게 일독을… /임응추任應秋 ◆ 5
　　　　　현대화는 현대 서양의학의 지식만으로는 모자라다
　　　　　선인들의 놀라운 지혜가 담겨 있어 아직까지 눈부신 광채를 발한다

추천사 2 _ 오행장상학설의 초기 체계론을 찾아내다 /이택후李澤厚 ◆ 10
　　　　　철학은 새로운 관념, 관점, 시야를 제공한다는 점에서 중요하다

역자서문 _ 철학적 사고를 바탕으로 한의학 재구성/조남호 ◆ 14

들어가는 말 _ 고대 동양의 특수한 사유방식 설명 ◆ 23
　　　　　고대의 과학저작이 장구한 생명력을 가지는 것은 과학사에서 아주 드문 일
　　　　　폐의존약廢醫存藥 뿐이라고 보는 주장은 한의학의 찌꺼기만 보고 정화精華는 보지 못했기 때문
　　　　　한의학은 확실히 어떤 방향으로 현대화해야 하는가의 절박한 문제에 직면
　　　　　케케묵은 장상경락이론은 반드시 사람을 놀래 킬 만한 참신한 학설로

제1장 내경內經의 형성 연대　　　　　　　　　　　　　33

　1 내경內經은 언제 만들어졌는가?　　　　　　　　　　35
　2 소문素問의 명칭과 성립연대　　　　　　　　　　　49
　3 영추靈樞의 진위와 변천　　　　　　　　　　　　　69

제2장 기氣　　　　　　　　　　　　　　　　　　　　81

　1 기氣는 우주의 본원本原　　　　　　　　　　　　　83
　2 기氣의 움직이는 본성　　　　　　　　　　　　　　88
　3 형기形氣의 전화이론　　　　　　　　　　　　　　94
　4 천지의 형성과 전개　　　　　　　　　　　　　　101

제3장 대립·통일의 법칙과 음양론　　　　　　　　　107

　1 음양陰陽이란 무엇인가?　　　　　　　　　　　　109
　2 음양陰陽은 우주의 규율　　　　　　　　　　　　119
　3 음양陰陽의 변증법적 관계　　　　　　　　　　　127
　4 음양陰陽의 특수한 내용　　　　　　　　　　　　140
　5 인체의 음양陰陽 평형에 대하여　　　　　　　　147
　부록/내경內經 성립 이전, 음양陰陽 학설의 원류　　157

제4장 오행五行과 체계이론 — 175

1 체계 이론의 일반 원칙 — 177
2 오행설五行說 속의 정체관整體觀 — 182
3 오행五行 구조의 동태적 평형 — 189
4 세계에 대한 내경內經의 오행도식 — 200
5 오행이론은 초보적인 일반 체계 이론 — 209

제5장 형形과 신神 — 223

1 형形과 신神–물질과 운동의 관계 — 225
2 형形과 신神–유기체와 기능의 관계 — 231
3 형形과 신神–육체와 정신의 관계 — 240
   감각의 생리적 기초에 관해
   정신의 혼란과 꿈에 대한 병리분석
4 육체에 대한 정신의 작용 — 251

제6장 천天 · 인人 — 259

1 천天은 자연이다 — 261
2 사람의 생성과 인성 — 266
3 사람은 천지와 함께 한다 — 275
4 사계절에 응하면 천지가 부모 — 282

제7장 방법론方法論으로 본 장상藏象 — 293

1 해부방법과 그 성취 — 295
2 이표지리以表知裏와 장상학설의 형성 — 302
3 인식방법으로 본 장상학설의 실질과 특성 — 324
   정체整體로 인체 파악하기
   구조적 측면에서 인체를 파악하기
   기능 동태에서 인체 파악하기
4 방법론으로 본 중국의학과 서양의학의 결합 — 346

제8장

병인病因의 탐색

어떤 체계나 모두 특정한 내적 구조가 있다. 동시에 주위 환경과 일정한 관계를 맺는다. 우리는 체계의 내부 모순을 내인內因이라 하고, 주변 사물과의 모순이 그 계통에 대해 일으키는 작용과 영향을 외인外因이라 부른다.《내경內經》의 시대에 사람들은 이미 의료 행위를 하면서 인체의 발병에는 반드시 외인과 내인이 결합하면서 일으킨 작용이 있음을 알았다.

1

발병發病의 내인과 외인

《내경內經》에서는 병의 발병과정은 외부의 발병요소가 인체에 침해하여 시작된다고 말한다.

"일반적으로 모든 병은 반드시 (지나친) 건조함, 습함, 추위, 더위, 바람, 비와 성생활, 감정, (잘못된) 음식과 생활습관에서 시작된다."[夫百病之所始生者, 必起于燥濕寒暑風雨, 陰陽喜怒, 飮食居處. /《영추靈樞·순기일일분위사시順氣一日分爲四時》]

《내경內經》에서는 병을 일으키는 요소를 육음六淫, 칠정七情, 음식로권飮食勞倦 등의 3가지로 나눈다. 철학적으로 말하자면, 이 3가지는 모두 병을 일으키는 외인이거나, 혹은 외인에서 직접 기인한 것이다.

《내경內經》에서는 자연계에 존재하는 풍風, 한寒, 열熱, 습濕, 조燥, 화火 여섯가지 기가 지나치게 과하거나 불급하고, 혹은 적절한 시기가 아닌데도 생겨나면 사람의 건강을 해칠 수 있다고 보기 때문에 이를 육음六淫이라고 불렀다. 만약 인체의 저항력이 약하다면 정상적인 기후의 영향하에 있더라도 병이 생길 수 있다. 이 때문에《내경內經》에서는 다시 육기를 인체에 해를 입히는 정도에 따라 정사正邪, 실사實邪, 허사虛邪의 3가지로 나눈다. 풍기風氣에 대해《영추靈樞·자절진사편刺節眞邪篇》에서는 다음과 같이 설명한다.

"정기란 정풍으로, 바른 방향에서 불어오는 것이며 실풍이나 허풍이 아니다. 사기란 허풍으로, 허풍의 나쁜 기는 사람을 상하게 하는 정도가 깊어서 저절로 없어지지 않는다. 정풍은 사람을 상하게 하는 정도가 얕아서 (외부의 사기에 몸을 상하게 되어도) 저절로 없어진다. 정기는 부드럽고 약하여 몸의 진기를 이길 수 없기 때문에 저절로 없어지는 것이다."[正氣者, 正風也, 從一方來, 非實風, 又非虛風也. 邪氣者, 虛風之賊傷人也, 其中人也深, 不能自去. 正風者, 其中人也淺, 合而自去, 其氣來柔弱, 不能勝眞氣, 故自去.]

여기서 '정기正氣'는 병원病原에 저항하는 인체의 능력을 가리키는 것이 아니라, 적절한 때에 생겨난 온순한 육기六氣를 가리킨다. '정풍正風'은 계절에 맞춰 적절하게 나타나는 온화한 바람이기 때문에 정기에 속한다. 비록 정기이지만 사람을 상하게 할 수 있기 때문에 또한 정사正邪라고도 불린다. 봄에 부는 부드러운 동풍과 같은 것으로, 이 바람은 인체에 매우 적은 상해를 입히기 때문에 사람의 저항 능력만으로도 병을 이겨낼 수 있다. '실풍實風'은 계절에 부합하지만 기세가 맹렬하고 사나운 광풍을 가리킨다. 겨울에 부는 강한 북풍과 같은 것이 실사實邪에 속한다. 허풍虛風은 때에 맞지 않는 바람을 가리키며, 봄에 부는 서풍과 여름에 부는 북풍이 그 예이다. 이 바람은 사람에게 큰 해를 끼치기 때문에 허사적풍虛邪賊風이라고 한다.

칠정七情은 희喜, 노怒, 우憂, 사思, 비悲, 공恐, 경驚 7가지 감정과 의지[情志]의 변화를 가리킨다. 만약 정지情志가 과도하면 체내의 기의 운행이 항상성을 잃어 질환이 생길 수 있다. 정지情志는 사람이 정신과 정서상에서 외부 요소에 대해 반응을 일으켜 생겨난다. 일반적인 경우, 외부에서 오는 자극이 지나치게 심할 때에만 정지情志가 과도하게 변화하는 상황이 발생한다. 이 점에 대한《내경內經》의 설명은 명확하다.

예를 들어《소문素問·소오과론疏五過論》에서는 병을 진찰할 때 "반드시 귀천과 봉읍을 받은 귀족이 벼슬을 잃었는지, 제후가 되고자 했는지를 물어야 한다. 그러므로 귀하다가도 세력을 빼앗기면 비록 사기에 맞지 아니하더라도 정정과 신신이 안에서 해를 입어 반드시 죽게 된다."[必問貴賤, 封君敗傷, 及欲侯王. 故貴脫勢, 雖不中邪, 精神內傷, 身必敗亡.]고 설명한다. 의사가 병을 진찰할 때는 반드시 건강 상태의 극심한 변화가 환자의 정신 상태에 대해 미치는 영향을 고려해야 한다. 이는 종종 병을 일으켜 몸을 상하게 만드는 원인이 되기 때문이다.《내경內經》저자의 견해에서는 칠정이 병을 일으키는 것은 결국 외인으로 인해 발생하는 것이라 볼 수 있다.

음식로상飲食勞傷에 대해《소문素問·경맥별론經脈別論》에서는 다음과 같이 설명한다.

"그러므로 음식을 너무 많이 먹으면 땀이 위胃에서 나고, …… 무거운 것을 지고 먼 길을 다니면 땀이 신腎에서 난다. 빨리 달리면서 두려워하면 땀이 간肝에서 나고, 몸을 흔들면서 억지로 힘을 쓰면 땀이 비脾에서 난다. 그러므로 봄 여름 가을 겨울 네 계절과 음양의 변화에서 병이 생기는 것은 지나치게 써서 생기는 것이니, 이것이 법도이다."[故飲食飽甚, 汗出於胃, …… 持重遠行, 汗出於腎; 疾走恐懼, 汗出於肝; 搖體勞苦, 汗出於脾. 故春秋冬夏四時陰陽生病, 起於過用, 此爲常也.]

《내경內經》에서는 신체 기관을 과도하게 사용하는 것은 질병을 야기하는 중요한 원인이며, 이 병의 원인이 되는 과도한 사용에는 외부 환경이 유기체에 대해 미치는 영향과 작용이 포함되어 있다고 본다(과도하게 사용하면 외부환경의 영향을 받아 병의 원인이 된다는 뜻-역자).

《내경內經》은 육음, 칠정과 음식로권에 대한 분석을 통해 이런 생각을 드러냈다. 곧 유기체의 발병은 반드시 외인이 작용을 일으킨 때문이다. 다시 말해 외인이 없다면 병도 없다. 《영추靈樞 · 적풍편賊風篇》에는 다음과 같은 문답이 있다.

"황제가 물었다. 그대는 적풍賊風의 나쁜 기운이 사람을 상하게 하여 병이 든다고 했는데, 병풍屛風으로 가린 곳을 떠나지 않고 방 밖으로도 나가지 않았는데 갑자기 병이 드는 사람이 있소. 적풍賊風의 나쁜 기를 받은 것도 아닌데, 그 이유는 무엇이오?

기백이 대답했다. 그것은 일찍이 습기에 상한 적이 있어서 그 습기가 혈맥 속이나 분육分肉 사이에 잠복해서 오랫동안 없어지지 않고 머물러 있거나, 그 사람이 떨어지거나 해서 죽은피가 몸 안에 남아 없어지지 않고 있었던 것입니다. 그러다가 갑자기 감정이 폭발하거나 음식을 적절하게 먹지 못하거나 추위와 더위가 때에 맞지 않으면 주리腠理가 닫혀 통하지 않게 됩니다. 그러다가 주리가 열려 풍風이나 한寒을 만나게 되면 혈기가 뭉치기 때문에 사기가 (몸 안에 있던 습기나 죽은피 등과) 서로 뒤엉켜 한비寒痺가 생기게 됩니다. 열이 나면 땀이 나게 되고, 땀이 나면 풍風을 맞게 되니 반드시 적풍賊風이 아니더라도 반드시 그런 원인이 더해야 병이 생기는 것입니다." [黃帝曰: 夫子言賊風邪氣之傷人也, 令人病焉, 今有其不離屛蔽, 不出室穴之中, 卒然病者, 非不離賊風邪氣, 其故何也? 岐伯曰: 此皆嘗有所傷于濕氣, 藏于血脈之中, 分肉之間, 久留而不去, 若有所墮墜, 惡血在內而不去. 卒然喜怒不節, 飮食不適, 寒溫不時, 腠理閉而不通. 其開而遇風寒, 則血氣凝結, 與故邪相襲, 則爲寒痺. 其有熱則汗出, 汗出則受風, 雖不遇賊風邪氣, 必有因加而發焉.]

오랫동안 방 안에 있던 사람이 갑자기 앓게 된 병은 결코 저절로 생겨 자라난 것이 아니다. 그것은 이전에 외부에서 들어온 사기가 몸에 침입해서 체내에 머물렀던 것이 원인이다. 마치 높은 곳에서 떨어진 후에 생긴 어혈이 쌓여 맺히는 것과 같아서, 비록 얼마간은 발병하지 않지만 감정과 의지, 음식飮食, 한습寒濕 등의 문제

때문에 조금이라도 몸조리가 편치 않으면 곧 주리腠理가 막혀 통하지 않게 된다. 주리가 열렸을 때 다시 잠깐이라도 풍한風寒을 만나거나 혹은 더워서 땀을 흘릴 때 바람을 맞게 되면 어느 경우에나 질병이 생길 수 있다.

이런 사람들은 첫째, 이전에 외부에서 사기가 침입했고, 둘째, 발병 전날에 적풍허사賊風虛邪를 만나지는 않았더라도 풍風·한寒·열熱 등의 외부 요인으로 몸을 상했는데, 그것이 일정한 조건 아래서 몸에 머물고 있던 사기와 더해서 병환이 일어난 것이다. '반드시 그런 원인이 더해야 병이 생기는 것'이라는 결론은 모든 질병이 반드시 외인이 더해야 발생한다는 것을 인정하는 것이다.

병은 반드시 외사外邪가 침입해서 생겨날 뿐만 아니라, 외사의 경중은 병세의 경중을 직접 결정한다. 《영추靈樞·사기장부병형편邪氣藏府病形篇》에서는 이렇게 말한다.

"기백이 대답했다. 허사虛邪가 몸에 침입하면 오싹오싹 오한이 드는데, 정기가 침입하면 (그 증상이) 미미합니다."[岐伯曰, 虛邪之中身也, 洒淅動形. 正邪之中人也微.]

더 나아가서 《내경內經》에서는 외사의 종류가 다르면 발생하는 질병의 성질도 다르다고 본다. 《영추靈樞·수요강유편壽夭剛柔篇》에서는 "풍과 한은 몸을 상하게 하고, 근심과 두려움, 분노는 기를 상하게 한다. 기로 인해 장臟을 상하면 장에 병이 든다. 한으로 몸을 상하게 되면 몸에 병이 든다. 풍으로 근맥을 상하게 되면 근맥이 병든다."[風寒傷形, 憂恐忿怒傷氣. 氣傷藏, 乃病藏; 寒傷形, 乃應形; 風傷筋脈, 筋脈乃應.]고 설명하고, 또 《영추靈樞·백병시생편百病始生篇》에서는 "감정이 폭발하면 장을 상한다. 풍風과 우雨는 몸의 윗부분을 상하게 하고, 서늘하고 습한 기운은 몸의 아랫부분을 상하게 한다."[喜怒不節則傷藏, 風雨則傷上, 淸濕則傷下.]고 말한다. 이는 모두 서로 다른 병사는 인체를 손상시키는 부위도 서로 다르며, 야기된 질환도 또한 서로 같지 않다는 것을 설명한다. 외인은 발병에서 결정적인 작용을 한다.

―・―

중요한 것은 《내경內經》에서는 인체는 외사를 막는 저항능력이 있기 때문에 사기가 인체에 침입하여도 반드시 병이 생기지는 않는다고 본다는 점이다. 《내경內經》은 이런 저항능력을 정기正氣라고 부르며, 정기는 유기체의 음양 평형을 유지하는 작용을 한다. 외사가 인체에 침입하고 나면 정기가 나서서 싸우게 되고, 만약 정기正氣가 사기邪氣를 이기면 병이 생길 수 없다. 이것이 바로 《소문素問·학론瘧論》에서 말한 '진기가 안정되면 사기가 사라진다'는 것이다. 만약 정기正氣가 사기邪氣에게 지게 되면 그때에 비로소 질병이 생긴다.

《소문素問·평열병론評熱病論》에서는 '음양교陰陽交'라는 병을 논술할 때 이렇게 설명한다.

"사람이 땀이 나는 것은 모두 곡기에서 나는 것인데, 이 곡기는 정精에서 나온다. 사기가 골육에서 (정精과) 싸워서 땀이 나는 것은 사기가 물러나고 정이 이겼기 때문이다. 정이 이기게 되면 음식을 먹을 수 있고, 다시 열이 나지 않는다. 다시 열이 나는 것은 사기 때문이며, 땀이 나는 것은 정기精氣 때문이다. 땀이 나면서 문득 다시 열이 나는 것은 사기가 정기精氣를 이겼기 때문이다. 음식을 먹을 수 없는 것은 정이 기능을 행하지 못한 때문이다. 병이 머물러 낫지 않으면 목숨이 곧 위태롭게 된다."[人所以汗出者, 皆生於穀, 穀生於精. 今邪氣交爭於骨肉而得汗者, 是邪却而精勝也, 精勝則當能食而不復熱. 復熱者邪氣也, 汗者精氣也, 今汗出而輒復熱者, 是邪勝也. 不能食者, 精無俾也, 病而留者, 其壽可立而傾也.]

정精은 곧 정기이다. 정기正氣가 사기邪氣를 이기면 식욕, 체온이 정상을 회복해야 하며, 여전히 열이 나서 밥을 먹을 수 없는 것은 사기가 정기를 눌렀기 때문이다. 이는 일종의 특정한 병증을 분석한 것이지만, 발병과정에서 사기와 정기가 서로 싸우는 원리에 관해 보편적인 의의를 가진다.

인체에는 자신의 음양 평형을 유지하는 능력이 있기에《내경內經》에서는 유기체의 생명활동이 정상 궤도를 이탈했는지 아닌지, 질병이 발생했는지에 대해서 외사外邪의 침입이라는 한 가지 요소를 제외하고 유기체 그 자체의 건강 수준이 어떠한지를 봐야만 한다고 여긴다.《영추靈樞・백병시생편百病始生篇》에서는 이렇게 설명한다.

"바람과 비, 추위와 더위는 (환자의 몸이) 허하지 않으면 그 사기만으로는 사람을 상하게 할 수 없다. 갑자기 거센 바람이나 폭우를 만나도 병이 걸리지 않는 것은 대개 그 사람의 몸이 허하지 않아서 사기만으로 사람을 상하게 하지 못하기 때문이다. 몸이 허해야만 풍風이라는 사기가 몸에 들어올 수 있다."[風雨寒熱, 不得虛, 邪不能獨傷人, 卒然逢疾風暴雨而不病者, 蓋無虛, 故邪不能獨傷人. 此必因虛邪之風, 與其身形, 兩虛相得, 乃客其形.]

오직 허虛와 사邪가 인체의 허약한 곳에 침입했을 때에만 사기가 인체에 머물러 질병이 생긴다. 만약 인체에 정기가 충만하여 '허虛'하지 않다면 갑자기 질풍과 폭우를 만나도 병이 생기지 않는다. 이 설명에는 이런 원리가 함축되어 있다. 인체라는 시스템의 변화에서 내인은 중요한 작용을 일으킨다. 이미 여러 번 강조했듯이 이런 사상은《내경內經》의 발병이론에서 중요한 지위를 차지한다.

예를 들면《영추靈樞・사기장부병형편邪氣藏府病形篇》에서 사기가 "그 사람의 몸이 허한 틈을 타거나, 힘을 억지로 쓴 바로 뒤 음식을 먹고 땀이 나서 주리가 열렸을 때 사기를 맞게 된다."[中人也, 方乘虛時, 及新用力, 若飮食汗出, 湊理開, 而中于邪]고 말한 것과 같다. 또한《소문素問・평열병론편評熱病論篇》에서도 "사기가 몰려오는 것은 반드시 그 사람의 기가 허하기 때문이다. 음이 허하면 양의 사기가 몰려온다."[邪之所湊, 其氣必虛, 陰虛者, 陽必湊之.]고 말한다. 여기서 '기'는 정기正氣를 가리킨다.

정기正氣가 허하면 유기체의 조직이 평소에도 쇠약하며 허약할 수 있고, 유기체가 피로하기 때문에 저항능력이 잠시 떨어질 수 있으며, 또한 음식을 먹을 때 땀이 나고 주리腠理가 열리고 샐 수 있어서 외사外邪 등의 여러 상황에 영향을 받기가 쉽다. 정기正氣가 허해지는 경우의 원인은 물론 내인과 외인이 모두 작용한 결과이지만, 이 결과가 인체에 잔류하여 이후 발생할 수 있는 병증의 내인이 된다.

《내경內經》은 인체와 외사를 서로 모순되고 대립하는 쌍방으로 본다. 즉, 발병을 모순되는 쌍방의 투쟁의 결과로 봐서, 결과가 발생하게 되는 원인을 모순의 한 쪽 면에서만 찾으면 안 되고 모순의 쌍방에서 찾아야 한다고 여긴다. 그러므로 《내경內經》에서는 병증이 발생할 때 인체에는 외인과 내인의 두 부분이 동시에 작용한다고 본다. 이것은 문제를 전체적으로 보는 관점이자 정확하게 보는 것이다.

이런 생각을 바탕으로 《내경內經》에서는 외사가 질병에 결정적인 요인이 될 뿐 아니라 몸의 상황도 질병의 경중과 성질에서 마찬가지의 의미를 지닌다고 본다. 《영추靈樞·오변편五變篇》에서는 이 점을 훌륭하게 설명하고 있다.

"황제가 말했다. 같은 때에 풍을 만나 동시에 병을 얻었는데도 그 병이 각각 다른 것은 무엇 때문인지 듣고 싶소.

소유가 대답했다. 훌륭한 질문입니다. 장인에 비유하여 말씀드리겠습니다. 장인이 도끼나 칼을 갈아 나무를 벨 때, 나무에도 음양에 따라 단단한 곳과 무른 곳이 있어서 단단하면 날이 들어가지 않고 무르면 잘 쪼개집니다. 옹이 같은 데에서는 날이 부러지기도 합니다. 보통 한 나무에서도 단단하고 무른 것이 같지 않아서, 단단한 곳은 강하고 무른 곳은 쉽게 상하는데 하물며 그 나무가 다르고 껍질이 두꺼운 것과 얇은 것, 즙이 많은 것과 적은 것으로 다를 경우는 어떻겠습니까? 대개 나무 중에서 꽃이 먼저 피고 잎이 먼저 나는 것은 봄에 서리를 맞거나 거센 바람이 불면 꽃이 떨어지고 잎이 시듭니다. 무더위와 큰 가뭄이 들면 무른 나무와 껍질이 얇은 나무는 가지에 즙이 적어 잎이 마르게 되고, 오랫동안 날이 흐리고 비가 내리면 껍질이 얇고 즙이 많은 나무는 껍질이 썩어 진물이 흐르게 됩니다. 갑자기 거센 바람이 불면 단단하거나 무른 나무 모두 가지가 부러지고 잎이 지게 됩니다. 가을에 서리가 내리고 폭풍이 불면 단단하거나 무른 나무 모두 뿌리가 흔들리고 잎이 떨어집니다. 이상 다섯 가지 경우도 각각 상하는 바가 다른데 하물며 사람은 어떻겠습니까?"[曰: 一時遇風, 同時得病, 其病各異, 願聞其故. 少兪曰: 善乎哉問! 請論以比匠人. 匠人磨斧斤, 礪刀削斷材木, 木之陰陽, 尙有堅脆, 堅者不入, 脆者皮弛, 至其交節, 而缺斤斧焉. 夫一木之中, 堅脆不同, 堅者則剛, 脆者易傷, 況其材木之不同, 皮之厚薄, 汁之多少, 而各異耶. 夫木之蚤花先生葉者, 遇春霜烈風, 則花落而葉萎; 久曝大旱, 則脆木薄皮者, 枝條汁少而葉萎, 久陰淫雨, 則薄皮多汁者, 皮潰而漉; 卒風暴起, 則剛脆之木, 枝折杌傷; 秋霜疾風, 則剛脆之木, 根搖而葉落. 凡此五者, 各有所傷, 況於人乎!]

　이 대화의 목적은 같은 풍사를 만나도 사람이 얻는 병이 다르고, 그 성질과 경중이 각각 다른 까닭에 대한 답을 구하는 것이다. 작자는 이런 현상을 구체적으로 해석하기에 앞서 먼저 나무에 비유해서 같은 나무라도 앞과 뒤의 견고한 정도가 다르기에 같은 칼로 잘라도 상처를 입은 정도가 각각 다르다는 것을 지적한다. 만약 나무 가장자리의 마디가 있는 곳을 자르면 도리어 칼날이 파손될 수 있다. 그러나 나무가 다르면 그 성질도 각각 다르기에 같은 재해를 입어도 상처를 입는 상황은 같지 않다. 잎이 나고 꽃이 일찍 피는 나무는 봄 서리와 맹렬한 바람의 피해를 입기 쉽고, 껍질이 얇고 목질이 무른 나무는 오랫동안 햇볕을 쬐거나 큰 가뭄에 견딜 수 없으며, 즙이 많고 껍질이 얇은 나무는 장기간 흐리고 장마를 만나면 나무가 문드러

제8장 병인病因의 탐색 • 27

지고 껍질이 썩을 수 있다. 목질이 부서지기 쉽고 유연하지 않은 나무는 갑자기 강풍이 불면 부러진다. 만약 가을 서리와 질풍을 만나면 이렇게 부서지기 쉬운 나무는 나무의 뿌리가 흔들리고 가지와 잎이 시들어 떨어진다. 사람도 마찬가지이다. 사邪를 받은 사람의 체질이 같지 않기 때문에 여러 사람들이 같은 종류의 사기를 받아도 질병의 종류와 경중은 모두 다르다.

《내경內經》은《영추靈樞·오변편五變篇》과《영추靈樞·본장편本藏篇》등에서 여러 사람의 기혈과 장부 등의 조직이 가지는 차이와 그것이 발병에 미치는 영향을 상세히 설명하고 있는데, 여기서 일일이 소개하지는 않겠다. 청나라 사람 오겸吳謙 등이 편찬한《의종금감醫宗金鑒》에서는《내경內經》의 이런 원리를 적용하여 '육기의 사邪가 사람에게 영향을 미치는 것이 비록 같지만, 사람이 그것을 받아들여 병이 생기는 것이 각각 다른 것은 어째서인가'라는 자문에 '대개 사람의 형상에는 두텁고 얇은 것이 있고, 기에는 성대하고 쇠약함이 있으며, 장부에는 한열이 있어 받아들이는 사기가 매번 그 사람의 장기에 따라 다르므로 병이 생기는 정도도 각각 다르다'고 설명한다.《내경內經》에서는 나무를 빌려 이 문제를 설명하기 때문에 여기서 밝힌 원리는 의학의 범위에만 제한되는 것은 아니다. 그것은 보편적인 의의를 가진다. 이 비유와 논술에서는 사물의 변동에 대해 내인이 결정적인 작용을 한다는 철학적인 관점을 구현하고 있다.

발병의 과정에서 병사의 침해와 정기의 허虛는 모두 없어서는 안 되는 요소로, 결정적인 역할을 한다. 이는《내경內經》에 있는 얼마간의 구체적인 논술에서 얻은 결론이다.《내경內經》은 내인과 외인의 두 측면에서 발병의 과정을 밝히고, 또 일정한 정도에서 이 원리가 보편성을 지니도록 하였다. 이는 선진先秦, 양한兩漢 시대에 조금 나타나며, 중국 철학 사상의 발전에 대한 공헌이라 할 수 있다.

《한비자韓非子·망징亡徵》편에 이런 설명이 있다. "나무가 무너지는 것은 반드시 좀 때문이고, 담이 무너지는 것도 반드시 틈 때문이다. 그러나 나무가 비록 좀을 먹었다고 해도 거센 바람이 없으면 무너지지 않으며, 담에 비록 틈이 있다고 해도 큰 비가 없으면 무너지지 않는다." 여기서도 사물의 변동은 반드시 내인과 외인의 두 측면에서 동시에 작용을 일으켜야 효과가 나타날 수 있다고 강조한다. 이 관점은 《내경內經》과 서로 일치하지만, 《내경內經》에서는 《한비자韓非子》보다 더 확실하고 상세하게 설명한다.

여기서 반드시 지적해야 할 것은 일부 의학서에서 《내경內經》에서는 내·외인이 동시에 작용을 일으키지만, 내인이 중요한 근거이고, 외인은 덜 중요한 것으로 본다고 말하고 있다는 점이다. 이런 설명은 광범위하게 펴져있지만, 실제는 전혀 다르다.

《내경內經》을 두루 살펴봐도 발병과정에서 내·외인 중 무엇이 주가 되고 무엇이 종이 되는지에 대한 설명은 찾을 수 없다. '사기가 침범하는 것은 기가 허해서이다', '허약하지 않으면 사기는 홀로 사람을 상하게 할 수 없다'와 '반드시 원인이 더해야 발병한다'는 몇 구절은 《내경內經》의 발병이론 중 내인과 외인에 관한 논점을 집중적으로 개괄하고 있다. 이들은 내인에 '허虛'가 없다면 외인이 사람을 상하게 할 수 없다는 것을 강조함과 동시에 발병했을 때는 반드시 외사의 침입을 받아야 병을 일으킬 수 있다고 강조한다. 이런 논술에서는 결코 내인을 첫 번째 지위로 치켜세운 적이 없다.

일부 저작에서는 《소문유편素問遺篇·자법론刺法論》 중의 "정기가 안에 있으면 사기가 범할 수 없다"는 구절을 즐겨 인용하여 《내경內經》에서는 내인이 첫 번째 지위의 작용을 하는 것으로 보았다고 주장한다. 그러나 이런 견해는 옳지 않다. 앞서 이미 말했듯이 〈자법론刺法論〉과 〈본병론本病論〉 두 편의 《소문素問》은 '유편遺篇'이며, 당송唐宋 시기에 위작한 작품으로, 본래《내경內經》으로 여겨서는 안 된다. 그리고 "정기正氣가 안에 있으면 사기가 범할 수 없다"는 글 자체는 잘못된 것이다. 이것은 앞서 인용한 "사기가 사람을 침범하는 것은 기가 허약해서이다", "허약하지 않으면 사기가 홀로 사람을 상하게 할 수 없다"는 두 구절의 함의와도 다르다. 정기가 허하다거나 허하지 않다는 것은 모두 상대적이고 구체적이며, 주로 외사와 비교하여 말한 것이다. 일단 병사病邪가 효력을 발생하면 정기가 허약하다는 것이 판명된다. 만약 정기가 사기를 초과하면 병은 생기지 않는다.《소문유편소문유편遺篇·자법론刺法論》은 사기와 비교하지 않고 정기가 허하다거나 허하지 않다는 것은 논외로 두고, 고립적이고 추상적으로 정기를 다룬다. 오직 정기만이 안에 있다고 단정하여 일체의 병이 생기는 가능성을 배제한 것으로, 이는 정기를 절대화한 것이다. 사람의 병에 대한 저항능력은 질병과의 투쟁과정 중에서 부단히 발전했으며, 동시에 외부의 발병원인 역시 조건의 변동에 따라 변화했다. 인류는 모든 질병을 막을 수 있는 저항능력을 영원히 만들어낼 수 없다. 그러나《소문유편소문유편遺篇·자법론刺法論》에서 말한 '정기正氣'는 바로 이런 추상적이고 환상적인 저항능력이다. 이런 정기는 실제 세계에는 존재하지 않는다.

《소문유편소문유편遺篇》인〈자법론刺法論〉에서 '정기'를 절대화한 것은 한때의 부주의에 의한 것이 아니라 정기를 신비화한 필연적인 결과이다. 이 구절의 앞뒤를 보자.

"황제가 물었다. 오역五疫이 유행하면 쉽게 전염되어 어른이나 아이를 막론하고 증상이 비슷하다고 들었소. (앞에서 말한 침법으로) 치료하지 않고 병이 전염되지 않게 하려면 어떻게 해야 하오?

기백이 대답했다. 전염되지 않은 경우, 정기가 몸 안에 보존되어 있으면 사기가 침범하지 못합니다. 나쁜 기운을 피해야 하는데, 나쁜 기가 코로 들어오면 다시 코로 내보내야 합니다. 기가 뇌에서 나오면 나쁜 기운이 침범하지 못합니다. 기가 뇌에서 나온다는 것은 다음과 같은 것입니다. 먼저, 방 앞에서 내 마음이 태양 같다고 상상한 다음, 전염병에 걸린 사람이 있는 방에 들어갈 때는 청색의 기가 간에서 나와 동쪽으로 좌행하여 숲으로 변한다고 상상합니다. 다음으로 백색의 기가 폐에서 나와 서쪽으로 우행하여 무기와 갑옷으로 변한다고 상상합니다. 다음으로 적색의 기가 심장에서 나와 위로 남행하여 불꽃으로 변한다고 상상합니다. 다음으로 흑색의 기가 신장에서 나와 아래로 북행하여 물로 변한다고 상상합니다. 다음으로 황색의 기가 비장에서 나와 중앙에 있어서 흙으로 변한다고 상상합니다. 다섯 가지의 기가 내 몸을 보호하는 도구이며, 이로써 내 머리 위에 북두칠성이 빛난다고 상상한 뒤에야 병실에 들어갈 수 있습니다."[黃帝曰: 余聞五疫之至, 皆相染易, 無問大小, 病狀相似, 不施救療, 如何可得不相移易者? 歧伯曰: 不相染者, 正氣存內, 邪不可干, 避其毒氣, 天牝從來, 復得其往, 氣出於腦, 卽不邪干. 氣出於腦, 卽室先想心如日, 欲將入於疫室, 先想靑氣自肝而出, 左行於東, 化作林木; 次想白氣自肺而出, 右行於西, 化作戈甲; 次想赤氣自心而出, 南行於上, 化作焰明; 次想黑氣自腎而出, 北行於下, 化作水; 次想黃氣自脾而出, 存於中央, 化作土. 五氣護身之畢, 以想頭上如北斗之煌煌, 然後可入於疫室.]

이 대화에서는 급성 전염병에 대해 병을 치료하지 않고 예방조치를 취하지 않아도 전염되지 않을 수 있다고 여긴다. 그 비결이 바로 '정기가 안에 있으면 사기가 범할 수 없다'는 것이다. '정기가 안에 있다'는 것은 무엇일까? 〈자법론刺法論〉의 저자는 만약 정기가 뇌에서 나오게 할 수 있으면 독기를 코[천빈天牝]로 빨아들이게 할 수 있고, 다시 코로 내뿜어 독기의 전염을 피할 수 있다고 해설한다. 정기가 뇌에서 나온다는 것은 환자의 병실로 들어가기 전에 먼저 주관적으로 자기의 마음속에 있는 붉은 태양을 상상하고, 동시에 자기의 간, 폐, 심장, 신장, 비장에서 각각 청, 백, 적, 흑, 황의 다섯 종류의 기를 방출하여 수목樹木, 병기兵器, 광염光焰, 수水와 토土로 변하는 것을 상상하고, 마지막에는 자기의 실제 머리 위에 북두칠성을 두고 반짝반짝 빛나는 것을 상상하는 것이다. 이렇게 한 후 병실에 들어가면 전염병에 걸리지 않는다는 것이다.

〈자법론刺法論〉에서는 정신의 사기를 방어하는 기능을 과장했고 여기서 말하는 '정기正氣'는 일종의 주관적으로 생긴 신비한 기로, 믿기 어렵다. 만약 《소문유편素問遺篇》의 저자가 설명한 것이 신체를 보호하고 지키는 일종의 기공氣功이라면 그의 표현 또한 비과학적이며, 명백히 기공을 신비화하고 절대화한 것이다. 기공이 모든 질병의 발생과 전염을 막을 수 있는 것은 아니다.

왜 많은 사람들이 "정기가 안에 있으면 사기가 범할 수 없다"는 이 구절이 옳다고 오인하여 이를 《내경內經》에 있는 다른 의미의 문단과 함께 섞었을까? 그 원인 중 하나는 오랜 기간 동안 '내인이 첫째이며 근거이고, 외인은 둘째이며 조건'이라는 관점을 신성불가침의 절대적 보편 진리로 여겨 곳곳에 적용하고 또한 선전宣傳하면서 내인의 작용을 절대화하고 더 나아가 내인만 갖추면 외인은 있어도 되고 없어도 되는 것이며 그 경중은 문제 삼을 것도 없다고 본 것에 있다. 사실 '내인이 첫째, 외인이 둘째, 내인은 변화의 근거이고, 외인은 변화의 조건'이라는 말은 보편적 규율이지만 원래는 성립하지 않는 말이다.

이런 관점에서 의학을 해석하고 연구하면 반드시 내부요소와 외부요소가 발병과 그 치료 과정 중에서 작용을 발휘하는 실제 상황을 왜곡한다. 아울러 사람들로 하여금 외부 병인과 외부 치료 조치의 중요성을 충분히 예측하지 못하게 만든다. 이런 잘못된 관점은 이론과 실천에서 모두 큰 피해를 가져왔다.

앞의 소개에서 볼 수 있듯이 《내경內經》에서는 내인을 매우 중시한다. 이는 당연히 긍정해야 하는 것이다. 그러나 이와 동시에 외사의 성질과 경중이 질병의 종류와 병세를 결정한다는 것도 분명히 지적하고 있다. 이는 발병에서 외인이 조건으로 작용할 뿐만 아니라 근거로도 작용하여 결코 덜 중요하지 않다는 뜻이다. 실제로 《내경內經》은 발병과정에서 내인과 외인 중 어느 것이 중요하고 어느 것이 중요하지 않는지의 문제에 관해서는 결코 말하지 않으며, 다만 발병은 내인과 외인이 함께 작용을 일으킨 결과이며 이 두 가지 중 하나라도 없어서는 안 된다고 할 뿐이다.

2

심증구인審證求因-증상을 분석하여 원인을 구함

변증구인辨證求因, 또는 병인변증病因辨證이라고 부르기도 하는 심증구인審證求因은 한의학 특유의 인식 방법이다. 《내경內經》은 이 방법을 위한 토대를 닦았다. 한의학의 병인 이론에서 중요한 지위를 차지하는 '육음六淫'의 개념은 그 형성 과정에서 심증구인의 특색을 드러낸다. 그러나 그 형성 과정에 대해 우리는 약간의 가정을 할 수 있을 뿐이다.

고대의 의학자들은 현미경이 없었으며, 또한 미생물학과 기타 현대과학을 알지 못했다. 때문에 처음에 그들은 자신과 환자의 경험에 의지하여 질병과 생활환경의 관계에서 병인을 찾았다. 중국은 북온대에 위치하고, 계절의 변화가 인체에 미치는 영향이 매우 뚜렷하다. 의학자들은 매우 일찍부터 일부 계절성 질병에 대해 세심하게 관찰했다. 예를 들어 《주례周禮・천관총재天官冢宰・질의疾醫》에서는 "봄에는 머리가 아픈 질환이 있고, 여름에는 가려운 병이 있고, 가을에는 학질이 있고, 겨울에는 해수와 상기가 있다."[春時有痟首疾, 夏時有癢疥疾, 秋時有瘧寒疾, 冬時有嗽上氣疾.]고 설명한다. 또한 《소문素問・금궤진언론金匱眞言論》에서도 "봄에는 코피가 잘 나고, 여름에는 가슴과 옆구리에 병이 잘 생기고, 장하에는 설사병이 쉬이 생기고, 겨울에는 관절이 아프고 붓는 병이 생기는 일이 많다."[春

善病鼽衄, 仲夏善病胸脇, 長夏善病洞泄寒中, 秋善病風瘧, 冬善病痺厥.]고 설명한다. 의학자들은 질병은 계절과 관계가 있을 뿐만 아니라 지리적 조건과도 특수한 관계를 맺는다는 것을 알아냈다.

《소문素問・이법방의론異法方宜論》에서는 다음과 같이 말한다. "동쪽 지방에 사는 사람들은 …… 큰 바다에 근접해 있고 생선과 소금을 많이 먹기 때문에 …… 옹저癰疽를 많이 앓는다. 서쪽 지방은 지세가 높고 바람이 많고 수토水土의 성질이 강하므로 거주민들의 신체가 강건하여 병은 대부분 음식과 정서의 부조화로 생겨난다. …… 북쪽 지방은 땅이 높고 바람이 매우 차가워서 거주민들은 유목생활을 하며, 장이 차가워서 대부분 창만脹滿 등의 병을 앓는다. …… 남쪽 지방은 무덥고 양기가 성하고, 지세는 낮으며 수토가 약하기에 거주민들은 경련과 마비증을 앓는다. …… 중원은 지세가 평탄하고 습기가 많아 거주민들은 위궐痿厥과 한열寒熱의 증상을 많이 앓는다."[東方之域 …… 海濱傍水, 其民食魚而嗜鹹 …… 其病皆爲癰瘍. 西方者, 金玉之域, 沙石之處, 其民陵居而多風, 水土剛强, 其民不衣而褐薦, 其民華食而脂肥, 故邪不能傷其形體, 其病生於內 …… 北方者, 其地高陵居, 風寒冰冽, 其民樂野處而乳食, 藏寒生滿病 …… 南方者, 陽之所盛處也, 其地下, 水土弱, 其病攣痺 …… 中央者, 其地平以濕 …… 故其病多痿厥寒熱.]

계절과 지리적 조건이 질병에 끼치는 영향은 사람들로 하여금 자연환경 속에서 병을 일으키는 물질적 요인을 찾도록 했다. 예를 들어 '겨울에는 비궐병痺厥病에 잘 걸린다.' 겨울의 가장 큰 특징은 매우 춥다는 것이다. 이에 사람들은 소박한 관점에서 출발하여 '한寒'이 비병痺病, 궐병厥病의 병인이 된다는 것을 아주 자연스럽게 받아들이게 되었다. 또 습기가 많은 지역에서 장기간 생활하거나 물속에서 작업을 하면 머리가 천으로 묶은 듯이 무겁고, 사지는 시리며 마음에 번민이 생기고 몸이 피곤한 것과 같은 증상이 나타난다. 이에 사람들은 습기가 이런 병증의 병인이라고 생각하게 되었다. 장기간의 관찰을 통해 의학자들은 건강에 영향을 주는 것을 풍風, 한寒, 열熱, 습濕, 조燥, 화火의 여섯 종류의 기로 정리했고, 또 계절에 따라 많이 발생하는 병과 지방병, 그리고 많은 개별적인 병례에 대한 연구를 통해 육기와 일부 병증의 관계를 정립했다.

옛사람들은 기후의 변화가 정상적이지 않거나 사람의 생활 조건이 위생적이지 않으면 육기와 상응하는 질병이 생기기 쉽다고 보았다. 이는 육음의 개념이 형성되는 초기의 단계이자, 육음이 물질 실체로서 가지고 있는 함의이기도 하다.

자연적인 요인과 질병의 직접적인 관계를 관찰함으로써 병인을 찾아내는 것은 비교적 간단하지만, 동시에 크게 제한적이기도 하다. 어떤 질병은 그 병이 어떤 자연 조건에서 발병하는지를 비교적 분명하게 알 수 있지만, 다른 많은 병들의 경우에는 그렇지 않다. 만약 병인에 대한 인식이 여섯 가지의 기후 요소에만 머무르고, 이런 이론으로 임상을 이끌어 나가면 병인의 성질을 깊이 있게 설명하지 못하고 질병의 수요를 충분히 제어하지 못할 것이며, 주로 질병의 예방에서만 일정한 가치를 지니게 된다. 실제로 대부분의 상황에서 기후의 이상은 발병의 조건은 되지만 참된 병인은 되지 않으며, 또한 기후 요소는 약물과도 직접적으로 관계를 맺지 않기 때문이다.

고대의학은 당시의 과학 기술 수준 때문에 육기를 외부의 발병요소라고 직관적으로 인식한 것을 제외하고는 진정한 발병의 실체에 대해(충교蟲咬, 금상金傷, 기생충寄生蟲 등 직관으로 관찰할 수 있는 것은 제외) 깊이 탐색할 수가 없었다. 그러나 임상의 현실은 병인의 성질·특징 및 병인을 제거하는 방법에 대해 더 많이 이해할 것을 요구했다. 중국의 고대 의학자들은 당시의 상황에 적응하여 특수한 인식방법을 만들었으니, 바로 병증에 근거해서 병인을 알아내는 것이 그것이다.

이런 인식 방법에 대한 전반적인 설명은 제7장에서 장상학설을 논할 때 이미 소개한 바 있다. 곧, 《영추靈樞·외췌편外揣篇》에서 말한 "일반적으로 해와 달이 밝으면 그림자가 (분명하게) 있고, 맑은 거울에 비추면 모든 사물이 빠짐없이 비칩니다. 소리가 울리면 곧바로 메아리가 따릅니다. 어떤 변화에 상응하여 곧바로 반응이 나타나니 사물의 이치를 다 알 수 있습니다. …… 그러므로 멀리는 밖을 살펴서 안을 헤아리고, 가까이는 안을 살펴서 밖을 헤아리는 것"[夫日月之明, 不失其影, 水鏡之察, 不失其形, 鼓響之應, 不後其聲. 動搖則應和, 盡得其情. …… 故遠者司外揣內, 近者司內揣外]이 그것이다. 형상이 있는 물체가 수면이나 거울에 투사되어 생긴 그림자는 원형과 일치하며, 북의 소리는 북을 치는 동작, 북과 북채의 성질의 크기와 서로 부합한다. '그림자'와 '소리'는 본래의 물체와 상응 관계에 있기에 그림자와 소리에 의거하여 물체의 성질과 형상, 행위를 알 수 있다. '밖을 살펴서 안을 헤아리고'[司外揣內] '안을 살펴서 밖을 헤아린다.'[司內揣外]는 말은 '겉으로 속을 알고'[以表知裏] '속으로 겉을 안다.'[以裏知表]는 말로 이해할 수 있고, 또한 '먼 것으로 가까운 것을 알고'[以遠知近] '가까운 것으로 먼 것을 안다.'[以近知遠]는 말로 이해할 수도 있다. 이 이치는 바로 원遠과 근近, 표表와 이裏의 사이에 있는 것으로, 《내경內經》에서 보자면 형체와 그림자가 서로 마주하는 것, 그리고 북채와 북이 서로 호응하는 관계와 같다.

현대적인 비유를 들어 설명하자면 이런 인식 방법은 배드민턴 경기를 관람할 때 어떤 원인으로 우리의 시야가 막혀 갑 선수의 동작을 보지 못했을 경우, 을 선수의 반응을 통해서 갑 선수의 행위를 분석적으로 추리하여 알 수 있는 것과 같다. 이는 을 선수의 동작은 은연중에 갑 선수의 정보를 포함하고 있음을 설명한다. 이때 을 선수는 우리에게 갑 선수의 정황을 전달한다. 이처럼 비록 발병요소의 성질을 직접 관찰하기가 쉽지 않아도 우리는 병인의 '그림자'와 '북채'를 통해 이를 관찰할 수 있다. 곧 병사가 침입했을 때 인체가 일으키는 반응에서 그 병인을 추측할 수 있다.

심증구인은 '안을 살펴서 밖을 헤아리고'[司內揣外] '가까운 것으로 먼 것을 안다'[以近知遠]는 인식방법을 구체적으로 응용한 것이다.

신체는 하나의 통일된 체계로, 음양평형陰陽平衡을 유지하는 상대적으로 안정된 능력을 가지고 있다. 일반적인 경우 신체에 외사가 침입하여 병이 생기면 음양평형에 국부적인 파괴가 생기지만, 전체적으로는 자신의 생명 특성을 계속 보존한다. 이 때문에 생명이 있는 유기체가 외사의 침입에 보이는 반응은 비교적 명확하다. 《내경內經》에서는 발병을 사邪와 정正이 상호 투쟁한 결과로 본다. 또한 유기체의 병사에 대한 반응의 원리를 이용하여 병증에 대한 분석, 곧 사와 정의 상호 투쟁의 결과를 분석함으로써 병인의 성질을 찾는다. 이는 내인과 외인의 상호 작용 관계를 이용하여 외인을 인식하는 하나의 방법이라고 할 수 있다.

한의학의 중대한 특징 중 하나는 변증논치辨證論治로, 이는 증후에 대한 치료방법을 결정하는 것이다. 증후라는 것은 하나의 체계로서의 인체가 병리적으로 반응하는 것이며, 약물의 성능은 증후에 대한 조정 작용에 근거하여 확정된다. 증후를 정밀하게 분석할수록 질병과 약물 간의 반응 관계를 정확하게 구축할 수 있으며, 치료 효과도 더욱 좋다. 그래서 한의학에서는 병인에 대한 연구를 증상·징후에 대한 분석과 관련시키는데, 병인에 대한 이러한 지식은 임상치료에서 지도적 역할을 한다.

심증구인의 방법을 받아들여 병인을 인식하는 것은 이러한 요구를 충분히 만족시키며, 심증구인은 실질적으로 변증논치의 이론을 구성하는 한 부분이 된다. 한의학의 장상·질병·병인에 관한 지식은 방법론상 '형상과 그림자가 서로 임하고' '북채와 북은 서로 호응하는' 원리에 따라 '안을 살펴 밖을 헤아리고'[司內揣外] '밖을 살펴 안을 헤아리는'[司外揣內] 방법을 써서 증상과 징후 즉, 유기체의 현상을 분석함으로써 얻어진 것이다. 공통된 방법론적 기초는 각 부분을 하나로 긴밀하게 결합시킴으로써 유기적인 통일체로 보는 것이다.

그러나 심증구인의 방법은 이미 형성된 육기가 병을 일으킨다는 인식의 토대에서 이루어진 것임을 알아야 한다. 고대의 의학자들은 6가지 이상의 기후조건에서 발생하는 여러 종류의 전형적인 증상을 세심하게 관찰하여 풍風, 한寒, 열熱, 습濕, 조燥, 화火의 6가지 증후 유형으로 나누었다. 그 후 이 특징들을 표준으로 삼고, 그 외의 많은 질병의 증상과 증후를 분류하여 이 6종류의 증후 유형에 넣었다. 다시 말해 분류와 귀납의 주요 근거는 이미 준비된 6종류의 기준과 비교해서 무릇 증상과 증후에서 유사 정도가 높은 것과 그 외에 내적인 연결과 상호 제약 관계를 가진 것(그 중에는 증후에 어떠한 공통된 본질을 가지고 있어서 동일한 약물을 사용하면 모두 효과를 얻을 수 있는 것이 포함되어 있다)을 하나의 유類로 나눈 것이다. 분류 후에는 이렇게 새로 준비된 여섯 가지의 질병조합을 다시 종합적으로 개괄해서 증상과 증후의 특성을 찾아냈다. 이 여섯 가지의 증상과 증후의 특성이 원래의 기후 요소인 육기六氣의 내용과 서로 결합되어《내경內經》병인학설의 육음 개념을 구성했다.

풍風의 예를 살펴보면《소문素問·풍론風論》에서 "풍이 사람을 상하게 하면 한열이 되기도 하고 열중이 되기도 하고 한중이 되기도 하며, 전염병이 되기도 하고 반신불수가 되기도 하며 풍이 되기도 한다."[風之傷人也, 或爲寒熱, 或爲熱中, 或爲寒中, 或爲癘風, 或爲偏枯, 或爲風也], "풍은 잘 움직이고 자주 변한다."[風者, 善行而數變], "그러므로 풍은 모든 병의 으뜸이며 변화하면 다른 병이 된다. 풍은 어느 쪽으로 향하는 고정된 방향이 없다. 그러나 그 원인에는 풍기가 있다."[故風者, 百病之長也, 至其變化, 乃爲他病也, 無常方, 然致有風氣也.]고 한다. 또한《소문素問·골공론骨空論》에서는 "풍은 모든 병의 시작이다."[風者, 百病之始也.]라고 한다. 《내경內經》은 많은 병들은 모두 풍과 관계가 있고, 또한 풍으로 인해 생긴 병은 일반적으로 자주 움직여 한 곳에 머물지 않고 변화하므로 하나로 고정되지 않는 특징이 있다고 여긴다. 그래서 《내경內經》은 발병 전에 기후 요소인 풍風의 영향을 받았는지의 여부와는 관계없이 움직이며 변화하는 특성을 가진 병증의 병인을 모두 풍사로 귀납한다. 또, 한寒에 관해 예를 들면 《소문素問 · 열론熱論》에서는 "사람이 한기에 상하게 되면 열이 난다."[人之傷於寒也, 則爲病熱.]고 설명한다. 《내경內經》은 인체가 만약 한랭의 침입을 받으면 항상 발열의 병증이 나타난다는 것을 안다. 그래서 역으로 "일반적으로 열이 나는 병은 모두 상한병에 속한다."[今夫熱病者, 皆傷寒之類也. /《소문素問 · 열론熱論》]는 결론에 이른다. 이는 발병 전에 한랭의 침입을 받았는지의 여부와는 상관없이 열증熱症의 병인을 한寒으로 귀납한 것이다.

그 외에 《내경內經》에서는 한寒의 성질이 수인응체收引凝滯하면 통증을 일으킨다고 보아 통증이 있는 것을 한에 귀납시켰다. 《소문素問 · 비론痺論》에서 "아픈 것은 한기가 많기 때문이다. 한기가 있기 때문에 아픈 것이다."[痛者, 寒氣多也, 有寒故痛也.]라고 한 것이 이 예이다. 그 외 네 종류의 '음淫'사邪 개념도 대체로 이와 같은 방식으로 이루어진 것이다. 육음 병인의 의의는 주로 증상과 증후, 곧 인체가 병사에 대해 나타내는 전체적인 반응에 근거해서 확정되었다는 점에 있다. 장기간의 의료 행위를 통해, 《내경內經》이후의 의학자들은 풍, 한, 습, 조, 화 등으로 대표되는 각각의 징후는 비슷한 점이 있더라도, 그 성질과 치료에서 반드시 내상內傷과 외감外感의 두 부분으로 나눠야 한다는 것을 발견했다. 그래서 '안에서 생긴 병'의 증상, 즉 내풍內風, 내한內寒, 내습內濕, 내조內燥, 내화內火를 육음의 개념에서 배제하고, 외감병으로 처리하지 않았다.

육음이라는 개념이 길고 긴 과정을 통해서 형성되었다는 것은 추호도 의심할 것이 없다. 실제의 상황은 우리가 서술한 것보다 훨씬 복잡하고, 육음개념으로 귀납된 증상과 징후의 특징도 또한 앞에서 열거한 것에 그치지 않는다. 옛사람들은 자연요소와 질병의 관계에 대한 관찰과 각종의 증상과 증후에 대한 분류와 귀납, 그리고 그것에 대한 종합적인 개괄 작업을 반드시 종합해서 진행했다. 그러나 여기서 우리가 시도하려고 하는 것은 《내경內經》에서 서술한 인식방법에 의거하여 간단한 윤곽을 논리적으로 묘사하려는 것이지, 결코 원래의 역사 과정을 재현하려는 것은 아니다.

위의 설명을 통해, 확정된 육음개념에는 질적인 변화가 생겼다는 것을 알 수 있다. 그것은 최초의 단순한 기후를 나타내는 표현이 아니다. 비록 여전히 여섯 가지의 기후라는 의미를 포함하고 있지만, 중요한 측면에서 보자면 육음은 인체에서 발생하는 여섯 종류의 증후와 증상의 병인을 표시할 수 있는 부호다. 사람들은 여섯 종류의 증상과 증후를 관찰함으로써 육음 병인의 기능과 특성을 확정해 나간 것이다. 육음을 병인으로 하는 질병 중 단지 일부만이 여섯 종류의 기후 요소와 관계가 있다. 때문에 한의학에서 외감 질병의 병인을 모두 여섯 종류의 기후 요소와 연결시키는 것은 옳지 못하다. 그러나 흥미로운 것은 이런 잘못된 태도가 치료에서는 그다지 방해가 되지 않는다는 점이다. 이것은 어떤 이유 때문일까? 변증시치辨證施治의 본질은 전체적 병리변화의 반응을 조절하여 평형을 회복시키는 데 있기 때문이다. 만약 증후가 서로 같다면 치료법도 같고, 같은 성질의 증상이라면 서로 일부 같거나 비슷한 약물을 선택하는 것도 고려할 수 있다. 임상경험은 이 방법을 통해 병을 완전히 치료할 수 있다는 것을 증명했다. 한의학은 바로 이를 근거로 증후·증상이 서로 같거나 혹 증후에서 내재된 관계가 있는 질병이라면 병인이 같아야 한다고 본다. 증후·증상을 근거로 병인의 개념을 세우는 것은 한의학이 병인을 확인하는 특수한 기준이며, 심증구인審證求因의 주요한 특징이다.

질병의 구체적인 증상은 매우 복잡하다. 정밀하고 정확한 치료방안을 만들려면 반드시 여러 측면에서 질병을 분석하고 기준을 정해야 한다. 병인변증은 변증의 한 항목으로, 증후의 속성과 특성을 확정하는 과정이다. 때문에 단순한 병인 변증으로는 궁극적인 처방을 결정할 수 없으며, 반드시 병인변증을 팔강八綱, 장부臟腑, 육경六經 등의 변증과 결합시켜야 한다. 병인변증은 변증의 내용을 풍부하게 하고 변증의 정확성을 향상시킨다.

서양의학의 시각에서 보자면 육음의 각각에는 다양한 발병요소가 들어 있다. 그러나 한의학에서는 증후의 특징이 '음淫'의 범주에 속한다면 그것이 실제로 몇 가지의 발병 실체로 구성되었는가를 논하지 않는다. 그 병인은 모두 하나의 '음淫'으로 귀결된다. 병인학病因學에서도 한의학과 서양의학의 차이가 크게 나타난다.

서양의학은 주로 근현대의 물리학, 화학, 생물학의 방법으로 발병의 물질적 실체 즉, 세균, 바이러스와 유기체를 손상하는 각종 물질 요소를 찾는 데 착안한다. 그리고 그들의 속성과 신체에 가하는 영향을 직접 연구한 뒤 없애는 방법을 찾는다. 한의학은 주로 발병요소와 인체의 관계 속에서 병인을 파악한다. 육안으로 관찰할 수 있는 병인을 제외한 대부분의 경우에는 발병요소의 물질적 실체 그 자체가 실제로 어떠한가는 고려하지 않는다. 병인이 신체 전체에 대해 미치는 작용과 영향에 착안해서, 신체가 발병요소에 대해 일으키는 전체적인 반응, 즉 병인에 포함되어 있는 신체를 해하는 기능의 측면에서 병인을 인식한다. 때문에 장부 개념은 일정한 측면에서만 해부학의 장부일 뿐이고, 대체로는 표表를 통해 이裏를 아는 방법으로 획득한 인체 전체의 구조 기능모형인 것처럼, 육음사기도 다만 일정한 의의에서만 자연계의 비정상적인 기후 변화에 속할 뿐이다. 본질적으로 육음사기는 신체 증후의 특징을 여러 종류의 병인 중 여섯 가지로 귀납한 것이다. 즉, 유기체의 전체적인 반응을 기준으로 하는, 외계 병인에 관한 종합적인 기능모형이다.

이런 병인이론의 결점은 병인의 물질적 실체 및 그 자체의 특성을 찾아낼 수 없다는 것이다. 그러나 이러한 병인학설에 근거한 치료 방법은 실제의 병사를 전면적으로 제거하는 효과가 있을 뿐만 아니라, 유기체가 정상 능력을 회복하도록 조절하기도 한다. 따라서 치료 과정에서 나올 수 있는 부작용을 최대한 감소시킨다는 것이 장점이다. 이런 치료 방법은 실체적 병인에 직접 단순하게 대처하는 것이 아니라 유기체에서 병인이 일으키는 반응을 종합적으로 대하여 유기체의 음양평형을 회복시키기 때문이다. 여기서 말한 '병사를 제거함'이란 실제로는 증후에 대한 유기체의 기능 상태를 조정하는 범위에 속한다. 이런 특징은 또한 발병의 내인과 외인을 통일하여 연구를 진행시킨 결과이다.

증후를 근거로 병인을 탐구하는 것과 직접 병인을 관찰하는 것은 서로 성격이 다른 인식 방법이다.《내경內經》및 그 이후 오랫동안 사람들은 이 두 방법의 본질과 특징을 구분하지 못했고, 이 두 방법으로 획득한 결과 역시 인식 대상의 서로 다른 측면과 관계된다는 것을 알지 못했다. 그래서 이를 자각하지 못한 채 두 가지 방법을 억지로 하나로 절충하여 육음 개념에 두 가지 층위의 서로 다른 내용(곧 여섯 개의 기후 요소와 여섯 종류의 징후 특성)을 포함시켜 인식상의 혼란을 야기했다. 더불어 증후를 근거로 병인을 탐구하는 방법도 또한 직관적으로 판단하고 분석하는 수준에 머물렀다. 이렇게 만들어진 육음병인모형六淫病因模型은 지나치게 거칠고 단순하다. 때문에 이것으로는 병인을 정확하게 파악할 수 없다.

우리는 현대과학기술의 성취를 이용하여 심증구인審證求因의 방법을 정밀하게 하고, 육체의 감각기관에 의지하여 판단하는 수준에서 벗어나 더욱 정밀하고 정확한 새로운 병인모형病因模型을 만들어야 한다. 이러한 개조과정에서 신과학, 신기술을 얼마간 도입한다 해도 신체의 전체적인 반응을 연구함으로써 병인을 인식하는 기본원칙과 특징을 버려서는 안 된다. 이는 한의학 현대화의 중요한 측면 가운데 하나다.

그런데 어째서 서로 다른 실체의 병인이 동일한 종류의 증후를 나타낼 때, 그것을 심증구인의 방법으로 귀납하여 동일한 병인으로 볼 수 있는 것일까? 어째서 동일한 실체의 병인이 신체에 작용한 것을 심증구인에 따라 두 종류 이상의 병인 사기로 구분할 수 있는 것일까(예를 들어 풍습성風濕性 관절염은 실체의 병인으로 분석하면 신체가 연쇄상 구균에 대해 일으키는 비정상적인 반응이며, 심증구인으로 관찰하면 풍·한·습 3가지 외사로 발생하는 것이다)? 이 문제와 '동일한 병에 다른 증상', '다른 병에 동일한 증상'의 현상은 같은 성질의 문제이다. 이 문제에 대해서 다음 장에서 논의할 것이다.

부록

외인의 중요 작용에 대한 논의

　내인과 외인이 사물의 변화와 발전에 끼치는 영향은 매우 복잡하며 지속적으로 연구해야 하는 중요한 문제이다. 이 문제의 해결은 변증법의 모순 범주와 모순 법칙을 얼마나 정확하게 이해하여 다른 체계 간의 상호 작용이 체계의 발전에 끼치는 의의를 합당하게 예측하느냐와 관련되어 있다. 그리고 우주 만물이 변증 발전하는 측면의 상호관계를 얼마나 과학적으로 묘사하느냐에 달려있다. 과거에는 오랫동안 내인의 중요성을 지나치게 확대하고 외인의 기능을 경시하는 관점이 보편적으로 유행했다. 이에 이론상의 혼란을 야기했고, 실천에서도 피해를 가져왔다. 내인이 중요하고 외인은 덜 중요하며, 내인은 토대이고 외인은 단순한 조건이라는 주장과 외인은 반드시 내인을 통해서 작동한다는 이론에는 근거가 없다.

　체계는 몇 가지 요소로 구성된 통일체이다. 일반적인 상황에서 체계 내부의 연계는 그 체계와 그 주위 환경의 연계보다 뛰어나므로, 체계는 상대적 안정성을 가지게 된다. 외인의 작용이 내부의 연계가 감당할 수 있는 한도를 초과했을 때 체계는 파괴되거나 심지어 와해되어 다른 사물이나 체계로 변화한다. 이런 종류의 변화에는 외인이 결정적인 작용을 한다. 비교적 복잡한 모母계통은 규모가 작은 일부 자子계통을 포함한다. 하나의 자계통에서 설명하면 모계통과 그 외의 자계통이 그에 대해 미치는 작용과 영향은 외인이다. 이런 작용과 영향은 종종 직접적인 제어와 조절 관계로 표현된다. 그래서 이런 상황에서 자계통의 외인이 모두 변화의 조건으로서만 기능한다고 보는 것은 사실과 부합되지 않는다.

예를 들어 사람의 유기체는 하나의 모계통이고 심장은 인체의 하나의 자계통이다. 신경계통, 폐, 간, 신장, 소화기관 및 기타 여러 기관 조직은 심장의 외부 환경이며 이들이 심장에 대해 미치는 영향이 심장의 입장에서는 외인이 된다. 우선 심장의 활동은 신경 계통의 제어를 직접적으로 받고, 동시에 다른 외인들은 심장 박동의 속도와 그 정상상태에 중요한 조절 작용을 한다. 또 자본주의 국가에서 가치법칙은 시장을 통해 생산을 조절한다. 시장 가격의 기복이 각각의 독립 기업에 미치는 영향은 외인이다. 그것이 기업에 대해 일으키는 변화는 '조건'에 그칠 뿐이다. 반대로 시장의 기복은 항상 자본이 자기 행동을 결정하는 근거가 된다.

제9장

방법론에서 변증辨證을 보다

변증론치辨證論治는 질병에 관한 한의학의 특수한 연구이자 처리 방법이다. '증證'은 원래 겉으로 드러난 증상을 의미한다. 변증辨證은 겉으로 드러난 환자의 증상을 분석하여 병변病變의 내재적 본질을 탐구하는 것이다. '증후證候'라는 개념은 일반적으로 변증의 결과를 가리키며 병인과 병변 메커니즘을 개괄한 것이다. 증후는 때로 간단하게 증證이라고만 칭하기도 하며, 증상과 같은 개념은 아니다. 증상은 질병이 개별적으로 표면에 드러난 현상이다. 이미 《내경內經》 시대에 변증론치辨證論治의 이론적인 기초가 확립되었고, 이후 많은 발전을 이루어 한의학의 중요한 구성부분이 되었다.

1

질병을 인식하는 두 가지 경로

서양의학은 인체해부 생리학, 생물화학, 세포학, 조직학의 기초 위에서 주로 원소분석방법을 사용하여 인체를 인식한다. 질병에 대한 서양의학의 인식과정은 다음과 같다. 물리적 진단, 천자추출법穿刺抽出法[1], 화학 실험분석, 현미경 관찰, 엑스선 투시검사 등의 수단을 통해 유기체를 구성하는 물질재료에서 구체적인 형태학상의 발병부위와 발병의 실체 과정을 찾아내고, 그 후 이를 기초로 그 실체적 원인과 병변 메커니즘을 연구하고 질병에 대응하는 조치를 취한다. 서양의학에서 질병을 인식하는 방법은 인체를 인식하는 전체적인 이론과 일치하며, 이를 보통 변병치료辨病治療라고 한다.

한의학도 그 발전과정에서 원소분석법을 채택하여 인체와 질병을 인식했다. 유부兪跗, 화타華陀 등이 외과 수술을 실행했다는 의학사의 기록과 《내경內經》의 석가石瘕[2], 옹저癰疽 등에 관한 설명 및 한의정형외과의 여러 치료 수단 등이 그 예이다. 질병에 대한 한의학의 인식은 자체의 해부생리학이 미칠 수 있는 한도 내에서 변병치료의 방법과 원칙을 흡수한 것으로 설명할 수 있다. 사실 변증론치辨證

---

1) 속이 빈 가는 침으로 몸속에서 샘플을 뽑아 검사하는 것-역자
2) 한기寒氣와 어혈이 자궁에 쌓여서 발생하는 덩어리-역자

論治에는 변병의 성분이 얼마간 포함되어 있는데, 급복증急腹症에 대한 한의학의 치료가 바로 이 예다.

그러나 여러 원인으로 인해 원소분석방법으로 질병을 인식하는 변병치료는 인체 전체를 인식하는 방법과 달리 한의학 발전의 주류가 되지는 않았다. 한의학의 주류는 변증론치로, 이는 변증치료와 비교할 때 인식론적으로 완전히 다른 종류의 연구 방법에 속한다. 변증론치는 질병을 인식하고 치료하는 과정에서 초보적인 체계방법(System Theory)을 구체적으로 응용한 것이다.

상고시대에 사람들의 세계에 대한 인식은 아직 몽매한 상태였다. 우연한 기회에 생물과 광물이 일부 병증을 치료할 수 있다는 것을 발견했고, 그 이후로 질병을 무작위로 치료하는 시대가 시작되었다. 무작위 치료란 질병과 천연약물의 본질에 대하여 완전히 이해하지 못한 상태에서 맹목적으로 임의의 천연 동·식물을 사용하여 시험 삼아 병을 치료하는 것이다. 사이버네틱스(Cybernetics)의 관점에서 분석하자면 이는 어둠상자로 어둠상자를 조절하는 방법이며, 자발적으로 진행되는 것에 불과하다.[3] 실패한 대량의 실험 가운데는 일부 성공한 기록도 있다. 신농神農이 온갖 약초를 맛보는 중에 하루 70가지의 독을 만났다고 전하는 《산해경山海經》의 고사故事가 바로 이 고달프고 힘든 실험 과정을 반영한다. 사람들은 어떤 종류의 약물이 특정한 종류의 질병을 치료할 수 있지만 다른 종류의 질병은 치료할 수 없다는 것을 발견했을 때 약물과 질병의 특징을 새로 관찰했고, 또 특정 종류의 질

---

3) 어둠상자는 정보를 처리하는 단위로서 이곳에서는 천연의 약물과 신체를 말한다. 자발적 진행이라 함은 본래 하나의 체계에는 조절할 수 있는 변량이 있고 또 조절할 수 없는 변량이 있는데, 이 경우는 모두 조절가능하지 않은 것임을 말한 것이다. -역자

병과 특정 종류의 약물의 관계에 대한 방법을 확정했다. 이것이 변증론치의 시작이라고 할 수 있다.

시간의 흐름에 따라 한 종류(또는 한 조組)의 약물이 특정한 질병을 치료한다는 지식이 축적되면서 사람들은 맹목적인 상태에서 점차 벗어나게 되었다. 한편으로는 질병의 종류를 정확하게 구분하지 못했지만, 다른 한편으로는 이에 상응하여 최초로 약물의 조합을 배열하기 시작했다. a로 약물을 표시하고, Fa로 약물의 조합, s로 증상, Ts로 증상의 조합을 나타내면 위에서 설명한 상황은 다음과 같은 공식으로 나타낼 수 있다.

$$Fa_1 \rightarrow Ts_1$$
$$Fa_2 \rightarrow Ts_2$$
$$Fa_3 \rightarrow Ts_3$$
$$Fa_4 \rightarrow Ts_4$$
$$\vdots \quad \vdots$$
$$Fa\ x \rightarrow Ts\ x$$

x가 일정한 양까지 증대하고 나면 감성적 인식과 단순 암기만으로는 충분하지 않다. 정확하게 약물을 사용하기 위해서는 치료경험을 기반으로 약물과 질병의 본질을 탐구하고, Fa와 Ts 간의 법칙을 찾아낼 필요가 있다. 현재는 이런 법칙성을 찾기 위해 원소분석방법을 채택하여 인체 내의 발병 실체와 실체성 원인인 세균, 바이러스 등을 찾아내고, 동시에 화학실험을 통해 약물의 성분을 분석하고 병을 치료하는 메커니즘이 무엇인지 찾아낸다. 애석하게도 과학기술이 발전하지 않은 고대에는 이 모든 것이 불가능했다. 그러나 근면하고 지혜로운 고대인들은 풍부한

치료 경험을 축적했고, 대량의 천연 약물과 치료 방법을 발견했다. x의 양이 신속히 확충되고 질병과 약물에 대한 인식을 진전시켜야 할 필요성이 절실히 요구되었다.

이런 상황에서 고대인들은 간단한 체계론을 선택했다. 기본적으로 인체와 약물의 물질구성에 대해 화학분석을 진행하지 않는다는 전제하에 주로 살아있는 인체에 대한 직관적인 관찰과 각종 증상 간의 상호 관계에 대한 연구를 통해, 약물이 인체에 가해지기 전과 후의 유기체의 변화를 비교하고 질병의 본질과 질병을 분류하는 방법을 탐구하여 질병과 약물과의 관계를 찾았다. 변증론치辨證論治의 이론은 바로 이렇게 형성되었다. 이런 변증론치의 형성과정 때문에 변증론치의 인식방법에는 다음과 같은 몇 가지 특징이 있다.

❶ 변증의 목적은 인체의 기질적인 병변을 파악하여 발병의 물질 실체를 찾는 것이 아니라, 질환이 인체에서 일으킨 기능적인 반응을 이해하여 기능상의 변화에 근거해서 질병의 본질을 파악하는 것이다.

❷ 연구하는 대상이 살아있는 인체이기 때문에 파악되는 것은 전체적으로 표현되는 기능성 병변 규칙이며, 질환이 인체 전체에 대해 미치는 영향이다. 예를 들면 변증에서 가장 중요한 한寒, 열熱, 허虛, 실實의 4대 증후가 바로 전체적인 기능적 병변 반응이다.

❸ 약물 자체의 물질 성분을 연구하지 않으며, 약물이 유기체 내에서 효력을 발생시키는 실체적 과정을 고려하지 않는다. 주로 약물이 인체의 전체 기능에 대해 일으키는 작용과 영향을 연구하고, 이것으로 약물의 성질과 기능을 확정한다.

❹ 약물을 선정하는 근거는 인체의 전체적 기능이상을 교정할 수 있는지 여부이다. 이 특징은 무작위 치료를 행하던 시기에 확정된 것으로, 이로 인해 변증론치辨證論治는 본질적으로 정체성整體性이 두드러지는 치료라고 말할 수 있다.

여기서 말해야 할 것은 계통 전체에는 각 부분에는 없는 특성이 있는데, 이 특성은 재료의 성분에서는 발견되지 않고 체계의 구조에서 파생되어 나온 새로운 기능에서 드러난다는 점이다. 변증론치는 인체 전체의 특성 범주에 속하는 기능 병변 법칙을 연구하는 것이다. 이는 물질재료의 구성에서 발병의 실체 과정을 주로 연구하는 서양의학과는 다른 인식방법이다.

서양의학에서 약을 쓸 때 어떻게든 전면적인 상황을 모두 고려해서 약물의 부작용을 배제함으로써 몸의 다른 부분의 상황을 보살핀다고 해도 이는 여전히 한의와는 다르다. 기본적으로 부분에 대한 실체적 치료에 속한다. 대부분의 약물이 어떤 항목의 부분적 실체 병변에 맞춰서 제시된 것이기 때문이다. 한의사가 변증론치辨證論治의 방법을 채택했다면 비록 그의 처방에 전체적인 고려가 부족하고 또 치료효과가 좋지 않더라도, 그가 환자에 대해 보이는 인식과 처치는 여전히 전체적이다. 이런 설명은 한쪽을 폄하하고 한쪽을 칭찬하려는 것이 아니다. 다만 서양의학의 전면적이라는 것이 전체적인 것은 아니라는 점을 강조할 뿐이다. 유기체를 전체적으로 보는 것과 두루 살펴보는 전면은 서로 다른 두 가지 범주이다. 변병辨病과 변증辨證은 인체에 대한 인식에서 각자 자신의 영역을 가지고 있으며, 나름의 장점과 결점이 있다. 이들은 질병을 인식하는 두 가지의 다른 경로로, 서로를 대신할 수 없다.

연구하는 측면이 다르기 때문에 변증辨證과 변병辨病은 질병의 분류에서도 다른 기준을 사용한다. 서양의학은 주로 실체적 병인과 부분 병변의 실체를 근거로 분류하고, 한의학은 전체 기능의 병변을 근거로 분류한다. 여기서 재미있는 상황이 나타난다. 즉, 변병辨病하는 견지에서 보면 다른 종류에 속하는 병이, 변증辨證하는 견지에서 보면 도리어 동일한 종류의 증후에 속하고, 변병辨病하는 견지에서는 동일한 종류의 병에 속하는데, 변증辨證하는 견지에서는 다른 종류의 증후에 속한다. 이것이 바로 '이병동증異病同證'과 '동병이증同病異證'이다.

예를 들어 변병辨病에서 만성신장염, 결핵, 당뇨병, 오래 병을 앓아 허약해진 것, 불임증, 성신경관능증性神經官能症[4] 등은 병변이 전개되는 중에 모두 변증에서의 신음허腎陰虛 증후로 나타난다. 이때 육미지황환六味地黃丸을 가감하여 신음을 보하면 효과를 볼 수 있다. 또 만성위염, 만성장염, 만성이질, 만성간염, 간경변, 부종, 백대[5]과다白帶過多 등의 '병病'은 모두 한습곤비寒濕困脾의 '증證'으로 표현된다. 평위산平胃散과 오령산五苓散을 가감하여 거습건비祛濕健脾하면 효과가 있다. 이것이 이병동증동치異病同證同治이다.

동병이치同病異治에 관해《내경內經》에서는 3곳에서 설명하고 있는데,《소문素問》의 〈병태론病能論〉[6], 〈이법방의론異法方宜論〉과 〈오상정대론五常政大論〉 3편이다. 이 3곳에서 비록 모두 동병이치同病異治를 언급하지만 맥락은 모두 다르다. 뒤의 두 편은 치료원칙을 세우고 처방을 정할 때는 사람에 맞게, 각지의 상황에 맞게 해야 한다는 것을 말하고 있다. 여기에서는 언급하지 않는다. 이 글과 관계가 있는 것은 〈병태론病能論〉 중의 다음과 같은 내용이다. "어떤 이가 경옹頸癰을 앓으면, 혹 폄석砭石으로 치료하고 혹은 침구로 치료하는데 모두 낫소. 그중 참된 것은 어떤 것이오? 기백이 말했다. 이것은 이름은 같은데 정도가 다른 것입니다. 무릇 옹기가 자라고 있는 것은 마땅히 침으로 열어서 없애야 하고, 기가 성하고 혈이 모인 것은 의당 폄석으로 사해야 합니다. 이것이 이른바 동병이치라고 하는 것입니다." [有病頸癰者, 或石治之, 或鍼灸治之, 而皆已, 其眞安在? 岐伯曰: 此同名異等者也. 夫癰氣之息者, 宜以鍼開除去之, 夫氣盛血聚者, 宜石而寫之, 此所謂同病

---

4) 관능증이라는 표현은 국내에서는 사용하지 않는다. 노이로제에 의한 성기능장애를 말한다. -역자
5) 소위 냉이라고 하는 것으로, 자궁子宮이나 질벽의 점막粘膜에 염증炎症이나 울혈이 생기는 때 나오는 끈끈한 흰 것이다. -역자
6) 통상 능能자는 태態자로 보아 태로 발음한다. -역자

異治也.]

 이 글의 뜻은 다음과 같다. 똑같이 목에 악창이 생긴 사람에 대해 어떤 경우에는 폄석으로, 또 어떤 경우에는 침구로 치료하니 치료방법은 같지 않으나 모두 호전된다. 이것은 어떻게 된 것인가? 이에 대한 답은 다음과 같다. 모두 목에 옹癰이 생겼지만, 그 병의 정도가 다르다. 때문에 다른 증상이 나타난다. 기가 맺혀서 머물러 흩어지지 않는 옹증癰證에 대해서는 침자로 그 기를 제거함으로써 기가 잘 운행하여 옹이 낫게 해야 한다. 기가 치성해서 혈액이 울결한 경우에는 폄석으로 잘라내어 울결한 혈을 사해야 한다. 혈이 새나가면 기가 안정되고 옹도 좋아진다. 이곳에서 말하는 '동병이치同病異治'의 병은 변병치료辨病治療의 병과 동일한 개념[옹증癰證]임이 분명하다. 경옹頸癰이라는 병의 명칭은 증후를 가리키는 것이 아니라 실제 발병부위와 병변의 실체를 근거로 확정한 것이기 때문이다. 그러나 구체적으로 분석하면, 내경에서는 변증의 방법으로 옹기가 울결한 것과 기가 치성하여 혈이 모인 두 종류의 증후를 구분한다.

 같은 병에 다른 증상을 보일 때 다른 방식으로 치료하는 것은 보편적인 현상이다. 폐결핵의 경우 발병의 실체는 폐부조직이 결핵균의 침식을 받은 것이다. 그러나 전체적 기능반응에서 관찰하면 폐음허肺陰虛, 폐기허肺氣虛, 폐양허脾陽虛, 음허화왕陰虛火旺, 신불납기腎不納氣 등 여러 증형證型으로 구분할 수 있다. 변병치료를 따르면 주로 결핵균을 소멸하거나 제어하는 방법을 사용하고, 변증치료를 따르면 서로 다른 증후에는 서로 다른 치료 원칙을 세우고 처방해야 한다.

 어째서 서로 다른 종류의 '병'에 같은 '증상'이 나타날 수 있으며, 동일한 종류의 '병'에 서로 다른 '증후'가 나타날 수 있는 것일까? 바꿔 말하자면 어째서 동일한 전체적 기능반응이 서로 다른 '병病'인因으로부터 말미암을 수 있으며, 동일한 '병病'인因이 서로 다른 전체적 기능반응을 일으킬 수 있는 것일까? 동태적인 자기조절 계통의 전체와 부분 사이에서 기능과 구조는 기계적이고 직선적인 단일 인과관계에 있는 것이 아니라 모순된 상호작용의 변증 통일관계에 있기 때문이다.

자기조절계통의 전체적 기능은 결국은 각 부분의 구조관계에 의해 결정된다. 반대로 전체로서의 계통(system)은 내재적인 구조관계를 통하여 자체의 평형을 조절하고 작용을 유지한다. 각각의 부분들은 모두 전체에 영향을 미치지만, 이런 영향은 직선적이지 않다. 부분과 부분은 각종의 피드백 구조로 연결되고, 전체는 그런 부분에 대해 제어와 조절의 반작용을 가하기 때문이다. 그래서 전체는 부분에 대하여, 기능은 구조에 대하여 상대적인 독립성을 가진다. 이런 상대적인 독립성은 서로 다른 재료와 구조가 동일한 전체적 기능을 발생시킬 수 있다는 것으로 표현된다. 현대 기술에 의한 모의模擬장치들은 바로 이러한 전체적인 기능의 상대적 독립성을 이용하여 만든 것이다.

다양한 실체인 병인病因 때문에 발생한 실체적 병변은 모두 인체의 구성 재료와 구조에 어떤 변화를 일으킨다고 볼 수 있다. 서로 다른 종류의 '병'이 몸의 재료와 구조에 일으키는 변화는 당연히 다르다. 그러나 그것들이 유기체 전체에 대해 미치는 영향은 반드시 복잡한 중간 과정을 거쳐야 하고, 또한 다양한 유기체 전체의 제어를 받을 수 있다. 때문에 종류가 다른 '병'도 전체적으로는 같은 반응과 변화를 보일 수 있다. 이것이 다른 '병'에 같은 '증'의 현상이 생기는 이유이다. 반대로 동일한 종류의 병인이 일으키는 질병은 그 발전 과정에서 약간 그 정도가 다른 단계로 나타날 수 있다. 그렇게 서로 다른 단계의 병변은 부분적으로 보든 전체적으로 보든 유기체에 끼치는 해의 정도에 모두 큰 차이를 보인다. 이 때문에 같은 '병'에 다른 '증'의 현상이 나타난다. 이 밖에 사람의 체질은 서로 다르기 때문에 전체의 부분에 대한 조절수준에 상하가 있고, 각각 특성을 지닐뿐더러 발병의 시간, 지점, 조건에서도 전체와 부분의 상호 작용 관계에 영향을 줄 수 있다. 그래서 동일한 종류의 '병'이 서로 다른 사람의 몸에서 크게 다른 증후로 나타나는 것이다.

동병이증同病異證과 이병동증異病同證의 문제를 해결하면 왜 서로 다른 종류의 병인이 심증구인審證求因의 방법에 근거해 동일한 종류의 병인으로 간주될 수 있는지, 동일한 병인이 심증구인 분석에 의해 두 종류 이상의 병인으로 구분될 수 있는지 알 수 있다. 그 원리는 서로 같다. 서로 다른 병인은 비록 유기체의 조직과 구성에 해를 입히는 정도가 서로 다르지만, 여기서 일어난 전체적인 기능의 반응은 오히려 서로 같을 수 있다. 동일한 병인이 인체에 가하는 해는 유기체가 동시에 혹은 연이어 여러 가지 서로 다른 전체적 반응을 일으키도록 만든다. 그래서 심증구인의 방법에 의하면 전자는 동일한 병인에 포함되고, 후자는 다른 종류의 병인으로 나뉜다.

전체와 부분, 기능과 구조 사이에는 상대적인 독립성이 존재한다. 그래서 동태적인 자기조절체계에 고장이 생겼을 때 체계를 정상으로 회복시키기 위해 두 가지 방법을 실행할 수 있다. 하나는 직접 훼손된 부분을 수리하여 정상적인 운행을 회복시키는 것이고, 다른 하나는 약해지거나 파괴된 전체의 조절 능력을 회복하고 강화하며 전체가 부분에 가하는 제어 작용을 통해 고장을 배제하는 것이다. 의사가 신체의 질병을 치료하는 상황에서 말하자면 변병치료는 전자에 속하며, 변증론치는 후자에 속한다.

다른 '병'에 같은 '증'이 나타날 때 첫 번째 방법에 따라 치료하면 '이치異治'를 해야 하는데, 수리하여 복원할 유기체의 부품이 각각 다르기 때문이다. 두 번째 방법을 따르면 동치同治해야 하는데, 손상되어 회복시키고 강화해야 할 부분의 전체 조절능력이 서로 동일하기 때문이다. 같은 '병'에 다른 '증'이 나타날 때는 이와 반대이다. 같은 '병'에 다른 '증'과 다른 '병'에 같은 '증'이 나타나는 '병'과 '증'의 차이는 전체와 부분 간의 모순을 반영한다. 이런 차이는 양적인 동시에 질적이다.

체계의 전체와 부분은 긴밀하게 연계되어 있는 동시에 각자 특수한 운동법칙이 있다. 이것이 바로 동병이치同病異治와 이병동치異病同治의 객관적인 근거다. 전체로서의 신체가 부분에 대해 가하는 조절작용은 단순한 기능에서 나타날 뿐 아니라 이물질을 없애고 조직의 재생을 촉진하는 능력 등에서도 보인다. 이는 전체로서의 신체가 부분에 대해 가하는 작용이 매우 크다는 것을 설명한다. 이는 전체의 조절과 제어능력을 향상시켜 질병을 치료하는 것이 광활한 범위를 포함하고 있다는 의미다.

2

변증방법을 형성하는 과정에서 응용한 철학범주

　약물과 증상군 사이의 관계를 확정하기 위해 한의학은 수천 년 동안의 발전과정에서 팔강변증八綱辯證, 장부변증臟腑辯證, 육경변증六經辯證, 위기영혈변증衛氣營血辯證 등 증후를 판별하고 분석하는 방법을 여러 종류 만들고, 각 증상군의 본질과 병변 메커니즘을 설명하여 치료방법과의 관계를 확정했다. 이러한 변증방법은 인체에 나타나는 전체적인 병변의 몇 가지 규칙을 반영한다. 그리고 다양한 측면에서 질병의 전체 기능변화 체계에서의 위치와 추세 및 그 외 부분과의 관계를 정할 수 있다. 달리 말하자면 증후를 판별, 분석하는 목적은 환자의 전체적인 조절체계 안에서 특정한 한 부분이 손상을 받으면 어떻게 치료해야 하는지를 결정하기 위한 것이라고 말할 수 있다.

　망望, 문聞, 문問, 절切의 사진四診을 활용하여 신체의 각종 질병의 표면에 나타난 증상과 환자의 자기 느낌을 이해함으로써 얻은 정보는 다양하고 복잡하다. 예를 들어 발열, 오한, 두통, 코막힘, 기침, 설사, 사지무력⋯⋯ 등이 그것인데, 그 중 하나의 증상에는 또한 여러 가지 다양한 상황이 포함되어 있다. 단지 하나의 두통만 해도 옆머리가 아픈 것, 앞머리에서 눈두덩까지 아픈 것, 뒷머리에서 목까지 통증이 있는 것, 정수리 통증, 머리 전체의 통증, 어지럼증, 머릿속이 복잡하면서 아픈 것, 감풍극통感風劇痛, 감한극통感寒劇痛, 감열극통感熱劇痛, 천으로 싸맨 것 같은 두통 등으로 나뉜다.

증상 자체가 많을 뿐만 아니라 각 증상 간의 배열조합은 더욱 다양하다. 소박하고 직관적인 범위, 곧 실험과학이 없는 상황에서 어떻게 주로 증상군에 대한 정밀한 판별과 분석만을 통해 신체의 전체적인 기능병변의 법칙과 이에 상응하는 치료원칙을 찾아낼 수 있을까? 이것은 틀림없이 매우 힘들고 지루한 탐색의 과정이었을 것이다. 확실한 것은 이 인식과정에서 고대 의학자들이 철학사유에서 많은 도움을 받았다는 점이다. 이 점은 《내경內經》과 전체 한의학 이론에 모두 뚜렷하게 반영되어 있다. 그렇다면 변증방법의 형성과정에서 주로 어떤 철학범주를 사용했는가?

음陰과 양陽

음양陰陽은 원래 중국 고대의 철학범주로, 고대 중국인들은 이를 의학에 도입하여 신체와 질병을 인식하는 중요한 이론적 무기로 삼았다.

《내경內經》에서는 세계의 모든 사물의 속성은 음陰과 양陽의 두 가지로 나뉘며, 신체의 각종 질병도 예외가 아니라고 본다. 건강한 상황에서 인체의 오장육부는 각자의 작용을 다하고, 기혈과 진액津液은 정상적으로 운행하며, 음양은 대립 통일하여 상대적 평형을 유지한다. 그러나 모든 질병은 유기체의 음양평형이 파괴된 것이다. 그래서 병증의 종류가 많고 다양하더라도 모두 음陰의 편성偏盛과 편쇠偏衰, 양陽의 편성偏盛과 편쇠偏衰라는 두 가지 상황을 벗어나지 않는다. 바로 장개빈張介賓이 《내경內經》을 해석하여 사람의 질병은 "반드시 근원이 있으니 혹은 음陰에 근원을 두고 혹은 양陽에 근원을 둔다. 병변은 비록 많지만 그 근원은 하나이다."(《유경類經 이권二卷 음양류일陰陽類一》)라고 한 것과 같다. 이는 모든 병변을 전부 음증陰證과 양증陽證 두 가지 유형으로 귀납할 수 있다는 의미다.

일반적으로 말하면 신열身熱, 심번구갈心煩口渴, 희냉喜冷, 목적순홍目赤脣紅, 맥삭유력脈數有力, 대변비결大便秘結, 소변단적小便短赤 등은 양증陽證에 속하고 무열오한無熱惡寒, 사지궐냉四肢厥冷, 정신부진精神不振, 이변청백二便淸白, 면백설담面白舌淡, 맥침미지脈沉微遲 등의 병증은 음증陰證에 속한다. 음이 허하고 양이 항성한 이에게는 음기를 기르고 양기를 누르는 약물을 먼저 쓰고, 음이 성하고 양이 허한 이에게는 음을 누르고 양을 돕는 처방을 써야 한다. 음증과 양증의 구분은 전체의 조절과 치료를 위하여 기본방향을 뚜렷이 제시한다.

《내경內經》의 음증과 양증의 병을 판별하는 이론은 음양을 기본으로 하는 자연관과 인체관을 통일한 것이다. 《소문素問·태음양명론太陰陽明論》에서는 다음과 같이 설명한다.

"(태음과 양명은) 음경陰經과 양경陽經으로 (주관하는 부위가) 다르고, (조건에 따라) 허하기도 하고 실하기도 하며, 병이 때로는 밖에서 오거나 때로는 안에서 오기도 하는데 병의 조건이 다르기 때문에 병의 증상도 다릅니다. 황제가 물었다. 그 다른 증상에 대해 듣고 싶소. 기백이 대답했다. 양이란 천기天氣이며 밖을 주관합니다. 음이란 지기地氣이며 안을 주관합니다. 그러므로 (외감병의 경우) 양은 실증으로 나타나고 음은 허증으로 나타납니다. 그러므로 적풍과 허사가 침입하면 양이 이를 받고, 음식이나 일상생활을 때에 맞춰 조절하지 못하면 음이 받습니다. 양이 받으면 병이 육부로 들어가고, 음이 받으면 오장으로 들어갑니다. 육부로 들어가면 몸에서 열이 나고 잠을 자지 못하며 위로는 숨이 가빠집니다. 오장으로 들어가면 배가 막혀 그득하게 불러오고 아래로는 삭지 않은 설사를 하게 되며, 오래되면 장벽이 됩니다. 기도氣道는 천기를 주관하고 식도는 지기를 주관하므로 양은 풍을 받고 음은 습기를 받습니다. 그러므로 음기는 발에서부터 위로 올라가 머리에 올랐다가 아래로 어깨를 타고 내려가 손가락 끝에 이릅니다. 양기는 손에서부터 위로 올라가 머리에 이르렀다가 아래로 내려가 발끝에 머뭅니다. 그러므로 '양병陽病은 위로 끝까지 올라갔다가 내려가며 음병陰病은 아래로 끝까지 내려갔다가 위로 올라간다'고 했습니다. 그러므로 풍에 상하게 되면 몸의 위 부분에서 그것을 먼저 받게 되고 습기에 상하게 되면 몸의 아랫부분이 그 병을 받는 것입니다."[陰陽異位, 更虛更實, 更逆更從, 或從內或從外, 所從不同, 故病異名也. 帝曰: 願聞其異狀也. 岐伯曰: 陽者, 天氣也, 主外; 陰者, 地氣也, 主內. 故陽道實, 陰道虛. 故犯賊風虛邪者, 陽受之; 食飮不節起居不時者, 陰受之. 陽受之, 則入六府, 陰受之, 則入五藏. 入六府, 則身熱不時臥, 上爲喘呼; 入五藏則䐜滿閉塞, 下爲飱泄, 久爲腸澼. 故喉主天氣, 咽主地氣. 故陽受風氣, 陰受濕氣. 故陰氣從足上行至頭, 而下行循臂至指端; 陽氣從手上行至頭, 而下行至足. 故曰: 陽病者, 上行極而下, 陰病者, 下行極而上. 故傷於風者, 上先受之; 傷於濕者, 下先受之.]

  이 글의 큰 뜻은 다음과 같다. 신체의 각 부위에는 음양의 구분이 있고, 사시四時 기후변화의 영향으로 병이 내부에서 생기거나 외부에서 침입한다. 발병원인과 부위가 같지 않기 때문에 병증의 종류도 서로 다르다. 사람은 자연계의 산물이기 때문에 사람 몸의 음양은 자연계의 음양과 일맥상통한다. 자연계에서 천기天氣는 양陽에 속하며 밖에서 주관하고, 지기地氣는 음陰에 속하며 내부에 머문다. 그래서 사시기후四時氣候로 생겨난 육음사기六淫邪氣는 양에 속하며 대지에서 자라난 오미五味, 즉 음식물은 음에 속한다. 양사陽邪는 사지기표四肢肌表 등 인체에서 양에 해당되는 부분에 침입하고, 음사陰邪는 내부 장기 등 인체에서 음에 속하는 부위에 침입한다. 양기는 성질이 강하고 실성實性이 많으며 음기는 성질이 부드럽고 온화하며 허하기 쉽다. 양사陽邪가 기표肌表에 침입하면 경맥을 따라 육부(육부는 내부 장기 중 양에 속한다)에 들어가고, 음사陰邪가 인체 내부로 들어가면 오장(오장은 육부보다 상대적으로 음에 속한다)에 침입한다.

  육부에 병이 나면 항상 열이 있고 잠을 잘 자지 못하거나 기가 궐역하고 숨을 헐

떡거리는 등의 양성실증陽性實證으로 나타나고, 오장에 병이 생기면 늘 창만脹滿, 폐색閉塞, 설사泄瀉가 생기며, 이것이 오래되면 이질痢疾 등 음성허증陰性虛證으로 변한다. 그래서 후喉는 호흡을 주관하며 천지天地와 상통하고, 인咽은 삼키는 것을 담당하며 지기地氣와 상통한다고 말한다. 육음사기 중에서 풍은 자주 움직이고 변화가 많아 양에 속하고, 습은 무겁고 탁하며 끈끈한데다가 머물러 있는 성질이 있으므로 음에 속한다. 그래서 육음사기가 체표에 침범하는 것에도 분별이 있다. 인체에서 상체는 양에 속하므로 풍사의 침입을 먼저 받으며, 하체는 음에 속하므로 습사의 침범을 먼저 받는다. 수족삼양경맥의 기는 손에서부터 위로 올라가 머리까지 운행하며 다시 아래로 내려와 발까지 운행한다. 수족삼음경맥의 기는 발에서 시작하여 위로 올라가 머리까지 운행하고, 다시 아래로 내려와 손가락 끝부분에 도달한다. 그래서 수족삼양경이 병의 침범을 받으면 병은 경맥의 기를 따라 위로 올라가 끝에 도달한 후 다시 아래로 내려오고, 수족삼음경이 병의 침범을 받으면 병은 아래로 운행하여 끝부분에 달한 후 다시 위로 올라간다.

《내경內經》의 이러한 서술은 인체에 생기는 질병을 음과 양으로 분류하는 객관적 기초와 이론적 근거를 개괄하여 설명한 것이다. 자연계에서 병을 일으키는 사기와 인체 기관의 기능에는 음양의 구분이 이미 있고, 질병은 사기와 인체의 정기가 상호 작용한 결과이므로 질병에도 음양의 구별이 있다. 질병의 음양과 자연, 인체의 음양은 그것을 구분하는 원칙과 기준이 일치한다.

일一과 다多

질병을 음양으로 분류할 수 있다면, 발견한 약물에 대하여도 가장 기본적인 성질의 분류를 할 수 있다. 일반적으로 말해 음증陰證에 치료효과가 있는 것은 양성에 속하고, 양증陽證에 치료효과가 있는 것은 음성에 속한다. 그러나 음증陰證과 양증陽證의 구분만으로는 약물을 정확하게 사용할 수 없고, 임상에서 누적한 경험을 완벽하게 해석할 수 없다. 왜 $Fa_1, Fa_2, Fa_3, \cdots\cdots Fa_x$는 각각 $Ts_1, Ts_2, Ts_3, \cdots\cdots Ts_x$와 서로 대응하는가? 이 문제를 해결하기 위해서는 반드시 음양 분류를 기초로 하여 증후를 더욱 자세하게 판별하고 분석해야 한다.

비록 병변은 많지만 근원은 동일하다.

일一과 다多의 대립통일은 한의학에서 증후를 판별, 분석할 때 적용하는 또 한 쌍의 철학범주다. 《영추靈樞·외췌편外揣篇》에서는 이렇게 말한다. "무릇 구침九鍼은 (그 이치가) 가장 정미하고도 가장 크며, 가장 깊고도 가장 높소. 아련하여 다함이 없고 무한히 흘러가오. 나는 그 이치가 천도와 인사, 그리고 사시의 변화와 합치된다는 것을 알고 있소. 그러나 나는 그 다양한 것을 하나로 묶고 싶은데, 가능하겠소?…… 기백이 답했다. 침만이 아니라 나라를 다스리는 것도 마찬가지입니다. …… 무릇 나라를 다스리는 것은 오로지 도道일 뿐이니 도가 없다면 어찌 크고 작거나 깊고 얕은 다양한 것을 합하여 하나로 할 수 있겠습니까?…… 그러므로 이는 음양 변화의 지극함이요, 천지의 이치를 다한 것입니다."[夫九鍼者, 小之則無內, 大之則無外, 深不可爲下, 高不可爲蓋, 恍惚無窮, 流溢無極, 余知其合于天道人事四時之變也, 然余願雜之毫毛, 渾束爲一, 可乎? 曰: …… 非獨鍼道焉, 夫治國亦然. …… 夫治國者, 夫惟道焉, 非道, 何可小大深淺, 雜合而爲一乎! …… 是謂陰陽之極, 天地之蓋.]

《내경內經》에서는 천지자연, 국가의 관리 및 침자치병은 모두 최고의 원리인 음양에서 벗어날 수 없다고 보았다. 이 원리에 따라야 크고 작고 깊고 얕은 만물과 만사를 통일할 수 있다. 음양이 바로 '다多'에서 추상하여 낸 '일一'인 것이다.

《소문素問·음양이합론陰陽離合論》에서는 또 다음과 같이 말한다. "음양이란 세어보면 열이 되고 미루어보면 백이 되며 세어보면 천도 되고 만도 되어 이루다 셀 수 없게 많지만, 그 요점은 하나다."[陰陽者, 數之可十, 推之可百, 數之可千, 推

之可萬, 萬之大不可勝數, 然其要一也.] 이 글은 더 나아가서 음양과 만사만물의 관계는 일一에 다多가 있고 다多에 일一이 있는 것임을 설명한다. 이 글에서 '일一'은 '다多'를 통솔하는 개요이자 '다多' 속에서 구현된다. 《내경內經》에 따르면 이런 일一과 다多의 관계는 우주발생론에 그 기원을 둔다. 전체의 우주는 모두 초기의 음양의 두 기에서 진화해 왔기 때문에 '일一'에서 '다多'를 연역하며 '다多'는 원래 '일一'에서 분화해 나온 것이다.

《내경內經》에서 '일一'과 '다多'의 차이는 절대적이 아니라 상대적이다. 음양은 최종의 '하나'이지 유일한 '하나'가 아니다. 《영추靈樞·구침십이원편九鍼十二原篇》에서는 "몸의 관절이 만나 365곳이 되는데, 그 요점을 알면 한 마디로 끝나지만 요점을 모르면 흩어져 끝없이 많을 뿐이다."[節之交, 三百六十五會, 知其要者, 一言而終, 不知其要, 流散無窮.]라고 말한다. 이 글에서 '다多'는 온몸의 관절이 형성하는 365수혈을 가리키며, '일一'은 이러한 관절 수혈의 본질을 가리킨다. 또 《소문素問·육원정기대론六元正紀大論》에서도 "일반적으로 갑신기년甲申紀年의 기율에는 승복勝復과 정화正化와 같은 변화의 법칙이 있고, 또 각기 일정한 변화의 규율이 있어서 잘 살펴보아야 합니다. 그러므로 '그 요점을 알면 한 마디로 끝나지만 요점을 모르면 흩어져 끝없이 많을 뿐'이라는 말은 이런 뜻입니다."[凡此定期之紀, 勝復正化, 皆有常數, 不可不察. 故知其要者, 一言而終, 不知其要, 流散無窮, 此之謂也.]라고 말한다. 여기에서 '일一'과 '다多'는 또 '정기지기, 승복정화定期之紀, 勝復正化'와 관련된 문제다.

이러한 예는 《내경內經》에 적지 않다. 음양과 표본, '정기지기, 승복정화定期之紀, 勝復正化'의 상수, '삼백육십오회三百六十五會'의 요령 등은 서로 다른 구체적인 사물에 대한 다양한 정도의 추상과 개괄로, 그들은 '일一'로 통칭된다. 그러므로 '일一'은 절대적인 것이 아니며, 여기에는 요령과 법칙, 그리고 일반 등의 함의가 포함되어 있다. '다多', '백百', '무궁無窮'은 변화하는 구체적인 사물과 현상을 가리키는 '특수', '개별'이라 볼 수 있다. '일一'과 '다多'는 일반과 개별, 추상과 구체, 본질과 현상 등의 관계를 포함하는 소박한 철학범주다. 그 설명은 비교적 애매모호하여 현대철학의 뚜렷하고 정확한 수준에는 이르지 못했다.

"그 요점을 알면 한 마디로 끝나지만, 요점을 모르면 흩어져 끝없이 많을 뿐"[知其要者, 一言而終, 不知其要, 流散無窮]이라는 말은 《내경內經》에 앞뒤로 세 차례나 나온다(위에서 인용한 두 곳을 제외하면 《지진요대론至眞要大論》편에 보인다). 여기에서 고대 의학자들이 다多에서 일一을 찾으려는 추상적인 활동을 얼마나 중요하게 여겼는지를 알 수 있다. 그들은 일단 '일一'을 찾아내면 간단한 것으로 복잡한 것을 다스릴 수 있고, 한 가지를 듣고서 백 가지를 알 수 있어서, 문제를 단번에 설명하고 난잡한 현상에서 단서를 잡아야 하지, 그렇지 않으면 혼란에 빠져 나갈 방향을 찾지 못한다는 것을 이해하게 되었다. 다多에서 일一을 찾는 중요성을 설명하기 위하여 《영추靈樞·금복편禁服篇》에서는 비유를 들어 설명한다. "일반적으로 (진단과 치료 등의) 방법은 마치 주머니를 묶는 것과 같습니다. 주머니가 가득 찼는데도 묶지 않으면 쏟아지게 되고 (진단과 치료의) 방법을 세웠는데도 묶지(하나의 이치로 요약하지) 못하면 신神을 갖추지 못하게 됩니다."[夫約方者, 猶約囊也. 囊滿而弗約, 則輸泄; 方成弗約, 則神與弗俱.] "저급한 의사는 (주머니가) 아직 차지 않았는데도 묶어버리는데"[願爲下材者, 勿滿而約之], "아직 차지 않았는데도 묶어버리는 사람은 기술자는 되어도 천하의 스승이 될 수는 없습니다."[未滿而知約之以爲工, 不可以爲天下師.] 진단치료의 경험을 총결하고 개괄하는 것은 주머니를 싸서 단단히 묶는 것과 같다는 뜻이다. 주머니가 물건으로 가득 찼을 때 주머니의 입구를 단단히 묶지 않으면 주머니 속의 물건이 빠져나온다. 진단치료의 경험이 일정하게 축적되었는데도 필요한 개괄을 하지 않으면 자각하여 이런 경험을 융통성 있게 사용할 수 없으며, 경험은 분산된다. 그러나 일부 재능이 없는 사람들은 경험이 아직 풍부하지 않은 상황에서 경솔하게 개괄하기도 하는데, 이러한 개괄은 보편적이지 못하다. 따라서 이런 사람의 행위는 학습 목표가 되어서는 안 된다.

앞에서 소개한 것과 변증론치辨證論治의 구체적인 방법으로부터 고대의 의학자들은 여러 구체적인 사물과 최고의 '일一'인 음양 사이에 수많은 층위가 연결되어 있으므로 이들을 나누어서 개괄해야 하며 한 단계 한 단계씩 그들의 '일一'을 찾아내야 한다고 생각했음을 알 수 있다. 우주에 관한 지식뿐 아니라 인체의 질병에 관한 지식도 모두 하나의 여러 층위를 가진 일一과 다多의 통일적인 체계가 되어야 한다. '다多'는 현상의 그물과 같고 '일一'은 그물 위의 매듭과 같다. 매듭을 잡으면 이 매듭이 있는 그물을 이끌 수 있다. 음양은 그물 전체를 통괄하는 가장 큰 매듭이다.

바로 이런 사상 아래서 한의학은 음증과 양증을 구분한 후 표증表證, 이증裏證, 한증寒證, 열증熱證, 허증虛證, 실증實證의 여섯 가지 증후를 구분해냈다. 이는 다양한 병증에 대한 개괄이자 음증과 양증의 가장 직접적인 구체적 표현이다. 표증, 열증, 실증은 양에 속하고 이증, 한증, 허증은 음에 속한다.

표리表裏는 인체에 침범한 병사의 심도와 경중의 표지라 할 수 있다. 육음사기가 인체를 침해할 때는 일반적으로 표에 먼저 침입하며, 오한발열로 많이 나타난다. 외감병의 최초의 단계는 표증이다. 이증裏證은 병사가 유기체의 내부에 이미 깊이 들어갔거나 혹은 표증에서 역전하여 나왔거나 혹은 병사가 내부에서 시작했음을 나타내는데, 과도한 칠정이나 음식 혹은 지나친 노동 등에서 기인한 것이다. 또한 육음이 직접 장부에 침입하여 발생하는 증후도 있다.

한열은 질병의 성질에 대한 판별과 분석이며 직관적인 조건하에서 관찰할 수 있는 가장 기본적이고 흔히 볼 수 있는 병의 성질에 대한 표현이다. 인체의 기능 활동이 왕성하거나 열사熱邪의 침범을 받으면 흔히 열증으로 나타나고, 기능 활동이 쇠퇴하거나 한사의 침범을 받으면 한증으로 많이 나타난다.

허실은 인체의 정기가 질병의 사기와 상호 대립하는 상태를 나타낸다. 《소문素問·통평허실론通評虛實論》에서는 "사기가 지나치게 왕성하면 실하게 되고, 몸의 정기가 없어지면 허하게 된다."[邪氣盛則實, 精氣奪則虛.]고 말한다. 임상에서 살펴보면 실증은 주로 병을 일으키는 사기가 항성亢盛한 것을 가리킨다. 그러나 동시에 정기도 허쇠虛衰하지 않다. 허증은 주로 정기가 부족한 것을 가리키지만, 동시에 사기가 성하지 않은 것을 가리킨다. 일반적으로 질병의 초기에는 실증이 많이 나타나며, 병의 경과가 비교적 긴 질병의 후기와 만성병에서는 허증이 많이 나타난다. 종합적인 증상이 항성한 것으로 나타나면 실에 속하고, 쇠미하고 부족한 것으로 나타나면 허에 속한다.

《소문素問·옥기진장론玉機眞藏論》에서는 다음과 같이 말한다. "맥이 성하고 몸의 겉에서 열이 나며 배가 불러오고 대소변이 나오지 않고 가슴이 답답하며 어지러운 것을 오실五實이라고 합니다. 맥이 가늘고 피부가 차고 기운이 적으며 설사를 하고 음식을 먹을 수 없는 것을 오허五虛라고 합니다."[脈盛皮熱腹脹, 前後不通瞀悶, 此謂五實; 脈細皮寒氣少, 泄利前後飮食不入, 此謂五虛.] 허실은 정사가 줄거나 느는 상황을 설명하는 범주임을 알 수 있다.

음양, 표리, 한열, 허실의 네 가지 상대개념은 병의 형태, 위치, 성질, 정도의 네 측면에서 질병의 종류를 판별하고 확정하여 한의학 변증의 기초를 구성하므로 팔강변증八綱辯證이라 불린다. 《소문素問·조경론調經論》에서는 "양기가 허하면 몸의 겉이 춥고, 음기가 허하면 안에서 열이 난다. 양기가 성하면 몸의 겉에서 열이 나고, 음이 성하면 몸의 안이 춥다."[陽虛則外寒, 陰虛則內熱, 陽盛則外熱, 陰盛則內寒.]고 말한다. 이 간단한 말은 음양과 한열 사이의 내재적 관계를 설명할 뿐만 아니라 어느 정도 그들과 허실, 표리 사이의 관계를 설명하기도 한다.

인체의 양기는 밖에서 몸을 보위하고, 장부의 음기는 몸 안에 저장되어 있다. 양기는 움직이고 오르며 열나는 것을 주관하고, 음기는 고요함과 하강, 차가움을 주관한다. 그러므로 양기가 쇠하면 체표를 덥히지 못해서 외한外寒을 초래한다. 양기가 너무 왕성하면 열기熱氣가 울체되어 밖으로 나가지 못해서 외열外熱을 초래한다. 반대로 음기가 부족하면 음이 양을 이기지 못하는 현상이 나타나 내열內熱이 된다. 음기陰氣가 너무 왕성하면 또 양이 음을 이기지 못하는 상황이 나타나 내한內寒이 된다.

　임상에서는 표리, 허실, 한열의 여섯 가지 증후가 늘 동시에 나타나기 때문에 상황이 복잡하다. 표증表證은 표허表虛, 표실表實, 표한表寒, 표열表熱로 나뉘고 이증裏證도 이허裏虛, 이실裏實, 이열裏熱, 이한裏寒으로 나타난다. 그 외에 표리동병表裏同病이 있는데 표한이열表寒裏熱, 표열이한表熱裏寒, 표허이실表虛裏實, 표실이허表實裏虛, 표리구한表裏俱寒, 표리구열表裏俱熱, 표리구허表裏俱虛, 표리구실表裏俱實로 나뉜다. 한열寒熱과 허실虛實 사이에는 허한虛寒, 허열虛熱, 한실寒實, 한허寒虛 등 다양한 상황이 있다. 한마디로 말해 임상에서 음증陰證은 이증裏證의 허한증虛寒證에서 많이 볼 수 있으며, 양증陽證은 이증裏證의 실열증實熱證에서 많이 볼 수 있다.

　팔강 중의 음양은 일一이자 일반一般이며 그 외의 육강六綱은 다多이자 특수特殊로, 음양이 다양한 측면에서 전개된 것이다. 음양陰陽과 표리表裏, 한열寒熱, 허실虛實의 관계는 일一과 다多의 통일이며 일반一般과 특수特殊의 통일이다. 팔강변증八綱辯證은 음양학설이 그 외의 과학문화사상과 맺은 밀접한 관계를 보여준다. 예를 들어 표리, 허실 등의 범주는 당시의 철학, 군사학에서 이미 널리 사용되고 있었다. 이들은 의학과 상호 교류했고, 서로 영향을 미쳤다. 다른 측면에서 보자면 팔강변증은 한의학이 전체 기능이라는 관점에서 질병을 인식하는 것을 중시한 것에서 유래한다. 사실 음양, 표리, 한열, 허실은 유기체의 내부에 어떤 실체적인 병변이 발생했음을 설명하지 않는다. 오히려 발병의 상황에서 전체적으로 나타나는 반응을 묘사한 것이다. 표리를 판별하는 것은 겉보기에는 병변의 실체부위를 구별하기 위한 것처럼 보이지만, 실제로는 전체적인 병변의 깊고 얕음, 가볍고 중함을 설명하기 위한 것이며, 결코 병변의 실체적인 부위를 표시하는 것은 아니다.

팔강八綱의 또 다른 특징은 8가지의 증후가 두 개씩 짝을 이룬다는 것이다. 이것도 전체 기능의 관점을 통해 질병을 관찰한다는 것에서 결정된 특성이다. 익히 아는 바와 같이 모든 기능적인 표현은 모순되는 쌍방이 서로 투쟁하고 통일한 결과이다. 병변이 발생하면 유기체 내부의 어느 한쪽의 모순은 평형을 잃게 된다. 이때 평형을 잃게 되는 모순되는 쌍방은 모두 갑이 편성偏盛하고 을이 편쇠偏衰하거나 혹은 갑이 편쇠偏衰하고 을이 편성偏盛하는 두 가지 상황에서 벗어날 수 없다. 따라서 전체적인 반응에서 서로 대립하는 증후는 반드시 짝을 이뤄 나타난다.

질병을 음증과 양증으로 구분한 후 다시 표리, 한열, 허실로 분석하면 증후에 대한 분류는 더욱 세밀해진다. 그러나 질병의 종류가 많고, 각기 다르게 표현되므로 여덟 개의 개념만을 이용해서는 여전히 질병과 약물의 관계를 정확하게 결정할 수 없다. 그래서 한의학은 표리, 한열, 허실의 기초 위에 유기체의 안팎이라는 측면에서 더욱 세밀한 분석 방법을 찾았다. '심증구인審證求因'이 바로 발병요소의 종류와 특성을 확정하여 증후를 분류하는 진일보한 방법이다. 장부변증臟腑辯證, 기혈진액변증氣血津液辯證 등은 유기체 내부에 있는 질병의 운동법칙을 근거로 전체적인 병변반응에 대하여 표表에서 이裏까지 판별하고 분석한다. 이는 표증과 이증에서 진일보된 구체화일 뿐 아니라 한증寒證, 열증熱證, 허증虛證, 실증實證을 구체화한 것이기도 하다. 그러므로 비교적 구체적인 위의 변증방법은 모두 팔강변증八綱辯證의 토대 위에서 진행되어야 한다. 팔강변증八綱辯證과 심증구인審證求因, 장부변증臟腑辯證, 기혈진액변증氣血津液辯證 등의 관계는 일一과 다多의 통일로 나타난다.

표表와 이裏

팔강변증八綱辨證에서 장부변증臟腑辨證 등 더욱 세밀한 변증방법으로 변화하는 것은 일一과 다多의 변증통일을 구현한 것일 뿐 아니라, 표表와 이裏의 통일을 구현한 것이기도 하다. 주의해야 할 것은 여기에서 말하는 표表와 이裏는 팔강변증 중의 표증이증表證裏證을 가리키는 것이 아니라, 환자의 몸 밖으로 나타난 증상과 이러한 증상을 결정하는 내부 메커니즘을 가리킨다는 점이다. 장부변증 등의 방법은 사람들에게 증상군에 대한 판별과 분석을 통하여 체내의 장부조직에 어떤 병변이 발생했는지를 알 수 있게 하고, 장부경락臟腑經絡, 기혈진액氣血津液의 이상변화로 체표에 증상이 발생하는 원인 및 변화의 추세를 어떻게 설명할지 가르쳐준다. 병기병리病機病理 분석으로 더욱 깊이 질병을 파악할 수 있으며 더욱 정확하게 증후를 분별할 수 있다.

제7장에서 이미 한의학에서 인체를 인식하는 방법을 논술했는데, 주로 표表를 통하여 이裏를 알아내는 방법이었다. 장상경락藏象經絡 이론의 형성은 한편으로는 기초적인 해부지식을 통한 것이며, 또 다른 한편으로는 전체 치료의 과정에서 외부의 자극적인 요소(음식물, 생활환경, 육음사기六淫邪氣, 약물과 기타 치료조치를 포함)와 유기체 반응(병증변화, 병세발전)의 관계를 총괄하여 구축한 것이다. 때문에 장상경락 이론의 형성과 동시에 체표의 병리현상과 체내 각 기관조직 모형 간의 기본적인 연계가 건립되었다. 장상경락 학설은 정상적인 상황에서의 인체의 생리현상을 연구하는 데 편중되어 있고, 변증론치辨證論治는 주로 인체의 병리병기와 인체를 정상적으로 회복시키는 방법을 연구하고 토론한다. 이들은 동일한 실천과정에서 동일한 방법을 통해 형성되고 발전한 것이다.

《영추靈樞・본장편本藏篇》에서는 "겉으로 드러난 것을 보고 (병이 든) 몸 안의 내장을 알면 병이 어디에 있는지 알 수 있다."[視其外應, 以知其內藏, 則知所病矣.]

고 했다. 이는 사람들에게 환자의 체표에 나타나는 각종 반응을 관찰하고 장상경락 이론의 토대 위에 세워진 유기체 표리表裏의 관계를 근거로 곧 환자의 장부 조직의 상태를 유추하고 환자의 증후가 어느 장부에 속하는지 판단할 수 있다는 것을 알려준다.

《소문素問·소오과론疏五過論》에서는 "병을 다스리는 도道는 몸 안의 기를 가장 중요하게 여기니, 따라서 그 이치를 찾되, 찾아서 얻지 못하면 그 잘못은 표리의 관계에 있다."[治病之道, 氣內爲寶, 循求其理, 求之不得, 過在表裏.]고 하여 질병을 치료하는 데 가장 중요한 것은 내장의 기를 조리하여 왕성하게 하고 강화하여 정상적으로 운행하도록 하는 것이라 한다. 때문에 증상의 변화를 근거로 병변의 내재적 본질을 탐구해야 한다. 병변의 본질과 규칙을 찾아내지 못한다면 그 근본적인 원인은 유기체의 표증과 체내 장부기혈 사이의 관계를 모르는 데에 있다. 이 두 단락의 설명은 변증론치에서 표리관계를 정확히 파악하는 것이 얼마나 중요한지를 잘 설명한다.

변증과정에서는 팔강변증八綱辯證에서 장부경락臟腑經絡, 기혈진액氣血津液의 변증으로 들어가면서 증후가 어떤 기관조직의 병변으로 인한 것인지를 확정해야 한다. 그렇다면 이는 전체의 성질을 잃는 것이 아닌가? 아니다. 장상경락藏象經絡, 기혈진액氣血津液의 개념은 인체의 해부생리학과 근본적으로 다르다. 이는 유기체 전체 기능의 변화를 근거로 유도해낸 것으로, 그 자체가 인체의 전체 구조 기능의 모형이다. 장부경락변증臟腑經絡辯證 등의 변증방법은 전체 구조 기능모형의 토대 위에 형성된 것이므로 전체의 특징을 잃을 수가 없다.

그 외에 장부경락臟腑經絡 등의 변증은 팔강八綱의 통솔하에 진행되며 팔강에서 독립하여 존재할 수 없다. 이들은 팔강변증의 토대 위에서 표리表裏 간의 연계에 근거해서 서로 다른 증후유형을 구분해냈으므로 팔강변증의 전체 성질을 유지하고 있다. 동태적 자기조절계통에서 전체와 부분에는 상대적인 독립성이 있다는 것을 인정하는 것이 부분이 전체에 대해 미치는 영향을 부인하는 것은 아니다. 팔강변증의 통솔하에 장부변증을 진행하는 것은 바로 전체의 관점에서 부분의 변화를 관찰하는 동시에 부분의 변화를 근거로 전체 기능병변의 본질과 유형을 확정하는 것이다.

동動과 정靜

《내경內經》에서는 '동정은 어떠한가'의 문제(《소문素問·오운행대론五運行大論》)를 분명하게 내놓고 음양오행陰陽五行 학설 중 동정動靜의 관계를 상당히 깊이 연구했다. 《내경內經》에서는 세계의 만사만물은 영원히 운동을 하며 작은 것에서 큰 것으로, 간단한 것에서 복잡한 것으로 변화하는 과정을 거치는데, 이것은 질병도 예외가 아니라고 여긴다. 그래서 동태적 관점에서 질병을 관찰하는 것을 강조하여 질병을 끊임없이 변화하는 과정으로 보았다.

《소문素問·영란비전론靈蘭秘典論》에서는 "알 수 없을 만큼 많은 것도 아주 미미한 것에서부터 시작되었다. 미미한 것의 수는 헤아림에서 일어나니, 천도 되고 만도 되어 점차 크게 된다. 그것을 미루어나가면 마침내 그 형체를 이루게 된다." [恍惚之數, 生于毫氂, 毫氂之數, 起于度量, 千之萬之, 可以益大, 推之大之, 其形乃制.]고 하여 질병이 시작될 때는 아주 미약하여 환자의 주관적인 감각으로는 거의 느낄 수 없다고 했다. 이후에 병원病源이 점차 축적되고 확대되어 일정한 정도까지 발진해야 뚜렷한 증후가 나타난다.

질병이 형상을 갖춘 뒤에 치료를 받지 않으면 미세한 정도에서 심각한 정도로, 경輕에서 중중으로 변화가 생긴다. 외사外邪가 유기체에 침입하면 일반적으로 피모皮毛에 손상을 주고 그 다음 손맥孫脈, 낙맥絡脈, 경맥經脈, 오장육부五臟六腑의 차례로 들어간다. 병사가 장부에서 전화傳化하는 것에도 일정한 순서가 있다.

《소문素問·옥기진장론玉機眞藏論》에서는 풍한風寒이 인체를 침해하는 것을 예로 들어 이렇게 말했다.

"병이 폐에 들어와 머무는 것을 폐비肺痹라고 하며, 기침을 하고 기가 위로 치밀게 됩니다. 치료하지 않으면 폐는 곧바로 이 병을 간으로 보내게 되는데, 이를 간비肝痹라 합니다."[病入舍於肺, 名曰肺痹, 發咳上氣; 弗治, 肺卽傳而行之肝, 病名曰肝痹.]

"그런데도 치료하지 않으면 간은 비로 병을 전하게 되는데, 이를 비풍이라고 합니다."[弗治, 肝傳之脾, 病名曰脾風.]

"이를 치료하지 않으면 비는 병을 신으로 보내게 되는데, 이를 산가라고 합니다."[弗治, 脾傳之腎, 病名曰疝瘕.]

"치료하지 않으면 신은 심으로 보내게 되는데, 그 병은 근맥이 서로 당겨 팽팽하게 되니 이를 계라고 합니다."[弗治, 腎傳之心, 病筋脈相引而急, 病名曰瘛.]

"신에서 심으로 가게 되면 심은 (병을 받지 않는 장기이므로) 다시 그 병을 폐로 전해주게 됩니다."[腎因傳之心, 心卽復反傳而行之肺]

다시 말해 풍한風寒이 오장五臟을 손상하면 폐肺, 간肝, 비脾, 신腎, 심心의 순서에 따라 옮겨간다는 것이다.

《내경內經》에서는 질병이 변화하는 순서가 고정불변하는 것은 아니라고 본다. 병인, 환자의 체질, 치료조건의 차이에 따라 질병이 전변하는 상황도 서로 다르다. 동일한 편에서는 다음과 같이 설명한다.

"그러나 갑자기 드는 병(급성병)은 이처럼 전해지는 순서에 따르지 않습니다. 병이 전해지는 데에 순서가 없는 경우도 있는데, 근심, 두려움, 슬픔, 기쁨, 노여움 같은 칠정七情으로 인한 병은 전해지는 순서가 없습니다. 그러므로 큰 병이 들게 되는 것입니다. 지나치게 기뻐하여 (심장이) 허해지면 신기가 심을 억누릅니다. 지나치게 화를 내게 되면 (간기가 허해진 틈을 타서 폐기가) 간기를 억누르고, 지나치게 슬퍼하면 폐기를 억누르고, 지나치게 두려워하면 비기를 억누르고, 지나치게 근심하면 심기를 억누르니 이것이 그 도리입니다."[然其卒發者, 不必治於傳; 或其傳化有不以次, 不以次入者, 憂恐悲喜怒, 令不得以其次, 故令人有大病矣. 因而喜大虛, 則腎氣乘矣, 怒則肝氣乘矣, 悲則肺氣乘矣, 恐則脾氣乘矣, 憂則心氣乘矣, 此其道也.]

갑자기 발생하는 몇 가지 병은 앞서 말한 순서에 따라 치료할 수 없다는 뜻이다. 몇몇 큰 병의 전변 역시 일반적인 경우와는 순서가 다르다. 희喜·노怒·비悲·공恐·우憂의 오정五情으로 발병하는 것이 그 예인데, 희喜가 과하면 심心에 손상을 주고, 심心의 기가 허虛하면 신腎을 침범하고, 크게 노하면 간기肝氣가 지나쳐 비脾를 침범하는 것과 같은 것이다. 혹은 정지情志의 변화로 '(각 정서에 해당하는) 장기의 기를 유여하게 하여 자기가 이기는 장기의 기를 억누르게[使本臟有餘而乘所勝]' 되거나 정지情志의 변화로 인하여 '(각 정서에 해당하는) 장기의 기를 부족하게 하여 자기가 이기지 못하는 장기의 기가 억누르는[使本臟不足而被所不勝相乘]' 상황이 발생하는데, 이는 앞에서 서술한 것과는 다른 전변 방식이다.

《내경內經》은 질병을 하나의 동태적 과정으로 보는데, 이는 변증과 치료에 중대한 의의가 있다. 의사는 환자를 대면하여 "반드시 병이 시작되었을 때의 상황과 지금의 병의 상태를 물어야 한다."[必審問其所始病, 與今之所方病. /《소문素問·삼부구후론三部九候論》] 다시 말해 의사는 환자의 현재의 상황을 분명히 알아야 할 뿐 아니라 질병의 유래도 명확히 알아야 한다고 했다. 이는 정확한 치료를 위해 매우 중요하다. 예를 들어 같은 표증表證이지만 처음부터 외감外感으로 나타난 표증表證도 있고 이증裏證이 치유되는 과정에서 변한 표증表證도 있다. 같은 이증裏

證이라고 해도 표표에서 이裏로 들어가는 이증裏證도 있고 외사外邪가 직접 장부에 침입하는 이증裏證도 있다. 경위가 서로 다르면 치료방법과 주의해야 할 사항도 다르다. 동시에 의사는 병세의 발전을 긴밀하게 주시해야 하며, 질병의 전변법칙에 따라 정확하게 예측한 후 즉시 상응한 조치를 취하여 병사가 깊이 들어가 더 심각하고 복잡한 병변이 되는 것을 피해야 한다.

《난경難經·칠십칠난七十七難》에서는 다음과 같이 말한다. "이른바 미병未病을 치료한다고 함은 간의 병을 보고 간이 비에 전해짐을 알기 때문에 먼저 비기를 튼실하게 하여 간의 사기를 받지 않게 하는 것이다. 그러므로 미병을 치료함이라고 한다."[所謂治未病者, 見肝之病, 則知肝傳之與脾, 故先實其脾氣, 無令得受肝之邪. 故曰治未病焉.] 간肝에 병이 있는 것을 보고 비脾에 병이 이를 수 있다는 것을 추측해서, 아직 비脾에 전해지지 않은 때라고 해도 방법을 강구하고 비기를 강화하여 전변을 예방해야 한다.

'병이 들기 전에 다스리는[治未病]' 것은 한의학 변증론치辨證論治의 중요한 원칙 중 하나다. 한쪽에서는 일이 발생하기 전에 예방할 것을 요구하고, 다른 한쪽에서는 즉시 병의 발전을 제어할 것을 요구한다. 그래서《내경內經》의 "훌륭한 의사는 병의 싹을 고치고"[上工救其萌芽], "하급 의사는 병이 생긴 다음에 고친다."[下工救其已成./《소문素問·팔정신명론八正神明論》]는 말은 참으로 뛰어난 의사는 병증을 일찍 진단하고 치료하며 전변하는 것을 방지하여 초기에 없앨 수 있다고 보았음을 함축한다. 기술이 떨어지는 의사는 증후가 충분히 나타나지 않으면 적절한 진단을 하지 못하고, 질병의 전변을 방지하지 못해서 큰 병을 초래한 이후에야 방법을 강구해서 치료한다.

《내경內經》은 질병의 변화에서 운동의 측면을 보았을 뿐만 아니라, 상대적인 정지의 측면도 보았다. 변증을 통해《내경內經》이 운동 속에서 정지를 파악하고 병증의 전변과정 중에서 상이한 단계를 구분해서, 동정을 통일한 관점을 가지고 끊임없이 변화하는 증후를 판별하고 분석하도록 요구했음을 알 수 있다.

중국의 고대 철학자들은 일찍부터 동動과 정靜의 관계라는 문제를 연구하고 토론했다. 《장자莊子·천하편天下篇》에 선진先秦 시대 변자辯者의 논변 21가지가 기록되어 있는데, 그 중에는 다음과 같은 내용이 있다. "날고 있는 새의 그림자는 움직인 적이 없다", "나는 화살에는 나아가지도 않고 멈추지도 않는 순간이 있다." 전자는 운동과정을 무한히 나누면 무수한 정지된 점을 얻을 수 있으며, 이런 정지된 점이 연속된 것이 운동이라고 본 것이다. 이런 견해는 운동과정의 단절성에만 주의를 기울이고 운동과정의 연속성을 보지 못한 단편적인 것이다. 정지되어 있는 점을 아무리 긴밀하게 연결해도 물체가 어떻게 이동할 수 있는지 설명할 수 없기 때문이다. 그러나 이 변론을 제시한 사람은 운동이 정지를 포함하고 있다는 사실을 지적했으니, 이것은 귀하게 여길 만하다. 후자는 전자보다 더욱 진보한 것이다. 여기서는 날아가는 화살이 전진하지도, 정지하지도 않을 때가 있다는 것을 인정한다. 혹은 날아가는 화살은 매 순간 앞으로 운동하면서도 일정한 위치에 멈추어 있다고 설명하기도 한다. 후자의 설명은 비록 운동의 본질을 엄밀하게 설명하지는 못했지만, 물체의 운동과정은 운행과 정지의 모순을 포함한다는 것을 발견했으니, 이미 운동과정을 단절과 연속의 통일로 보는 관점에 접근한 것이다.

고대의 의학자들은 이런 견해에서 계발 받아 의학이론을 건립하는 과정에 동정動靜관계에 관한 철학사상을 사용했다. 《내경內經》의 의학이론에서 질병의 전화傳化는 연속성이 있고, 단계성도 있다고 볼 수 있다. 각각의 단계에서 질병은 상대적으로 안정된 질적 상태를 유지하지만, 운동을 멈추지는 않는다. 병세가 일정한 정도까지 진행되면 질병은 이 단계에서 저 단계로 넘어간다. 《내경內經》의 저자는 이런 관점을 철학의 수준으로 완전히 추상하여 서술하지 않았지만, 변증이론에서 생동감 있게 구현했다. 예를 들어 《영추靈樞·백병시생편百病始生篇》에서는 다음과 같이 말한다.

"그러므로 허사가 몸에 침입하면 먼저 피부에서부터 시작하는데, 피부가 느슨하면 주리가 열리게 되고, 주리가 열리면 사기가 모공을 따라 들어오게 됩니다. 몸에 들어오면 깊이 들어가게 되는데, 깊이 들어가게 되면 솜털이 곤두서고, 솜털이 곤두서면 오한을 느끼기 때문에 피부가 아프게 됩니다. 사기가 머물러서 떠나지 않으면 낙맥에 전해져 머물게 됩니다. 사시가 낙맥에 있을 때는 기육이 아프게 되는데, 통증이 때로 그치기도 하는 것은 이미 다른 경맥으로 병이 들어간 것입니다. 사기가 경맥에 있을 때는 오한이 나면서 잘 놀라게 됩니다. 사기가 머물러 떠나지 않으면 수맥輸脈으로 들어가게 되는데, 사기가 수맥에 있을 때는 육경의 기가 모두 통하지 않게 되고, 사기가 사지에 있으면 마디마디가 아프며 허리에 있게 되면 허리가 뻣뻣해집니다. 머물러 떠나지 않으면 충맥에 전해져 머물게 되는데, 몸이 무겁고 온몸이 아프게 됩니다. 계속 머물러 떠나지 않으면 장과 위로 전해져 들어가는데, 이때에는 배에서 꾸르륵꾸르륵 소리가 나고 불러오는데, 찬 기운이 많으면 배에서 소리가 나면서 삭지 않은 설사를 하며 음식이 소화가 되지 않습니다. 열이 많으면 오리똥 같은 설사를 합니다. 그런데도 사기가 머물러 떠나지 않으면 장과 위의 밖으로 전해져 장막腸膜 사이에 머물러 맥에 달라붙습니다. 이것들이 오래 머물러 떠나지 않으면 덩어리가 생깁니다."[是故虛邪之中人也, 始於皮膚, 皮膚緩則腠理開, 開則邪從毛髮入, 入則抵深, 深則毛髮立, 毛髮立則淅然, 故皮膚痛. 留而不去, 則傳舍於絡脈. 在絡之時, 痛於肌肉, 其痛之時息, 大經乃代. 留而不去, 傳舍於經. 在經之時, 洒淅喜驚. 留而不去, 傳舍於俞, 在俞之時, 六經不通, 四肢則肢節痛, 腰脊乃强. 留而不去, 傳舍於伏衝之脈. 在伏衝之時, 體重身痛. 留而不去, 傳舍於腸胃, 在腸胃之時, 賁響腹脹, 多寒則腸鳴飧泄, 食不化, 多熱則溏出麋. 留而不去, 傳舍於腸胃之外, 募原之間, 留着於脈, 稽留而不去, 息而成積.]

《내경內經》은 허사虛邪가 피부, 낙맥絡脈, 경맥經脈, 수혈兪穴, 복충지맥伏衝之脈, 장위腸胃, 모원지간募原之間 등의 몇 단계를 지나 얕은 곳에서 깊은 곳으로 들어가면서 인체를 손상시킨다고 본다. 또한 각 단계에 일정한 시간 동안 연속하여 머물러 유기체에 일정한 증상이 나타나도록 한다고 본다. 만약 병사가 제거되지 않고 머물면 계속 안으로 깊이 들어간다. 병변의 발전과정에서 단계성이 나타나는 것은 인체의 피皮, 맥脈, 육肉, 근筋, 골骨 및 오장육부五臟六腑 등의 조직기관이 구조상 일정한 순서를 가지고 있기 때문이다.

병변의 발전과정에서 뚜렷한 단계성이 나타나면 의사는 증후의 특징에 따라 병변의 서로 다른 단계들을 구분해서 다른 방식으로 치료해야 한다.《내경內經》은 이 사상에 따라 몇 가지 질병의 발전에 대하여 단계별로 변증을 분석했다. 그 중《소문素問·열론熱論》에 나타나는 상한병傷寒病의 전변과정에 대한 서술이 가장 특기할 만하다.

"상한 첫째 날에는 태양경이 사기를 받기 때문에 머리와 목이 아프며 허리가 뻣뻣해집니다. 둘째 날에는 양명경이 받는데, 양명경은 살을 주관하며 그 맥은 코를 끼고 눈에 닿기 때문에 몸에서 열이 나고 눈이 아프며 코가 마릅니다. 셋째 날에는 소양경이 받는데, 소양경은 담을 주관하고 그 맥은 옆구리를 돌아 귀에 연락되기 때문에 가슴과 옆구리가 아프며 귀가 잘 들리지 않습니다. 삼양경이 모두 병들었지만, 아직 장으로 들어가지 않았기 때문에 땀을 내면 나을 수 있습니다. 사일 째에는 태음경이 받는데, 태음경은 위 속에 퍼져 있고 목구멍에 이어지기 때문에 배가 부르면서 목구멍이 마르게 됩니다. 오일 째에는 소음경이 받는데, 소음경은 신을 뚫고 폐에 이어지며 혀뿌리를 얽고 있기 때문에 입이 마르고 혀가 마르면서 갈증이 생깁니다. 육일 째에는 궐음경이 받는데, 궐음맥은 생식기를 돌아 간에 닿기 때문에 가슴이 초조하면서 불러오고 음낭이 오그라듭니다. 삼음경과 삼양경, 그리고 오장육부가 모두 병을 받았기 때문에 영기와 위기가 돌지 않고 오장의 기도 통하지 않게 되어 죽습니다. 음경과 양경 모두 찬 기운에 침범당하지 않은 경우에는 칠일 째 태양경의 사기가 쇠퇴해서 머리 아픈 것이 조금 낫습니다. 팔일 째에는 양명경의 사기가 쇠퇴해서 몸에 열이 나던 것이 조금 낫습니다. 구일 째에는 소양경의 사기가 쇠퇴해서 귀가 막혔던 것이 조금 들리며 십일 째에는 태음경의 사기가 쇠퇴해서 배불렀던 것이 꺼지니 밥 먹을 생각이 듭니다. 십일일 째에는 소음경의 사기가 쇠퇴해서 갈증이 그치고 배부른 것이 없어지며 혀가 마르던 것도 나으면서 재채기가 납니다. 십이일 째에는 궐음경의 사기가 쇠퇴해서 오그라들었던 음낭이 다시 늘어지며 아랫배도 밑으로 내려가 큰 사기가 모두 없어지면서 병이 낫게 됩니다."

[傷寒一日, 巨陽受之, 故頭項痛腰脊强. 二日陽明受之, 陽明主肉, 其脈俠鼻絡於目, 故身熱目疼而鼻乾, 不得臥也. 三日少陽受之, 少陽主膽, 其脈循脇絡於耳, 故胸脇痛而耳聾. 三陽經絡皆受其病, 而未入於藏者, 故可汗而已. 四日太陰受之, 太陰脈布胃中絡於嗌, 故腹滿而嗌乾. 五日少陰受之, 少陰脈貫腎絡於肺, 繫舌本, 故口燥舌乾而渴. 六日厥陰受之, 厥陰脈循陰器而絡於肝, 故煩滿而囊縮. 三陰三陽, 五藏六府皆受病, 榮衛不行, 五藏不通, 則死矣. 其不兩感於寒者, 七日巨陽病衰, 頭痛少愈. 八日陽明病衰, 身熱少愈. 九日少陽病衰, 耳聾微聞. 十日太陰病衰, 腹減如故, 則思飮食. 十一日少陰病衰, 渴止不滿, 舌乾已而嚔. 十二日厥陰病衰, 囊縱小腹微下, 大氣皆去, 病日已矣.]

이는 사람들에게 상한傷寒류의 열병熱病은 즉시 치료하되, 치유되지 않으면 신체의 표층에서 이층裏層으로 전해가며, 이렇게 전해가는 과정은 유기체의 삼음삼양三陰三陽의 6가지 층위에 의해 6개의 단계로 구분되고, 매 단계의 병리표현은 그 층위의 생리기능과 상호 대응해야 함을 가르쳐 준다. 그 치유의 과정도 표표에서 이裏로의 순서를 따라 같은 단계성을 나타낸다.

동한東漢의 장중경張仲景은 바로《소문素問·열론熱論》편을 토대로 새로운 의료경험을 총결하여 육경변증六經辯證의 체계이론을 제시했다. 육경변증六經辯證은 외감外感 질병을 삼양병三陽病과 삼음병三陰病 둘로 나누고 각각을 3가지 증형證型으로 나눈다. 삼양병三陽病은 태양太陽, 양명陽明, 소양少陽 3가지 증후를 포함하며, 대개 발병하기 전에 사기가 왕성하고 정기가 아직 쇠衰하지 않은 상태로 열증熱證, 실증을 많이 볼 수 있다. 삼음병三陰病은 태음太陰, 소음少陰, 궐음厥陰 3가지 증후를 포함하며, 이때 환자의 정기는 쇠감하고 병사는 더욱 깊이 침입하는데, 한증寒證, 허증을 많이 볼 수 있다. 태양경太陽經은 신체의 표표를 책임지고, 병사가 외부에서 침입하면 우선 태양표증太陽表證이 나타난다. 만약 즉시 치유하지 않으면 병변은 태양에서 양명陽明, 소양少陽까지 들어간다. 이 3개의 작은 단계는 점차 심각하게 변화하지만 모두 양증陽證의 범위에 속한다. 만약 병변이 다시 역전逆轉하면 양증陽證에서 음증陰證으로 변하며 점차 태음太陰, 소음少陰, 궐음厥陰의 증상으로 나타난다. 양증陽證에서 음증陰證으로 변하는 것은 2개의 큰 단계 간의 전변으로 비교적 심각하다. 삼양경三陽經은 육부六腑와 서로 이어지고 삼음경三陰經은 오장五臟과 서로 연접하기 때문에, 사실 육경변증六經辯證은 장상경락학설藏象經絡學說의 기초 위에서 오장육부십이경맥외감병의 병변을 개괄한 것이다.

장중경張仲景은 《상한잡병론傷寒雜病論》에 육경六經 증후의 주요한 맥증脈症, 병리변화법칙, 치료방법을 정확하게 기록했는데, 이는 지금까지도 사용된다. 청대清代의 섭천사葉天士, 설생백薛生白, 오국통吳鞠通 등은 온병溫病의 임상경험을 근거로 위기영혈변증衛氣營血辯證과 삼초변증三焦辯證을 제시했는데, 육경변증六經辯證과 마찬가지로 연속성과 단계성이 상호 통일된 철학적 관점을 실현한 것이다.

변증이론이 형성되는 과정에서 음양陰陽, 일一과 다多, 표리表裏, 동정動靜 등 범주의 작용은 서로 고립된 것이 아니다. 그것은 서로 연계된 것이다. 한의학은 이러한 철학범주의 도움을 받아 각종의 증상들 간의 관계, 각종의 증상과 약물 간의 관계에 대한 연구를 통해 인체 전체에서 나타나는 기능변화의 몇 가지 법칙을 발견하고, 일련의 증후를 판별하고 분석하는 방법을 세웠다. 동시에 음양 대립통일의 원리를 근거로 모든 열병을 치료하는 약의 약성은 한寒이고, 한병을 치료하는 약의 약성은 열熱이라는 것을 밝혀냈다. 실증을 치료하는 약은 설泄하는 작용이 있고, 허증을 치료하는 약은 보補하는 작용이 있다. 심병心病을 치료하는 약은 심경心經에 포함시켜야 하며 간병을 치료하는 약은 간경肝經에 포함시켜야 하고 …… 등등, 여러 종류의 약물의 성질과 맛, 포함시키는 경經과 기능을 알 수 있어 치료 효과가 있는 여러 방제方劑를 총결하여 점차 한의학의 약물학과 방제학方劑學을 건립했다. 증후證候의 유형에 대한 분석이 세밀할수록 약물의 선택과 배합도 더욱 정확해지며 질병과 약물의 본질에 대한 인식도 더욱 깊어진다. 장상경락학설藏象經絡学说, 변증론치辨證論治 이론과 약물학설은 깊이 연결되어 있는 통일체임을 알 수 있다.

3

변증은 추상에서 구체에 이르는 인식과정

　변증의 목적은 병사가 인체에 침입한 후 생겨난 전체기능의 병변반응을 이해하는 것이다. 이 인식대상은 복잡하고 다양한 규정을 종합한 통일체이다.

　사진四診법을 이용해 감성적 재료를 충분히 얻은 의사는 결코 한 번에 이 복잡한 인식대상을 설명할 수 없다. 의사는 우선 변증법칙을 근거로 음증과 양증을 구별해야 한다. 《소문素問・음양응상대론陰陽應象大論》에서는 "진찰을 잘 하려면 색을 잘 살피고 맥을 짚어 먼저 음양을 구분해야 한다."[善診者, 察色按脈, 先別陰陽.]고 말한다. 먼저 음양을 판별하는 것은 한의학 변증의 기초이다. 실제로 음양을 판별하는 것은 환자의 전체 기능 병변의 복잡한 대상 가운데서 가장 단순하지만 병변의 기초라고 할 수 있는 요소를 추상해 내는 것이다. 음양은 전체기능 병변의 기초 요소라고 말할 때, 음증陰證과 양증陽證은 '천지의 도[天地之道]'이자 '만물의 시작[萬物之能始]'인 음양과 밀접한 관계가 있지만, 완전히 동일하지는 않다. 그것은 전문적으로 증후를 표시하는 비교적 구체적인 개념이다.

　우리가 음증과 양증을 전체 기능병변의 가장 추상적이고 가장 단순한 관계라고 말하는 것은 음증과 양증은 증후의 가장 일반적인 성질만을 증명하기 때문이다. 바로 증후가 음陰에 속하는지 아니면 양陽에 속하는지를 나타낼 뿐, 그 외에는 다른 어떤 것도 나타내지 않는다. 그러나 여기에는 그 외의 구체적인 관계와 속성이 잠재적으로 포함되어 있다. 더 복잡하고 구체적인 어떤 변증도 음양변증이 더욱 깊이 전개된 것에 불과하다. 변증에서 음증과 양증은 가장 성글면서도 가장 기본적인 개념이다. 음증과 양증은 추상에서 구체라는 연구방법의 시작점으로서 주요한 특징이 있음을 알 수 있다. 음양을 판별하는 것은 변증의 시작이며 또한 구체에 이르는 시작이기도 하다.

음증과 양증을 명확하게 판별하고 나면 한걸음 더 나아가 표리, 한열, 허실을 판별해야 한다. 표리, 한열, 허실의 여섯 가지 개념은 음양개념보다 그 내용이 더 풍부하고 충실하기 때문에, 이러한 인식의 진전은 바로 구체를 향한 상승이다. 만약 음양변증을 상승과정의 첫 단계로 본다면 표리, 한열, 허실 등 육강六綱의 변증과정은 두 번째 단계로 볼 수 있다. 음양변증에서 육강변증六綱辨證은 비교적 작은 한 차례 도약이다. 두 번째 단계에서 의사는 병증의 음양유형 뿐 아니라 병위病位, 병성病性, 병세病勢에 대하여도 대략 알게 된다. 그러나 정확하고 구체적으로 질병을 파악하기 위하여 의사는 더욱 높은 단계의 변증, 즉 기, 혈血, 진津, 액液 변증과 장부변증臟腑辨證을 해야 한다. 《내경內經》 속에는 얼마간의 경락변증과 관련된 재료가 기록되어 있다(《영추靈樞·경맥편經脈篇》, 《소문素問·맥해편脈解篇》 등). 이 단계의 변증은 사유가 구체로 상승하는 세 번째 단계가 된다.

표리, 한열, 허실의 변증은 기혈진액氣血津液, 오장육부五臟六腑와 십이경맥十二經脈에 이르지 않으면 추상적이어서 구체적인 병기병리를 설명할 수 없다. 기혈진액氣血津液과 장부경락변증臟腑經絡辨證은 팔강변증八綱辨證과 비교하면 훨씬 복잡하고 세밀하다. 기혈진액氣血津液, 장부경락臟腑經絡의 생리기능이 파괴된 상황에 근거하고, 더 나아가서 표리, 한열, 허실의 특수성에 대하여 설명하면 병증에 대한 인식은 초보적인 '다양성의 통일'에 이르게 된다. 그래서 두 번째 단계에서 세 번째 단계로 넘어가는 것은 질병을 인식하는 과정에서의 일차적인 중대한 비약이다. 기혈진액변증氣血津液辨證, 장부변증臟腑辨證과 경락변증經絡辨證은 서로 연계되어 있으며 서로 보충하는 관계다. 이 3가지를 비교하면 기혈진액변증氣血津液辨證은 비교적 추상적이고, 장부변증臟腑辨證과 경락변증經絡辨證은 조금 더 구체적이다. 각 장부臟腑는 모두 각자 특수한 생리기능을 지니므로 병변이 생기는 장부가 서로 다르면 증상도 서로 다르지만, 기혈진액氣血津液의 병변은 어느 장부에도 속하지 않고 증상도 기본적으로 동일하기 때문이다.

일반 내과의 여러 병들은 장부변증臟腑辨證으로 치료할 수 있다. 하지만 외감질병은 장부변증臟腑辨證만으로는 부족하다. 외감질병은 장부까지 미칠 뿐만 아니라 표表에서 이裏까지 전변하는 등 더욱 복잡한 특징이 있기 때문이다. 다시 말해 장부변증臟腑辨證은 외감질병의 특수한 본질을 충분히 반영할 수 없다. 그래서 정확하게 외감질병을 파악하려면 장부변증臟腑辨證을 토대로 하되, 더욱 높고 구체적인 인식의 수준으로 올라가야 한다. 이것이 바로 육경변증六經辨證, 위기영혈변증衛氣營血辨證과 삼초변증三焦辨證이다.

이곳에서는 삼초변증三焦辨證을 예로 들어 간단히 설명한다. 삼초변증三焦辨證은 상초上焦, 중초中焦, 하초下焦 3가지 부분을 근거로 습열병사濕熱病邪가 전변하는 단계를 설명하고, 이것으로 증상을 구별한다. 왜 상초上焦, 중초中焦, 하초下焦의 삼초를 분증分證의 경계로 삼을까? 습사濕邪는 중탁重濁하고 음陰에 속하므로 위에서 아래로 전하는 특징이 있고, 삼초三焦는 기화氣化와 수액水液 대사를 주관하기 때문이다. 그러므로 삼초三焦를 분증分證의 경계로 삼으면 습열병濕熱病의 실제상황에 비교적 잘 들어맞는다.

상초上焦에 습열濕熱이 있는 것은 병이 주로 폐肺와 피모皮毛에 있는 것을 나타낸다. 이것은 병의 초기단계로, 수태음폐경手太陰肺經과 수궐음심포경手厥陰心包經에까지 이른다. 중초中焦의 습열濕熱은 주로 비위에 있으며 수곡을 소화시키지 못하는 것과 수습의 운행이 느리고 막히는 등 족양명경足陽明經과 족태음경足

太陰經의 증상으로 나타난다. 병의 중간단계이다. 병이 하초下焦로 들어가는 것은 마지막 단계에 속하는데, 병변은 주로 족소음신경足少陰腎經과 족궐음간경足厥陰肝經에 나타난다. 이때 방광膀胱과 대장은 큰 손상을 받아 진액津液이 마르고, 대소변을 보는 것이 어렵게 된다. 병변이 더욱 심해지거나 치유되는 과정에는 이 세 과정의 증상이 섞여서 나타날 수 있다.

삼초변증三焦辯證과 육경六經, 위기영혈변증衛氣營血辯證은 모두 장부변증臟腑辯證에서 발전한 것이다. 이는 장부경락臟腑經絡과 기혈진액변증氣血津液辨證의 기본내용을 포함하고, 동시에 외감 병사가 얕은 곳에서 깊은 곳으로 침입하는 순서에도 주의를 기울인 것이다. 아울러 이런 각도에서 다른 단계의 특징과 전변관계를 설명한다. 육경변증六經辯證은 주로 풍한외감열병風寒外感熱病을 분석하고 또한 부분적으로 온병溫病도 포함한다. 위기영혈변증衛氣營血辯證은 초기 즉, 사열邪熱이 주증일 때의 습열병濕熱病을 주된 대상으로 한다. 삼초변증三焦辯證은 습열병濕熱病을 겨냥해서 만들어진 것이다. 이 3가지 변증방법은 장부변증臟腑辯證과 비교하면 내용이 더욱 풍부하고 구체적이라는 것을 알 수 있다.

변증론치의 원칙에 따라 의사가 확진한 후 처방을 결정할 때는 환자의 연령, 성별, 체질특징 및 기후조건, 생활환경 등의 구체적인 요소를 고려해서 사람에 따라 약물과 치료방법을 적절하게 섞어 써야 한다.

음양의 판별에서부터 치료원칙을 세우고 처방을 정하기까지 우리는 약간의 사유단계를 거쳤다. 이 단계를 비교하면, 앞 단계의 인식은 폐기되는 것이 아니라 다음 단계의 인식에 흡수된다는 것을 알 수 있다. 뒤로 갈수록 질병 자체의 성질, 관계, 측면에 대한 이해가 더욱 풍부해지고 더욱 전면적이 되어 추상에서 구체로 상승하는 과정을 정확하게 밟는다. 인식의 종점은 더 이상 증상에 대한 난잡한 총합이 아니며, 많은 법칙에서 조리 있게 종합해낸 사유 속의 구체이다. 인식이 구체적일수록 질병의 특수한 본질에 대한 이해는 더욱 깊어지며, 치료원칙을 세우고 처방을 정하는 것에도 더욱 자신이 생긴다. 의술이 숙련된 의사의 사유과정은 앞에 서술한 순서를 엄격하게 따라가기만 하는 것은 아니다. 때로는 뛰어넘을 수도 있다. 그러나 최종적으로 결과를 진단할 때, 그의 사유 속에는 앞에서 말한 몇 단계가 모두 논리적으로 포함되어 있을 것이다.

의사가 개별 환자에 대해 변증을 진행하는 과정은 한의학에서 변증방법이 형성된 과정과 대체로 일치한다. 현존하는 자료에 따르면 신농神農이 온갖 약을 맛봤던 무작위 치료의 시대에 고대인들의 질병 인식은 혼돈의 총체일 뿐이었다. 춘추春秋 시대에 이르러, 진秦나라의 유명한 의사 의화醫和는 육기六氣가 병을 초래한다고 말했다. 그는 이렇게 말했다. "음이 지나치면 한질寒疾이 생기고, 양이 지나치면 열질熱疾이 생기며, 풍이 지나치면 사지의 병[말질末疾]이 생기고, 비가 지나치게 내리면 복질腹疾이 생기고, 어둠이 지나치면 혹질惑疾이 생기고, 밝음이 지나치면 심질心疾이 생긴다."[陰淫寒疾, 陽淫熱疾, 風淫末疾, 雨淫腹疾, 晦淫惑疾, 明淫心疾. /《좌전左傳·소공원년昭公元年》] 이는 당시의 사람들이 이미 음陰, 양陽, 한寒, 열熱 등 몇 가지 서로 다른 증후를 간단히 구분은 하였지만, 그들 사이의 복잡한 연계를 설명하지 못했음을 보여준다.

서한西漢 시대에 이루어진 《내경內經》은 팔강변증八綱辨證의 이론을 완성했으며, 아울러 장부변증臟腑辨證을 위한 토대를 닦았다. 앞에서 말한 바와 같이 육경六經, 위기영혈衛氣營血, 삼초변증三焦辨證은 후세 의학자들이 새로운 역사조건 하에서 제기한 것들이다. 이것은 추상에서 구체를 향한 상승은 인류인식의 보편적인 법칙이라는 것을 거듭해서 증명한다. 뿐만 아니라 변증의 과정은 동시에 어느 정도 질병의 객관적인 발전과정을 반영한다.

한의학의 발병이론에 따르면 어떤 질병이든지 모두 음사陰邪 혹은 양사陽邪로 인해 발생한다. 음사陰邪는 양기를 손상하고 양사陽邪는 음기를 손상한다. 보통 외감질병은 초기에는 피모皮毛에만 손상을 주고, 표열表熱, 표한表寒, 표실表實, 표허表虛의 구분만 있으며 병세가 비교적 단순하다. 병사가 밖에서 속으로 들어가야 점차 경락장부經絡臟腑의 복잡한 증후가 나타난다. 팔강변증八綱辯證에서 장부변증臟腑辯證으로 들어가는 인식의 순서는 질병의 객관적인 발전과 일치하는 것을 볼 수 있다.

이처럼 변증방법은 추상에서 구체를 향한 상승이라는 논리와 서로 부합한다. 이 것은 오랜 세월 동안 이루어진 것이다. 《내경內經》과 그 외의 의학서들은 추상에서 구체로 상승하는 사유법칙과 연구방법을 의식적으로 종합하지 않았고, 그럴 수도 없었다. 이것은 역사 조건이 결정한 것이다. 그러나 이러한 부합은 결코 우연이 아니다. 그것은 한의학이 고대의 변증사유를 이론적 토대로 삼은 것과 직접적인 관계가 있다. 동시에 그것은 변증론치의 이론이 직관의 기초 위에 건립된 것으로 상당히 높은 수준의 과학적 이론체계라는 것을 설명한다.

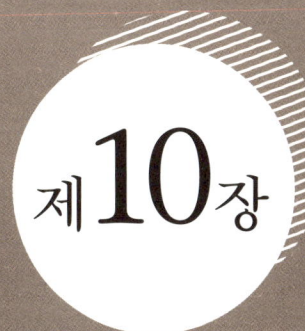

제10장

진단과 인식론

진단診斷은 병의 상태에 관한 경험 자료를 얻는 데서부터 시작한다. 그 후 이성적인 분석이 진행되고, 마지막으로 질병에 관해 판단하고 결론을 도출해 낸다. 이것은 생생한 직관으로부터 추상적인 인식에 이르는 과정이다. 《내경內經》에는 인식론을 집중적으로 설명한 편이 없다. 단지, 의학이론을 말하면서 정확히 진단하는 문제에 관해 약간의 인식론에 관한 내용을 언급했을 뿐이다.

1

병은 본本이고 의사는 표標

의사는 환자의 병을 치료하고, 아울러 이런 기초 위에서 경험을 총괄해서 의학을 발전시켜야 한다. 그러기 위해서는 반드시 먼저 의학 이론과 진료 그리고 환자가 앓고 있는 질병 사이의 문제를 정확히 해결해야 한다. 《내경內經》의 저자는 자연과학자로서 임상실천의 경험을 토대로 다음과 같이 말했다. "병은 근본이고 의사는 표입니다. 표와 본이 조화되지 않으면 사기를 복종시키지 못합니다."[病爲本, 工爲標. 標本不得, 邪氣不服. /《소문素問・탕액요례론湯液醪醴論》], "표본이 조화된 후에야 사기가 복종합니다."[標本已得, 邪氣乃服. /《소문素問・이정변기론移精變氣論》]

대개 '공工'은 의사를 가리키는데, 여기에서는 의학이론, 진료기술, 시치방안施治方案 등을 가리킨다. 《내경內經》에서는 병과 의사의 관계를 본本과 표標의 관계로 본다. 본本은 근본이고, 표標는 가지의 끝이다. 이것은 공에 대해서 환자의 질병이 우선임을 표명한 것이다. 병은 공과는 독립적으로 존재하고, 공으로 인해 바뀌지 않으며 의학지식과 치료방법의 근거가 된다. 공의 탄생과 그 내용은 병에 의거한다. 즉, 공은 병에 대해서 이차적인 것이다. 뿌리는 병에 의해 결정되는 것이다. 때문에 의사의 진단과 치료, 곧 사람들의 질병에 대한 인식과 병의 상태가 서로 부합할 때만 병의 사기邪氣를 극복할 수 있다. 그렇지 않으면 병은 호전되지 않는다. 내경의 이런 관점은 정확하다.

'병은 본本이고 의사는 표標'라는 명제를 철학적으로 분석하면, 병은 객관적인 존재이고 공은 의사가 병을 치료하기 위해 갖춘 주관적인 요소가 된다. 공과 병의 관계라는 문제는 실질적으로는 주관과 객관, 의식과 존재의 문제가 의학의 분야에서 구체적으로 표현된 것이다. 그래서 '병은 근본이고 공은 표'라는 주장은 객관이 주관을 결정하고 존재가 의식을 결정한다는 관점을 함축한다. 이것은 의학영역의 소박한 유물주의의 근본명제다.

《소문素問·이정변기론移精變氣論》에서는 다음과 같이 말한다. "치료에서 가장 중요한 것은 색색과 맥맥을 놓치지 않는 것이니, 그것을 행함에 의혹되지 않는 것은 치료의 큰 원칙입니다. 만약 역순을 거스르고 표본標本이 조화되지 못하면 생명을 잃고 나라도 망합니다."[治之要極, 無失色脈, 用之不惑, 治之大則, 逆從到行, 標本不得, 亡神失國.] 《내경內經》에서는 비단 병과 공은 표본의 관계일 뿐 아니라, 국가를 다스리는 것은 병을 치료하는 것과 마찬가지이므로, 치국의 방법은 반드시 국가의 현실상황과 부합하여야 하며, 그렇지 않으면 실패하거나 심지어 국가가 멸망할 수도 있다고 보는 것을 알 수 있다. 즉, 《내경內經》의 작자가 보기에 '병은 본이고, 의사는 표'라는 원칙은 의술에 적용될 뿐 아니라 다른 영역에도 적용될 정도로 일반적인 의의를 지니는 것이다. 때문에 이것을 《내경內經》에 존재하는 하나의 철학명제로 볼 수 있다. 이 명제와 사람이 객관세계의 규율에 따라야 한다는 사상은 일치한다.

《내경內經》에서는 인체는 복잡하고, 사람은 천지의 사이에서 생활하면서 자신의 주위 환경과 밀접한 관계가 있으므로, 훌륭한 의사가 되기 위해서는 반드시 풍부하고 포괄적인 과학지식을 갖추고 있어야 한다고 본다. 《내경內經》에서는 지식을 천문天文과 지리地理, 인사人事 셋으로 나눈다. 《내경內經》에서는 이렇게 말한다. "무릇 도道는 위로는 천문을 알고 아래로 지리를 알며 가운데로는 인사를 알아야 장구할 수 있다고 한 것은 이를 말한 것이다."[夫道者, 上知天文, 下知地理, 中知人事, 可以長久, 此之謂也. /《소문素問·기교변대론氣交變大論》]

오직 각종의 지식을 갖춘 사람이어야 학술이 제대로 서고, 의도에 통할 수 있다. 그런데 이런 지식은 어디서 유래하는가? 《영추靈樞·역순비수편逆順肥瘦篇》에는 이런 문답이 있다.

"황제가 기백에게 물었다. …… 그대의 도는 응함이 정확하여 치료를 버텨낼 정도로 견고한 병이 없소. 그대가 열심히 익혔기 때문이오, 아니면 사물을 세심히 살펴서 마음으로 깨달은 것이오? 기백이 말했다. 성인聖人의 도는 위로는 천문과 부합하고, 아래로는 지리와 부합하며 가운데로는 인사와 부합합니다. 반드시 명확한 법도를 갖추고서야 도수度數를 일으키고, 일정한 규칙과 법칙을 만든 후에야 전할 수 있습니다."[黃帝問于歧伯曰: …… 夫子之道, 應若失, 而據未有堅然者也. 夫子之問學熟乎, 將審察于物而心生之乎? 歧伯曰: 聖人之爲道者, 上合于天, 下合于地, 中合于人事, 必有明法, 以起度數, 法式檢押, 乃後可傳焉.]

인용문의 대의는 이렇다. 황제가 물었다. 그대가 가르쳐 준 의도醫道에 따라 병을 치료하면 손이 가는 대로 병이 나아서 아무리 단단해도 치유되지 아니함이 없다. 그대의 학문은 스승의 가르침을 숙독하여 얻어진 것인가? 아니면 실제의 사물을 살펴서 자신이 스스로 총괄해낸 것인가? 기백이 답했다. 성인이 과학의 이론을 제정함에는 결코 마음에서 하고자 하는 바를 따르지 않습니다. 반드시 이론과 천지자연, 인간 세상의 사실이 서로 부합하게 하고 실제에 근거하여 규율을 도출해낸 후에 법칙을 끄집어내야 후대에 전할 수 있습니다. 이 문답은 다음의 사상을 포함한다. 즉, 지식은 선인들이 학습해서 얻은 것과 자기가 직접 몸으로 체득한 것의 둘 외에 다른 것이 아니다. 일체의 과학 이론은 모두가 다른 사람이나 자신이 객관사물을 관찰하고 헤아린 기초 위에서 마음으로 생각해서 얻어낸 것이다. 이런 과학 이론은 모두 객관적인 실재와 일치한다. 《내경內經》에서는 지식의 내원來源이라는 문제에서 모든 것이 객관존재의 반영이라는 반영론의 원칙을 견지한다.

춘추전국시대 이래 '명名'과 '실實'의 관계는 줄곧 철학자들이 논쟁해온 문제였다. '명名'은 바로 사람들의 사상 가운데서 형성된 개념, 관념이고, '실實'은 객관적으로 존재하는 사물을 가리킨다. 춘추전국시대에는 사회생활이 크게 변했고, 과학기술과 생산력이 극도로 향상되었다. 때문에 본래 사용하던 수많은 명사의 개념과 새롭게 등장한 상황 사이에 심각한 모순이 발생했다. 진보적인 사상가들은 현실 상황을 중시하여, 변화한 상황을 토대로 명분을 새롭게 정정하여 새로운 개념을 세우자고 주장했다. 그러나 수구적인 철학자들은 명명을 출발점으로 보아, 이미 낡아버린 개념으로 객관적인 사물의 변화와 발전을 제한하려고 했다.[1]

명실名實의 문제에서 《내경內經》은 진보 쪽에 서있었다. '병은 본이고 의사는 표'라는 이론에 비춰보자면, 병病은 실實이고, 실實은 본本이며, 공工은 명名이고, 명名은 표標다. 명名은 마땅히 실實에 속해야 한다. 《소문素問·육절장상론六節藏象論》에서는 다음과 같이 말한다. "기가 합쳐 형形이 되고, 그 변화로 만물의 이름이 붙었다."[氣合而有形, 因變以正名.] 《내경內經》에서 표標는 본本에서 만들어지는 것이고, 명名은 형形이 확정하는 것이다. 일체의 형체를 갖춘 실제 사물은 모두 기가 결합되어 구성된 것이다. 모든 것은 기화氣化과정을 통해 운동하고 변화한다. 그러므로 사람이 인식하고 구성한 개념은 반드시 사물의 운동 변화에 따

---

[1] 명실논쟁을 가리킨다. 명실논쟁은 명과 실 중 어느 쪽을 중시하느냐에 따라 둘로 나눌 수 있다. 공자孔子가 전자라면 순자荀子는 후자에 해당한다. 공자와 순자의 차이는 시대적인 차이(회복을 기대할 수 있는 공자의 시대와 더 이상은 회복을 기대할 수 없는 순자의 시대)로도 설명될 수 있다. - 역자.

라 변화하고 전진하게 된다. '그 변화에 따라 만물의 명칭이 붙었다'는 것은 변화한 사실을 가지고 낙후한 인식을 규정하자고 주장한 것이다. 사상과 개념이 정확한지 아닌지는 사실에 부합하는가에 달려있다.

이러한 이념하에 《내경內經》의 저자는 한편으로는 고대로부터 내려온 의학경전을 중시하는 태도를 지니면서도, 또 의사들이 실제 상황의 변화와 자신의 임상경험을 근거로 대담하게 새것을 창조하라고 요구했다. 《소문素問·시종용론示從容論》에서는 다음과 같이 말했다. "무릇 성인이 병을 치료하는 것은 법도를 준수하고 사물을 끌어다가 유비해서 어둡고 어두운 곳에까지 변화시키고, 스승의 가르침을 따라 실행에 이르는 것인데, 어찌 반드시 기존 법도에 얽매이겠습니까?" [夫聖人之治病, 循法守度, 援物比類, 化之冥冥, 循上及下, 何必守經?] 의사는 이미 형성되어 있는 의학의 법칙을 따르는 동시에 실제로 존재하는 사물을 연구하여 원활하게 사물의 천변만화를 파악해야 하고 [援物比類, 化之冥冥], 스승의 가르침을 중시하되 실제로 연관된 것에 주의하여야 한다 [循上及下]. 기존의 법도를 따를 수 없거나 의경醫經의 어떤 조문이 객관적인 실제와 부합하지 않음을 알게 되면, 곧 실제에서 출발하여 변통變通함으로써 옛날의 의경과는 다른 새로운 결론을 도출해냈으며, 기본의 법도에 구애되지 않았다 [何必守經]. 《내경內經》의 이러한 사상은 비교적 정확하게 계승과 창조적 관계를 해결한 것이다.

《내경內經》에서는 또한 '병은 본이고 의사는 표'라는 관점으로 의학적 발전을 해석해왔다.

《소문素問·탕액요례론湯液醪醴論》에는 다음과 같이 쓰여 있다.

"황제가 말했다. 옛날의 성인은 비록 탕액湯液과 요례醪醴를 만들었으나 실제로는 사용하지 않았는데 이는 왜 그렇소? 기백이 답했다. 예로부터 성인들이 탕액과 요례를 제조한 것은 대비함일 뿐이었으니, 대저 상고시대에 탕액을 만들기는 했으되, 만들어 놓고도 복용하지 않았던 것입니다. 중고시대에 들어서면서 도덕이 점차 쇠미해짐에 따라 사기가 때로 이르렀습니다. 그러나 탕액과 요례를 복용하여 만전을 기할 수 있었습니다. 황제가 말했다. 오늘날의 사람들은 병이 반드시 낫지 않는 것은 어째서요? 기백이 말했다. 오늘날에는 반드시 독약을 조제해서 그 안을 공략하고, 참석鑱石과 쑥뜸으로 밖을 치료해야 합니다."[曰: 上古聖人, 作湯液醪醴, 爲而不用何也? 岐伯曰: 自古聖人之作湯液醪醴者, 以爲備耳, 夫上古作湯液, 故爲而弗服也. 中古之世, 道德稍衰, 邪氣時至, 服之萬全. 帝曰: 今之世不必已何也? 曰: 當今之世, 必齊毒藥攻其中, 鑱石鍼艾治其外也.]

《소문素問・이정변기론移精變氣論》에서는 이 문제에 관하여 진일보한 서술을 남기고 있다.

"고대에는 질병을 치료함에 오로지 축유祝由로써 환자의 정신과 기기를 바꿔 질병을 낫게 했다고 들었소. 그러나 현재에는 약물을 사용하여 내부를 치료하거나 침과 폄석砭石을 사용하여 외부를 치료하는데도 혹은 치유되고 혹은 치유되지 않소. 이는 어찌된 연유요? 기백이 말했다. 고대의 사람들은 짐승들 틈에서 같이 살면서 신체를 움직여 추위를 피하고, 서늘한 음지에서 생활하여 더위를 피했습니다. 마음은 욕심에 얽매이는 일이 없고, 밖으로는 이름을 얻기 위해 몸을 굽히는 일도 없었습니다. 이렇게 편안하고 고요한 환경에서는 외사가 체내로 침입할 수가 없습니다. 그러므로 약물을 사용하여 치료할 필요도 없고 침을 사용하여 치료할 필요도 없었으니, 단지 주문을 외우는 방법으로 환자의 정신을 바꿔 주면 병이 나았습니다. 그러나 오늘날의 사람들은 그렇지 않습니다. 사람들의 마음은 항상 근심으로 가득차고 신체는 손상을 입어 고통스러우며, 더욱이 사시의 변화를 따르지 않고 한서에 옳게 대처함을 거역하고 풍사가 끊임없이 불어와 조석으로 허사가 내부의 오장과 골수를 침입하고, 외부의 공규孔竅와 기부가 손상을 받으니 작은 병에 걸려도 반드시 중병으로 발전하고, 큰 병을 얻으면 반드시 죽게 됩니다. 그러므로 단지 축유祝由만으로는 병을 치료할 수 없는 것입니다."[余問古之治病, 惟其移精變氣, 可祝由而已. 今世治病, 毒藥治其內, 鍼石治其外, 或愈或不愈, 何也? 岐伯對曰: 往古人居禽獸之間, 動作以避寒, 陰居以避暑, 內无眷慕之累, 外無伸宦之形, 此恬憺之世, 邪不能深入也. 故毒藥不能治其內, 鍼石不能治其外, 故可移精祝由而已. 今之世不然, 憂患緣其內, 苦形傷其外, 又失四時之從, 逆寒暑之宜, 賊風數至, 虛邪朝夕, 內至五藏骨髓, 外傷空竅肌膚, 所以小病必甚, 大病必死, 故祝由不能已也.]

《내경內經》은 상고시대의 중요한 의료 방법을 축유祝由라고 본다(이런 종류의 치료 방법은 이미 전해지지 않고, 각 의가의 주석도 다르다. 그러나 여기에는 세밀한 연구가 반드시 필요한 것이 아니다. 요컨대 일종의 간단한 의술로 볼 수 있다). 이와 동시에 '탕액과 요례'도 있다. 이것들은 오곡으로 만든 각종 청주로, 그것으로 질병을 치료할 수 있었다. 의사들은 청주를 준비했지만 사용하지 않았다. 당시는 질병이 간단했기 때문에 단지 축유만 사용해도 충분했기 때문이다. 중고시대에는 질병이 점자 복잡해졌기 때문에 탕액요례가 널리 쓰였다. 오늘날에는 의학이 크게 발전했고, 각종 내복약제와 외용外用의 구침九鍼, 폄석, 뜸 등등이 번다하게 많아졌다. 의학은 왜 이렇게 발전했는가? 《내경內經》의 관점에 따르면 의학은 질병의 발전을 토대로 진보한다. 인류의 질병이 나날이 복잡하고 깊어지는 것에 따라 결정되는 것이다.

상고시대에는 사람들이 무리지어서 동물들과 생활했기에 모두 강건한 체격을 지녔다. 따라서 대개 사기邪氣는 인체 내부에 침입할 수 없었고, 이러한 상황에 적합한 진단치료방법은 극도로 소박한 축유였던 것이다. 중고시대에는 생활조건이 변천하여 욕망이 증가했고, 사람들은 늘 사기의 침입을 받았다. 따라서 축유에 비해 진보한 탕액요례가 주요한 의료수단이 되었다. 그러나 그것들을 복용하기만 하면 병은 모두 나았다. 오늘날에 이르러서는 사회생활이 복잡해졌고, 사람들인 정신과 육체적인 측면에서 과거에 없던 고난을 받기에 이르렀다. 또한 사시四時 한서寒暑의 변화에 적응할 수 없어서 병사病邪가 밖으로는 사람의 공규孔竅와 피부에까지 이르렀고, 안으로는 골수오장에까지 침입하게 되었다. 게다가 인체의 저항력을 아주 많이 감소시켜서 작은 병이 반드시 큰 병으로 변했고, 큰 병은 반드시 사망에 이르러, 탕액요례는 크게 사용되지 않았다. 이것이 축유가 약, 폄석, 침구 등으로 대체된 원인이다.

그러나, 인류 역사에 관한 《내경內經》의 간단한 논술에는 심각한 착각이 포함되어 있다. 예를 들면 사회의 진보로 사람들의 노동조건과 생활조건이 크게 개선되었음을 인정하지 않고, 원시인이 병 때문에 대규모로 사망한 현실을 받아들이지도 않으면서 거꾸로 상고시대를 미화했으며, 의학의 발전이 주로 사회생산력의 결과임을 인식하지 못하고, 인류의 도덕이 역사의 전개에 따라 쇠락해나갔다고 하는 등의 사고방식이 그런 것이다. 그러나 인류사회역사를 발전하는 것으로 보았고, 사회의 진보는 동시에 사람들에게 새로운 고통과 새로운 모순을 안겨주어 사람들의 질병이 나날이 복잡해져서는 치료하기 어렵게 되며, 질병의 발전에 따라 의학도 크게 발전한다는 것은 정확한 지적이다. 이런 생각은 일리가 있다.

2

사진합참四診合參

'표와 본이 서로 맞아야 사기를 극복한다'는 법칙에 따르면 의사는 침이나 약을 쓰기 전에 먼저 병의 상태를 진단해야 한다. 《영추靈樞·구침십이원九鍼十二原》에서는 다음과 같이 말한다. "무릇 침을 쓰고자 하면, 반드시 먼저 진맥을 해야 한다. 맥기의 성쇠를 살핀 후에야 치료할 수 있다."[凡將用鍼, 必先診脈, 視氣之劇易, 乃可以治也.] 우리는 감각이 사람들이 객관 사물을 대하는 인식의 시작이라는 것을 안다. 외부의 객관적인 현상은 시각, 청각, 촉각, 후각, 미각과 같은 인간의 감각 기관을 통해서만 인식할 수 있다. 《내경內經》에는 감각이 인식과정에서 행하는 작용에 관한 일반적인 설명은 없다. 그러나 진단과정에서의 감각의 중요성은 정확하게 지적하고 있다.

《영추靈樞·구침십이원九鍼十二原》에서는 다음과 같이 말한다. "질병을 보지 않고서야 어떻게 그 원인을 알 수 있겠는가?"[未覩其疾, 惡知其原?] 의사가 직접 환자와 접촉해서 몸소 병의 상태를 살펴 일정한 감각 자료를 얻지 못한다면 질병의 근원과 본질을 분명히 알기란 불가능하다. 《소문素問·거통론擧痛論》에서는 "말로 알 수 있고, 보아서 알 수 있으며, 만져서 얻어낼 수 있다."[言而可知, 視而可見, 捫而可得.]고 하여 감각으로부터 시작해야 함을 긍정한다. 환자의 주장을 듣고 신체를 관찰하고 직접 촉진해야 질병에 대한 인식에 도달할 수 있는 것이다. 질병의 정확한 진단을 위해서는 의사의 주관과 객관이 서로 부합해야 한다. 《소문素問·방성쇠론方盛衰論》에서는 다음과 같이 묘사한다.

"그러므로 병을 진찰함에는 일정한 법칙이 있으니, 의사는 말과 행동이 단정하고 신명을 다 바쳐야 하며, 환자를 진찰할 때는 정신을 집중하여 세밀하게 환자의 상하 각부의 정황을 진찰하고 사시 팔절의 사邪를 살펴서 사기가 오장五臟의 어느 부위에 있는지를 판별하며, 맥상脈象의 동정動靜을 살피고 척부尺部를 짚어 활삽滑澁, 한온寒溫을 구별하며 대소변의 변화를 보고 이러한 것들에 병정病情을 결합시켜 질병의 순역을 분석하고 병명을 확정해야 한다. 이렇게 하면 완전하게 병을 진단할 수 있고 일반적인 법칙에 어긋나지 않는다."[是以診有大方, 坐起有常, 出入有行, 以轉神明, 必淸必淨, 上觀下觀, 司八正邪, 別五中部, 按脈動靜, 循尺滑濇, 寒溫之意, 視其大小, 合之病能, 逆從以得, 復知病名, 診可十全, 不失人情.]

이것은 의사가 환자를 진찰할 때는 반드시 단정한 태도를 취하고 정확한 방법으로 병의 상태와 관련 있는 자료를 전반적으로 파악해야 함을 말한 것이다.

《내경內經》의 시대에 한의학 특유의 망진望診, 문진聞診, 문진問診, 절진切診의 기초가 이미 형성되어 있었다. 망문문절望聞問切 사진四診은 의사가 직접 병정病情을 접촉하고 관찰해서 감각경험을 획득하는 정확한 방법이다. 사진을 결합시켜야 병정病情에 관한 전반적인 자료를 얻을 수 있다. 《소문素問·음양응상대론陰陽應象大論》에서는 다음과 같이 말한다.

"진단을 잘하는 의사는 환자의 안색과 윤택의 정도를 관찰하고 맥상을 절맥하여 먼저 질병의 음양 속성을 분별하고, 색택色澤의 선명함과 어두움, 병변의 발생 부위를 알아낸다. 환자가 숨 쉬는 모습을 보고 음성을 들어 아픈 부위를 알며, 사시의 맥상을 살펴서 어떤 장부에 질병이 발생했는지를 알아낸다. 척부와 촌부의 부, 침, 활, 삽 등 맥상의 상이함에 따라 질병이 발생한 원인을 알아내면 치료 시에 착오가 발생하지 않는다. 진찰이 명확하면 치료에 실패하는 일이 없다."[善診者, 察色按脈, 先別陰陽, 審淸濁, 而知部分; 視喘息, 聽音聲, 而知所苦; 觀權衡規矩, 而知病所主. 按尺寸, 觀浮沈滑澁, 而知病所生; 以治無過, 以診則不失矣.]

또 《영추靈樞·사기장부병형편邪氣藏府病形篇》에서는 다음과 같이 말한다.

"듣건대 안색을 관찰하여 병정을 알고, 맥을 짚어서 병정을 파악하며, 물어보고서 병의 소재를 자세히 안다."[聞, 見而知之, 按而得之, 問而極之.]

여기서 말하는 환자의 안색, 움직임, 형상을 관찰하고 촌구맥 및 피부의 척부를 살피며 환자가 내는 소리를 변별하는 것은 망진, 절진, 문진이다. 이 밖에도 의사는 반드시 환자의 병의 상태와 감각을 물어보아야 한다. 이것이 이른바 '물어보고서야 다한다[問而極之]'고 하는 것으로, 문진問診이다.

망진望診에는 오색을 변별하고, 안색, 눈, 혈맥, 혀를 살피고 형태를 보는 등의 수많은 내용이 포함된다. 《내경內經》에서는 인체의 외부로 드러나는 어떤 부위의 안색이 장부 기혈의 성쇠를 바로 반영한다고 여긴다. 내경에서는 임상경험을 근거로 다음과 같이 주장한다. 간은 청색을, 심은 적색을, 비는 황색을, 폐는 백색을, 신은 흑색을 주主한다. 이처럼 안면에 나타나는 다섯 종류의 안색의 상황으로 오장의 한열허실을 판단할 수 있다. 이는 《소문素問·위론痿論》에서 말한 바와 같다.

"폐에 열이 있으면 얼굴색이 하얗다."[肺熱者色白.], "심에 열이 있으면 얼굴색이 빨갛다."[心熱者色赤.], "간에 열이 있으면 얼굴색이 푸르다."[肝熱者色蒼.], "비에 열이 있으면 얼굴색이 노랗다."[脾熱者色黃.], "신에 열이 있으면 얼굴색이 까맣다."[腎熱者色黑.]

이것은 오색과 오장 간에는 분명한 관계가 있다는 것을 나타낸다. 그 밖에도 오색은 주관하는 각각의 병이 있다. "청흑색은 통증이고, 황적색은 열이며, 백색은 한이다."[青黑爲痛, 黃赤爲熱, 白爲寒. /《영추靈樞·오색편五色篇》]

오색을 판별하는 데 가장 중요한 것은 안색이 윤택한가 그렇지 않은가를 변별하는 것이다. 대체로 얼굴색이 빛나고 윤택한 사람은 기혈이 충실하고 잘 살며, 예후가 좋다. 대체로 마르고 어둡고 밝지 않은 사람은 장부의 기가 이미 빠져 나갔고, 병정이 위중하다. 《소문素問·오장생성론五藏生成論》에서는 다음과 같이 말한다.

"얼굴빛이 말라죽은 풀과 같은 청색을 띠거나, 지실과 같은 황색을 띠거나, 그을음이 앉은 것처럼 흑색을 띠거나, 피가 응결된 것 같은 붉은색을 띠거나, 마른 뼈와 같은 백색을 띠는 것은 죽음을 의미하는 오색이다. 물총새의 날개빛과 같이 푸르거나, 닭의 벼슬처럼 붉거나, 게의 배처럼 누르거나, 돼지기름처럼 희거나 까마귀의 날개처럼 검으면 산다. 이것은 오색 중에서 소생을 나타내는 빛이다."[色見青如草玆者死, 黃如枳實者死, 黑如始者死, 赤如衃血者死, 白如枯骨者死, 此五色之見死也. 青如翠羽者生, 赤如雞冠者生, 黃如蟹腹者生, 白如豕膏者生, 黑如烏羽者生, 此五色之見生也.]

앞의 다섯 색과 뒤의 다섯 종류의 색의 근본적인 차이점은 전자는 시들어서 윤택하지 않고, 후자는 윤택하고 빛이 난다는 데 있다.

얼굴의 안색을 살피는 것 외에 《내경內經》에서는 또한 눈동자, 혈맥, 혀 등의 색택과 형상, 그리고 기능을 살필 것도 제안하는데, 이것도 진단의 중요한 방법이다. 《소문素問·경맥별론經脈別論》에서는 다음과 같이 말한다. "사람의 용맹함과 유약함[勇怯] 그리고 골육피부를 보아서 상태를 알아 그로써 진단법을 삼는다."[觀人勇怯骨肉皮膚, 能知其情, 以爲診法也.] 사람의 정신상태, 골격의 대소강약, 기육의 두텁고 마르고 단단하고 무름, 피부의 조밀하고 마르고 윤택함, 그리고 머리, 등, 허리, 무릎 등의 상태는 모두 인체 내부의 각기 다른 장기와 기능의 건강상태를 반영한다.

절진切診은 맥을 잡는 것과 척부를 누르는 것, 흉복부를 진찰하는 등의 항목을 포괄한다. 《내경內經》에서는 혈맥이 "안으로는 장부에 정기를 전하고, 밖으로는 주리를 적신다."[內漑藏府, 外濡腠理. /《영추靈樞·맥도脈度》]고 보기 때문에 신체 상하내외의 건강은 반드시 맥박을 통해서 드러난다고 본다. 의사는 환자의 맥박을 손가락으로 누르고 맥박의 박동에 근거해서 진단을 한다. 절맥의 부위에 관해서 《내경內經》에서는 세 가지 법칙을 제시한다. 첫째는 삼부구후三部九候다. 《소문素問·삼부구후론三部九候論》에서는 다음과 같이 말한다.

"신체에는 삼부가 있고, 각 부에는 삼후三候가 있으니, 이로써 생사를 판단하고 온갖 병을 다스린다."[人有三部, 部有三候, 以決死生, 以處百病.]

"삼부란 무엇을 말하는 것이오? 기백이 답했다. 하부가 있고, 중부가 있고, 상부가 있는데 각 부에는 삼후가 있습니다. 삼후에는 하늘이 있고, 땅이 있고, 사람이 있습니다."[何謂三部? 曰: 有下部, 有中部, 有上部, 部各有三候. 三候者, 有天有地有人也.]

"상부인 천天은 양 이마의 동맥 부위이고, 상부의 지地는 양 뺨의 동맥 부위이며, 상부의 인人은 양쪽 귀 앞에 있는 동맥 부위입니다. 중부의 천은 수태음폐경의 부위이고, 중부의 지는 족소음신경의 부위이며, 중부의 인은 수소음심경의 부위입니다. 하부의 천은 족궐음간경의 부위이고, 하부의 지는 족소음신경의 부위이며, 하부의 인은 족태음비경의 부위입니다. 그러므로 하부의 천에서 간의 징후를 알 수 있고, 하부의 지에서 신의 징후를 알 수 있으며, 하부의 인에서는 비위기의 징후를 알 수 있습니다."[上部天, 兩額之動脈; 上部地, 兩頰之動脈; 上部人, 耳前之動脈. 中部天, 手太陰也; 中部地, 手陽明也; 中部人, 手少陰也. 下部天, 足厥陰也; 下部地, 足少陰也; 下部人, 足太陰也. 故下部之天以候肝, 地以候腎, 人以候脾胃之氣.]

중부는 "천부에서는 폐의 징후를 알 수 있고, 지부에서는 흉중지기의 징후를 알 수 있으며, 인부에서는 심의 징후를 알 수 있습니다."[天以候肺, 地以候胸中之氣,

人以候心.]

상부는 "천天으로 두각頭角의 기를 살피며, 지地로 구치口齒의 기를 살피고, 인人으로는 이목耳目의 기를 살핍니다."[天以候頭角之氣, 地以候口齒之氣, 人以候耳目之氣.]

소위 삼부구후는 얼굴, 양손, 양발의 3개 부분에서 취한다. 순서대로 상, 중, 하부라고 부른다. 각 부에서는 세 곳의 동맥이 뛰는 곳을 취하여 각각 천지인이라고 부른다. 이처럼 의사는 아홉 군데의 동맥처를 잡아서 신체의 각기 다른 부위와 장기의 상태를 측정한다.

두 번째는 인영촌구에서 취한다. 촌구는 맥구脈口 혹은 기구氣口라고도 하는데, 수태음폐경에 속한다. 인영은 목 양쪽의 경동맥이 뛰는 곳에 있는데, 양명경에 속한다. 《영추靈樞·종시편終始篇》에서는 다음과 같이 말한다. "촌구와 인영으로 음양의 유여와 부족, 평형과 불평형을 알 수 있다."[持其脈口人迎, 以知陰陽有餘不足, 平與不平.] 맥구는 음에 속하므로 오장을 측정할 수 있고, 인영은 양에 속하여 육부를 측정할 수 있다. 그래서 《영추靈樞·금복편禁服篇》에서는 다음과 같이 말한다. "촌구는 속을 주하고 인영맥은 밖을 주한다."[寸口主中, 人迎主外.]

세 번째는 오직 촌구에서만 취한다. 《내경內經》에서는 오장육부의 기미는 모두 위胃에서 나오고, 그 변화는 촌구에 나타나기 때문에, 다만 촌구만을 취해서도 오장육부의 병과 불병不病을 알 수 있다고 본다.

척부를 절진하는 진찰방법은 손목에서 팔꿈치 사이의 피부를 만지고 관찰하는 것이다. 《영추靈樞·사기장부병형편邪氣藏府病形篇》에서는 다음과 같이 말한다.

"맥이 급하면 척부의 피부 역시 팽팽하고, 맥이 완만하면 척부의 피부 역시 느슨하며, 맥이 작으면 척부의 피부 역시 왜소하고, 맥이 크면 척부의 피부 역시 돌출하며, 맥이 매끄러우면 척부의 피부 역시 매끄럽고, 맥이 거칠면 척부 역시 거칩니다. 대저 이러한 변화는 명확하지 않을 때도 있고, 명확할 때도 있습니다."[脈急者, 尺

之皮膚亦急. 脈緩者, 尺之皮膚亦緩. 脈小者, 尺之皮膚亦減而少氣. 脈大者, 尺之皮膚亦賁而起. 脈滑者, 尺之皮膚亦滑. 脈濇者, 尺之皮膚亦濇. 凡此變者, 有微有甚.] 이로 인하여 "척부의 완급, 대소, 윤택함과 거침, 기육의 견실함과 연약함을 자세히 살피면 그 병형을 확정할 수 있습니다."[審其尺之緩急小大滑濇, 肉之堅脆, 而病形定矣. /《영추靈樞·논질진척론疾診尺》]

척부를 진찰하는 것 외에 가슴과 배, 사지를 진찰하고, 체표 각 부분의 한열과 무름과 단단함, 눌렀을 때 좋아하는지 싫어하는지도 증후를 변별하는 데 중요한 근거가 된다.

《내경內經》에서는 또한 사람이 내는 소리와 신체의 건강상태 사이에 밀접한 관련이 있다는 것에 주의를 기울여, 음성을 듣는 것을 진단의 한 경로로 확정한다. 예를 들면《소문素問·맥요정미론脈要精微論》에서는 다음과 같이 말한다.

"사기 때문에 중초가 성하여 장기가 그득하고, 기가 승하여 두려움에 상하면 목소리가 방 안에서 말하는 것처럼 되는데, 이것은 중기가 습하기 때문입니다. 목소리가 작으면서 종일토록 이내 말을 거듭하는 것은 정기를 빼앗겼기 때문입니다. 의복을 추슬러 여미지 못하고, 선악을 말함에 친소를 가리지 않는 것은 신명이 착란하여 나타나는 현상입니다."[中盛藏滿, 氣勝傷恐者, 聲如從室中言, 是中氣之濕也. 言而微, 終日乃復言者, 此奪氣也. 衣被不斂, 言語善惡, 不避親疎者, 此神明之亂也.]

이것이《내경內經》에서 말하는 문진聞診이다.

《내경內經》에서는 문진問診을 각별히 중시한다. 왜냐하면 수많은 상황 속에서 환자의 주관적인 느낌과 바람은 망, 문聞, 절진으로는 얻지 못하는 것이지만, 매우 중요한 것이기 때문이다. 예컨대 사회생활과 정신적인 요소가 신체의 건강에 끼치는 영향은 문진問診에 근거하고서야 이해될 수 있다.《소문素問·소오과론疏五過論》에서는 다음과 같이 말한다.

"이별과 사별로 인한 울결 및 근심, 두려움, 기쁨, 노여움 등은 모두 오장을 공허하게 하고 기혈을 흩어지게 합니다."[離絶菀結, 憂恐喜怒, 五藏空虛, 血氣離守.]

이 뜻은 다음과 같다. 생이별이나 사별로 초래되는 슬픔과 고통, 억울함, 그리고 과도한 근심, 두려움, 기쁨, 성냄은 모두 오장의 기혈을 공허하게 하고, 손상을 입혀서 병에 이르게 한다. 그러므로 문진을 통해서야 환자의 심리상태를 파악하고 확실한 진단을 내릴 수 있다.

망문문절 사진의 정신은, 정밀한 측정기구와 화학실험의 방법을 사용할 수 없는 고대라는 조건하에서 일체의 가능한 방법을 모두 찾아내고 충분히 이용하여 의사의 감각 기관과 환자의 겉으로 드러난 외적 징후를 직접 접촉시켜, 환자 병정에 관한 가능한 한 모든 재료를 얻어 분석판단해서 온전히 믿을 만한 근거로 삼는 것이다. 자료가 풍부하면 풍부할수록 진단의 정확성이 더욱 높아지기 때문에 《내경內經》에서는 단지 한 가지 방법으로 진단하면서 다른 진단법을 볼품없다고 방기하는 것을 반대했다. 《소문素問·징사실론徵四失論》에서는 다음과 같이 말한다.

"진찰할 때 질병의 시작이 어떠했는지, 우환과 음식의 실절, 기거의 과도함 혹은 중독되었는지를 묻지 않고 무턱대고 환자의 맥상만 살핀다면 어떻게 병을 진단할 수 있겠습니까? 입에서 나오는 대로 함부로 병명을 정하고 경솔하게 진단하여 스스로 곤경에 처하게 되니, 이것이 치료의 네 가지의 잘못입니다."[診病不問其始, 憂患飮食之失節, 起居之過度, 或傷於毒, 不先言此, 卒持寸口, 何病能中? 妄言作名, 爲粗所窮, 此治之四失也.]

문진問診하지 않고, 병정의 처음과 끝을 이해하지 않고, 환자의 정신 상태와 음식, 기거를 조사하지 아니하고, 황급히 촌구맥의 절진에만 의지해서는 정확히 진단할 수 없다. 《영추靈樞·사기장부병형편邪氣藏府病形篇》에서는 또 다음과 같이 말한다.

"따라서 척부를 잘 관찰하는 자는 촌구의 맥상에 얽매이지 않고, 맥상을 잘 관찰하는 자는 안색에 얽매이지 않습니다. 세 가지(안색顔色, 맥상脈象, 척부尺膚)를 결합하여 치료하는 자를 상공上工이라 하는데 이들 상공은 열에 아홉을 치료합니다. 두 가지를 결합해서 치료하는 이를 중공中工이라고 하는데, 이들은 열에 일곱을 치료합니다. 한 가지 진단법만으로 환자를 치료하는 자를 하공下工이라 하는데, 이들은 열에 여섯 밖에 치료하지 못합니다."[故善調尺者, 不待於寸, 善調脈者, 不待於色, 能參合而行之者, 可以爲上工. 上工十全九. 行二者, 爲中工, 中工十全七. 行一者, 爲下工, 下工十全六.]

척부를 진단하고, 촌구를 절진하고, 색택을 살피는 이러한 3종류의 진단법은 모두가 일정한 독립성이 있다. 다시 말하면 일반적인 상황에서 색, 맥, 척부는 비교적 독자적으로 인체 각 부분의 상황을 반영한다. 다만 3가지를 결합시켜 함께 참조한 의사여야 상공이 되니, 상공의 진단 정확성은 90%에 이른다. 또 그 중에서 두 가지 방법이나 한 가지 방법을 채택한 의사는 중공이나 하공이 되는데, 그들의 정확도는 60~70%밖에 안 된다.

반드시 각종의 진단법을 종합해서 사용해야 하는지 이유를 말할 때《내경內經》에서는 때로 복잡한 질병은 상호 모순적인 징후가 나타나게 되는데, 이때 단순히 하나의 진단법으로 얻은 재료에만 의지해서는 질병의 본질을 정확히 알 수 없음을 지적한다. 그러므로 가능한 한 더욱 많은 진법診法으로 더욱 많은 자료를 얻어야 한다. 이른바 "위에서 얻고 아래에서 얻고, 안에서 얻고 바깥에서 얻어서 결과를 구한다."[取下取, 內取外取, 以求其過. /《소문素問 · 오상정대론五常政大論》]는 것은 환자의 안팎과 상하를 조사하고, 일체의 비정상적인 증후를 찾아내서 서로 대조 비교해야 한다는 것이다. 이것은 정확히 진단하고 오류를 줄이기 위한 기본 전제이다.

《내경內經》에서는 "무릇 진단을 하는 사람은 반드시 처음과 끝을 알아야 한다." [凡診者, 必知終始. /《소문素問 · 소오과론疏五過論》], "반드시 먼저 발병 시의 병과 현재의 병을 정확하게 문진한 후, 각 부의 맥상을 진찰해야 한다."[必審問其所始病, 與今之所方病, 而後各切循其脈. /《소문素問·삼부구후론三部九候論》]고 말한다. 달리 말하자면, 병의 현재 상황 뿐 아니라 그 유래와 전변도 이해해야 함을 말하는 것이다.

《내경內經》에서는 또 다음과 같이 말한다. "무릇 질병을 진단하고자 할 때는 반드시 음식, 거처와 갑작스러운 즐거움, 갑작스러운 고통 또는 슬퍼하다가 기뻐하는 등의 정신적 자극이 있었는지를 물어야 한다."[凡欲診病者, 必問飮食居處, 暴樂暴苦, 始樂後苦. /《소문素問·소오과론疏五過論》] 이는 의사는 신체의 병정을 조사해야 할 뿐 아니라, 환자의 생활환경과 그 변화도 조사해야 하고, 갑자기 크게 즐거워하고 크게 화내거나, 크게 복을 받거나 크게 화를 입는 일이 있었는가도 살펴서 이것을 문진에 있어서 소홀히 할 수 없는 내용으로 보아야 한다는 뜻이다. 전면적이고도 세밀하며 신속하게 환자의 병정의 변화를 파악하고, 아울러 때에 맞춰 치료하기 위해서 특수한 상황에서는 의사는 마땅히 환자와 함께 생활해야 한다. 예컨대《영추靈樞·전광편癲狂篇》에서는 다음과 같이 말한다. "전질癲疾을 치료할 때는 항상 환자와 함께 기거하면서 침을 놓을 자리를 살펴야 한다."[治癲疾者, 常與之居, 察其所當取之處.] 이런 주장은 아주 정확한 것이다.

과학을 연구하기 위해서는, 방도를 찾아서 정확하고 논쟁의 여지가 없는 사실을 근거로 하나의 신뢰할 만한 기초를 세워야 한다. 모름지기 이런 기초가 참된 기초가 되게 하기 위해서는 예외 없이 연구하는 문제와 관련 있는 모든 사실을 파악하여야 하며, 개별적 사례만을 뽑아내서는 안 된다.《내경內經》에서는 비록 이렇게 명확하고 자각적으로 이점을 제시하지는 않았지만, 사진합참四診合參에 관한 사상 속에는 이와 같은 정신이 포함되어 있다.

《내경內經》에서는 전면적일 뿐 아니라 정확하고 또 신체의 실제 건강상태를 정확히 반영해야 하는 진단자료를 얻어야 한다고 본다. 신체는 반드시 음양사시, 풍한노고風寒勞苦, 사회변동의 자극과 영향을 받는다. 때문에 사진을 진행해 가는 중에는 있는 힘을 다해서 간섭요인을 제거해야 한다.《소문素問·맥요정미론脈要精微論》에서는 다음과 같이 말한다.

"진맥은 항상 새벽에 합니다. 새벽에는 음기가 안정되고 양기 역시 흩어지지 않았으며, 아직 음식을 먹지 않아 경맥經脈의 기가 성하지 않고 낙맥絡脈이 조화로워 기혈이 문란하지 않을 때이므로 병이 있는 맥을 알 수 있기 때문입니다."[診法常以平旦, 陰氣未動, 陽氣未散, 飮食未進, 經脈未盛, 絡脈調勻, 氣血未亂, 故乃可診有過之脈.]

왜 진맥은 새벽에 하는 것이 가장 좋은가? 사람이 막 자리에서 일어나서 아직 활동과 노동을 하지 않았기 때문이다. 청淸나라의 장지총張志聰에 따르면, "음은 고요하고 양은 동動한다. 동작이 있으면 곧 고요한 것은 움직이고 움직이는 것은 흩어진다."[陰靜而陽動. 有所動作, 則靜者動而動者散亂矣. /《소문집주素問集注》]고 한다. 새벽에는 신체의 음기가 아직 동하지 않고, 양기도 흩어지지 않는다. 아직 음식을 먹지 않은 상태이므로 경맥과 낙맥은 당연히 항성하거나 쇠약하지 않고, 조화를 이뤄 균형이 잡혀 있으며, 기혈도 정연하여 질서가 있다. 이때 맥박은 인체의 건강 상태를 선명하게 드러낸다. 순리적으로 문진問診을 진행하기 위해서는 환자로 하여금 성확하게 자기의 병통을 설명하도록 해야 한다.

《내경內經》에서는 문진問診 시에는 모름지기 "문과 창을 닫고 신경을 환자에게 두어 그 병정病情을 묻고 그 뜻을 따라야 한다."[閉戶塞牖, 繫之病者, 數問其情, 以從其意. /《소문素問·이정변기론移精變氣論》]고 주장한다. 다시 말하자면, 의사는 환자가 편안하게 여길만한 장소를 찾아 창문을 걸어 잠금으로써 바깥의 혼란을 받지 않아야 한다. 그리고 환자와 가까이 앉아 담화를 나누면서 근심걱정을 없애도록 해야 한다. 또한 의사를 믿고 마음을 기울여 이야기해서 터럭만큼의 숨김이나 꺼리는 바가 없도록 해야 한다. 이처럼 인내하고 세세히 물어야만, 진단에 필요한 일체의 정보를 얻을 수 있다.

절진과 문진에서 응당 시간과 장소를 선택해야 한다는 《내경內經》의 주장은 다음의 내용을 함축한다. 각종의 복잡하고 우연한 요인 때문에 의사가 사진으로 획득한 자료 중에는 병정을 반영하지 못하는 거짓된 요소가 포함되어 있으므로 이런 거짓된 성분을 없애고 객체의 실질적인 모순, 특히 의사가 관심을 기울여서 파악해야 하는 모순이 여실하게 또 직접적으로 드러나게 하기 위해서는 연구의 대상을 특정한 환경이나 특정한 조치하에 두어야 한다(예를 들면 환자의 심적 부담을 없애고, 그가 병의 상태를 정확하게 말하도록 돕는 등의 일이다).

《내경內經》에서는 정확한 진단에는 의사의 주관적 상태도 아주 중요하다고 주장한다. "이런 까닭으로 맥을 진찰하는 데는 도리가 있으니, 반드시 마음을 비우고 안정해야 한다."[是故持脈有道, 虛靜爲保. /《소문素問·맥요정미론脈要精微論》] 의사는 정확하고 숙련되게 사진의 방법을 운용해야 할 뿐 아니라, 진단 시에는 정서적인 안정도 필요하다. 정신은 한결같아야 하고, 갖가지 주관적인 편견을 버려야 한다. "의술이 얕은 의원은 우쭐거리면서 다 안다고 생각하나, 열병熱病이라고 진단한 말을 끝맺기도 전에 한증寒症이 다시 나타난다."[粗工嘻嘻, 以爲可知, 言熱未已, 寒病復始. /《소문素問·지진요대론至眞要大論》], "스승에게 (의술을) 다 전수받지 못하고도 망령되게 잡술을 행하고 황당무계한 설을 진리라고 여기며, 교묘하게 구실을 만들어서 자신의 공을 내세우고 폄석을 멋대로 운용하여 몸에 재앙을 남긴다."[受師不卒, 妄作雜術, 謬言爲道, 更名自功, 妄用砭石, 後遺身咎. /《소문素問·징사실론徵四失論》] 《내경內經》에서는 진실하지 않고 엄숙하지 않으며 경망스러운 태도는 무자비하다고 비판한다.

《내경內經》은 고대의 소박한 대립통일 이론을 근거로, 의사가 진단 과정에서 반드시 사물이 포함한 모순 대립의 쌍방, 곧 정반正反의 두 측면과 그 상호 관계의 토대 위에서 자료를 수집하고 문제를 분석해야 한다고 주장한다. 《소문素問 · 방성쇠론方盛衰論》에서는 다음과 같이 말한다.

"그러므로 성인은 질병을 진단할 때 반드시 음양의 선후를 파악하고, …… 진찰을 통해 얻은 여러 가지 정황을 종합하여 음양의 변화를 밝히고, 오장의 병정을 명확하게 이해하여 그 속에 들어 있는 이치와 허실의 요강을 결합시키고, 다시 여기에 오도五度를 추가하여 결정한다. 반드시 이러한 이치를 알아야 비로소 질병을 진찰할 수 있다. 그러므로 음만을 알고 양을 알지 못하는 진법은 후세에 전해질 수 없으며, 양만 알고 음을 모르면 이는 배운 의도가 깊지 못한 것이다. 좌를 알면서 우를 모르고, 우를 알면서 좌를 모르며, 상上을 알면서 하下를 모르고, 선先을 알면서 후後를 모르는 치료는 오래가지 않는다. 추한 것을 알아야 할 뿐만 아니라 선한 것도 알아야 하고, 병을 알아야 할 뿐만 아니라 병이 아닌 경우도 알아야 하며, 높은 곳을 알아야 할 뿐만 아니라 낮은 곳도 알아야 하고, 앉을 곳을 알아야 할 뿐만 아니라 설 곳도 알아야 하며, 행함을 알아야 할 뿐만 아니라 멈추는 것도 알아야 한다. (이처럼) 운용하는 데 조리가 있어야 진법이 완전하다 할 수 있다."[是以聖人持診之道, 先後陰陽而持之. ……診合微之事, 追陰陽之變, 章五中之情, 其中之論, 取虛實之要, 定五度之事, 知此, 乃足以診. 是以切陰不得陽, 診消亡, 得陽不得陰, 守學不湛. 知左不知右, 知右不知左, 知上不知下, 知先不知後, 故治不久, 知醜知善, 知病知不病, 知高知下, 知坐知起, 知行知止., 用之有紀, 診道乃具.]

고명한 의사는 진맥할 때 맥이 왕래하는 힘의 크기를 주의 깊게 판별하여 맥박의 음양을 파악한다. 진찰해서 얻은 바가 매우 미세하더라도 종합적으로 고찰하여 인체의 내외음양의 변화를 탐구하고, 병세의 허실을 분석해서 오장의 병정을 분명히 안다. 병을 진찰할 때 단지 모순의 한쪽만 파악하고 양쪽을 보지 못하면 진단은 반드시 실패한다. 환자를 관찰할 때에는 선후, 좌우, 상하를 전면적으로 이해해야 한다. 의사는 어느 것이 역증인지 알아야 하고, 어느 것이 순증인지도 알아야 한다. 병이 걸렸을 때의 상태와 병이 없을 때의 상태도 이해해야 한다. 무릇 높고 낮음, 일어나고 앉음, 가고 그치는 것 등의 상호 대립하는 측면도 모두 이와 같다. 이러한 법칙을 이해해야 진단이 적중하게 된다.

순자荀子는 다음과 같이 말했다. "무릇 사람의 근심은 한 부분에 가리어 큰 이치에 어두운 것이다."[凡人之患, 蔽于一曲 而闇于大理.], "고로 가리는 것에 관하여 말하자면, 바라는 것이나 싫어하는 것이 모두 가리는 것이고, 처음과 끝이 모두 가리는 것이며, 멀고 가까움이 모두 가리는 것이고, 넓고 얕음이 모두 가리는 것이며, 오래된 것과 오늘의 것이 모두 가리는 것이다. 무릇 만물은 서로 다름에 가리는 것이 되니 이것이 마음을 쓰는 공연한 걱정이다."[故爲蔽, 欲爲蔽, 惡爲蔽; 始爲蔽, 終爲蔽, 遠爲蔽, 近爲蔽, 博爲蔽, 淺爲蔽, 古爲蔽, 今爲蔽. 凡萬物異則莫不相爲蔽, 此心術之公患也,《순자荀子・해폐解蔽》],《내경內經》의 저자가 지니고 있던 생각과 순자의 사상은 일치한다. 그들은 모두 사람들을 깨우쳐 모순된 한쪽에 가려서 다른 쪽을 잊고 단지 수목만 볼 뿐 삼림을 보지 못하는 일이 없도록 하였다. 순자는 이러한 것이 사람들에게 공통된 해로운 사상이라 보았다.

이런 사상은 정확한 진단과 치료에 중요할 뿐 아니라, 다른 영역의 과학 연구에도 지도와 계발의 의의가 있다.

3

관기명명觀其冥冥 – 그 캄캄함을 본다

사진四診으로 획득한 자료는 분산된 감성인식에 불과하다. 병의 본질을 파악하기 위해서는 의학이론에 따라 이러한 재료를 가공, 정리하고 깊이 생각해야 한다. 그래야 결론에 이를 수 있다. 다시 말하자면, 하나의 온전한 진단과정은 두 단계를 포괄한다. 즉, 병정病情에 관한 감각 자료를 수집하는 단계와 이러한 재료를 종합 분석하여 개념을 형성하고, 판단과 추리를 하는 단계이다. 인식론에서는 감성직관이 이성사유로 상승한다고 말한다. 《내경內經》에서도 이런 인식론의 특성을 초보적으로 이해하고 있었다.

《내경內經》의 저자는 사물의 본질에 대한 인식과 감각 경험은 본질적으로 다르다는 것을 알고 있었다. 《소문素問 · 팔정신명론八正神明論》에서는 다음과 같이 말한다.

"캄캄함을 살핀다는 것은 형기形氣, 영위營衛가 밖으로 드러나지 않으나, 의사가 홀로 그것을 알아 해의 한온寒溫과 달의 허성虛盛, 사시기四時氣의 부침浮沈을 서로 비교, 분석해보고 종합하여 먼저 깨우침을 말한다. 아직 밖으로 형체를 드러나지 않는 까닭에 이르길 '캄캄한 것을 살핀다'고 하는 것이다. …… 이런 이유로 의사는 다르다고 하는 것이다. 그러나 밖으로 형체를 드러내지 않으므로 모두 보지 못하는 것이며, 이를 살핌에 형체가 없고, 이를 맛봄에 맛이 없으므로 '캄캄하여 신과 같다'고 하는 것이다."[觀其冥冥者, 言形氣榮衛之不形於外, 而工獨知之, 以日之寒溫, 月之虛盛, 四時氣之浮沈, 參伍相合而調之, 工常先見之, 然而不形於外. 故曰觀於冥冥焉. 通於無窮者, ……是故工之所以異也, 然而不形見於外, 故俱不能見也. 視之無形, 嘗之無味, 故謂冥冥, 若神髣髴.]

이 이야기의 주된 논지는 의사는 마땅히 일반인과 다른 특수한 능력을 구비하고 있어야 한다는 것이며, 동시에 《내경內經》의 규율과 이성적인 사유에 관한 관점을 반영하고 있다. '캄캄함'은 장부 기혈의 상태 및 그 생리와 병리의 기제를 가리키는 것이다. 이것은 모두 신체 내부에 있으므로 일반인의 인식이 미치지 못한다. 그러나 의사는 신체 밖으로 드러나는 증후를 통해, 즉 '겉으로 드러난 것을 통해 안을 앎'으로써 신체 내부의 상태와 규칙성을 파악한다. 뿐만 아니라 의사는 '사람과 천지가 함께 참여한다[人與天地相參]'는 관계를 근거로 미루어 알 수도 있다. 즉, 일월日月, 사시四時의 변화를 통해 신체 내부의 장부 기혈 운행의 정황을 추론하여 예견하는 바가 있다. 신체 내부의 상황과 규율, 신체와 일월, 사시의 상응관계를 막론하고 모두 직접 볼 수 있는 형상이 아니며, 직접 맛볼 수 있는 방법도 없다. 그러므로 '캄캄하다'고 한 것이다. 의사는 '캄캄'한 것을 능히 투시할 수 있으니, 마치 신령한 기교가 있는 것 같다. 이곳의 '그 캄캄함을 보는' 것은 실제로 본질과 규율을 파악하는 데 쓰이는 추상적 사유와 이성적 인식의 과정이다.

《내경內經》은 이곳에서 비록 의학을 논술하는 정도로 그치고 인식론의 일반원리를 개괄하고 있지는 않지만, 《내경內經》의 저자는 이미 본질과 규율이 사물의 내부관계이며, 현상의 배후에 숨어있으므로 감각을 통해 직접 인식할 수 없음을 어느 정도 알고 있었던 것이다. 의사는 반드시 사진을 통해서 얻은 감성자료를 토대로 참오상합參伍相合해야 '홀로 알 수 있고', '먼저 알 수 있다.' 이른바 '참오상합參伍相合'이라는 것은 감성지식을 가공, 정리하는 것을 말한다. 분석, 종합은 바로 사진과는 다른 별도의 인식과정으로 개념과 판단, 추리의 과정을 이룬다.

《내경內經》에서는 환자의 신체 표면으로 드러나는 현상을 이해하는 데 국한되어 질병의 본질을 파악하지 못하는 것을 '형形'이라 하고, 깊이 들어가서 질병의 본질을 이해하는 인식수준에 이른 것을 '신神'이라고 했다. 이것은 완전히 다른 두 종의 인식수준을 가리킨다. 《내경內經》에는 또 다음과 같이 쓰여 있다.

"그대는 누차 형형과 신신을 말했는데, 도대체 형이란 무엇이며, 또 신이란 무엇이오? 이에 대하여 모두 상세하게 듣고자 하오. 기백이 답했다. 형에 관하여 말씀드리겠습니다. 소위 형이란 외부의 형상입니다. 눈으로 살펴서는 막막하여 환자에게 고통스런 것을 묻고 경맥을 자세하게 살피면 명백하게 볼 수 있으나, 이렇게 살피지 않으면 그 병정病情을 알 수 없기 때문에 형이라고 합니다. 신이란 무엇이오? 신에 대해서 말씀드리겠습니다. 신이란 신묘하여 귀로 들을 수가 없고, 눈으로 볼 수도 없습니다. 마음을 열어 뜻을 밝게 함으로써 확연히 깨달을 수 있지만, 말로는 표현할 수 없는 것입니다. 여러 사람이 함께 보더라도 혼자만이 볼 수 있는데, 조금 전에는 어두워 확연히 혼자에게만 밝아져서 마치 바람에 구름이 걷히는 것과 같으므로 신이라고 합니다."[曰: ……夫子數言形與神, 何謂形? 何謂神? 願卒聞之. 曰: 請言形, 形乎形, 目冥冥, 問其所病, 索之於經, 慧然在前, 按之不得, 不知其情, 故曰形. 帝曰: 何謂神? 岐伯曰: 請言神, 神乎神, 耳不聞, 目明心開, 而志先, 慧然獨悟, 口弗能言, 俱視獨見, 適若昏, 昭然獨明, 若風吹雲, 故曰神. /《소문素問·팔정신명론八正神明論》]

이곳의 이야기는 꽤 번잡스럽지만, 실제로는 앞의 인용문에서 나온 것이다. 취지는 다음과 같다. 의사가 만약 단순히 자기의 감각 기관인 '형형'을 사용해서 환자

신체의 표면현상인 '형'을 인식할 뿐 이성적으로 사유하지 못한다면 양 눈이 가려져 질병의 본질을 파악할 수 없으므로 '형으로 형을 접하는 데 그치므로, 눈으로 살펴서는 막막하다[形乎形目冥冥]'고 한 것이다. 환자의 신체는 본래 매우 명확한데, 의학 이론을 토대로 획득한 감각자료에 대해 이성적인 분석을 통해 깊은 이해에 도달하지 못하기 때문에 비록 문진問診하여 약간의 자료를 얻고, 손가락으로 눌러서 맥박의 박동을 안다고 해도 기혈장부의 내재 관계를 알 수 없어 병의 근원을 파악하지 못한다. 이런 인식은 겨우 환자의 신체 표면에 대한 이해에 한정되므로《내경內經》에서는 '형'으로 개괄한 것이다.

《내경內經》에서는 질병의 본질 및 그 생리, 병리에 관한 법칙인 '신神'의 파악은 추상 사유인 '신'에 의거하는 것으로, 귀로 들을 수 없다고 본다. 법칙과 본질은 들어서는 알 수 없고, 또 보아서도 알 수 없기 때문이다. 그러므로 '신을 신으로 접함에 귀로는 듣지 못한다'고 한 것이다. 이처럼 의학 이론을 토대로 이성적으로 사고하는 의사는 사진으로 획득한 감성 자료를 종합하여 질병의 본질과 그 변화의 법칙을 인식한다. 그리고 이것들을 근거로 예견한다. 이때 마음은 세찬 바람이 불어 먹구름을 불어 날려서 어둡고 혼미한 것을 광명한 것으로 바꾸는 것과 같이 활연히 밝아진다.《내경內經》의 작자가 보기에 이러한 종류의 사고는 아주 오묘해서 말로 명확하게 풀어내기 어렵다. 그 때문에 의사는 마치 아주 밝은 눈을 가져 다른 이들이 보지 못하는 것을 발견할 수 있는 것처럼 보인다. 그러므로 이런 이성 인식을 신이라고 한다.

이 단락의 대화로부터《내경內經》이 추상 사유를 무척 중시했다는 것을 알 수 있다.《내경內經》에서는 사진으로 얻은 감각재료가 있다고 해도 진단의 목적에 도달한 것이 아니므로 반드시 추상적인 사유의 작용을 거쳐야 한다고 인식했다. 사진의 기초 위에서 정확한 사고를 진행해야 질병의 본질과 법칙을 깨우칠 수 있는 것이다. 이 점에 도달하면 "하나로 백을 알고 얕은 것으로 깊은 것을 알며 가까운 것을 살펴 먼 것을 안다고 할 수 있고"[可以言一而知百也. 以淺而知深, 察近而知遠 /《소문素問 · 표본병전標本病傳》], "무궁한 것에 통하고 끝없는 것을 궁구할 수 있 다."[通於無窮, 究於無極也. /《소문素問 · 기교변대론氣交變大論》] 이것이 바로 이성인식인 신을 획득하는 것이 '마치 바람에 구름이 걷히는 것과 같은' 느낌을 지 니게 되는 원인이다.

《내경內經》은 추상사유의 기관은 심장이라고 여긴다. '심장이 열리면 지志가 앞 선다.[心開而志先]' 심장이 기능하면, 판단하고 추리할 수 있다. 《영추靈樞 · 본신 편本神篇》에서는 다음과 같이 말한다.

"사물에 임하는 것을 심心이라 하고, 심 속에 기억하고 남겨 두는 것을 의意라 하 며, 의를 오랫동안 지니고 있는 것을 지志라 하고, 지를 근거로 사물의 변화를 관찰 하는 것을 사思라 하며, 사를 근거로 멀리 생각하는 것을 려慮라 하고, 려를 근거로 사물을 처리하는 것을 지智라고 한다."[所以任物者謂之心. 心有所憶, 謂之意. 意 之所存謂之志. 因志而存變謂之思. 因思而遠慕謂之慮. 因慮而處物謂之智.]

먼저 외부의 사물을 인식하는 것이 심장의 기능이다. '사물에 임함'은 외계 사물 과의 접촉을 통해 사물을 인식하는 것이다. "사물을 관찰하여 마음속에 생겨난 것 이다."[將審察于物而心生之. /《영추靈樞 · 역순비수逆順肥瘦》]라는 말로부터 심 장의 사려는 주관적으로 생겨난 것이 아니고, 외부 사물의 반영임을 알 수 있다. 이 단락의 말은 사려 활동의 형식과 등급 및 그 의미에 대해 분석한 것이다. 감관이 외 계 사물과의 접촉을 통해 수많은 인상을 이룸에 이런 인상은 마음속에서 기억과 비 교, 참고를 통해 '의意'라는 모종의 사려를 만들어낸다. 이런 종류의 사려는 마음속 에서 반드시 실현되어야 하는 결심으로 변한다. 그것을 '지志'라고 부른다. 이러한 하나의 뜻에 도달하기 위해 진행되는 사고를 '사思'라고 부른다. 사고 작용을 통해 서 이로 말미암아 저기에 이르고 가까운 것에서 말미암아 먼 곳에 이르게 되는 것 을 일러서 '려慮'라고 한다. 사고와 사려의 과정을 통해 사물을 처리할 수 있는 방법을 찾아내어 행동 계획을 만들어내는 것을 일러 '지智'라고 한다. 《내경內經》에서는 의意, 지志, 사思, 려慮, 지智가 사고활동의 다섯 단계로, 앞의 한 단계는 뒷단계의 기초가 된다. 최고의 인식은 행동을 이끌 수 있는 지식이다. 감각으로부터 사려에 이르기까지, 사려로부터 지혜에 이르기까지 '사물에 임함'이라는 목적은 '사물을 처리함'에 있다. 달리 말하자면, 앎은 행동하기 위함이다.

의학의 관점으로 보면 인식의 목적은 응용을 위한 것이고, 진단의 목적은 치료를 위한 것이다. 이것은 매우 자연스러운 것이다. 《내경內經》에서는 의학을 학습하는 방법은 결코 어렵지 않고, 어려운 것은 구체적인 응용이라고 여긴다. 내경에서는 이렇게 말한다. "소침의 요체는 (말로) 진술하기는 쉬우나 (기술상으로 깊은 경지에) 들어가기는 어렵습니다."[小鍼之要, 易陳而難. /《영추靈樞·구침십이원九鍼十二原》], "이른바 펼치기 쉬움이란 말하기 쉽다는 것이고 들어가기 어려움이란 침자의 이치를 사람들에게 명확하게 드러내어 이해시키기 어렵다는 것입니다."[所謂易陳者, 易言也. 難入者, 難著于人也. /《영추靈樞·소침해小鍼解》] 침자의 이치를 말하기는 쉽다. 그러나 참으로 중요한 것, 즉 침을 써서 환자를 치료하는 것은 쉽지 않다. "암송하기는 하나 능히 이해하지 못하고, 이해하기는 하나 능히 분별하지는 못하고, 분별하기는 하나 능히 밝히지는 못하고, 밝히기는 하나 능히 응용하지는 못합니다."[通而頗能解, 解而未能別, 別而未能明, 明而未能彰. /《소문素問·저지교론著至敎論》] 즉, 일반인이 의학을 공부해서 의학 이론을 암송하고 이해하는 것은 비교적 빨리 달성할 수 있다. 그러나 일단 임상에 이르면, 환자가 어떤 증후를 앓고 있는지 분명하게 판단할 수 없다. 증후를 판단한 경우에도 병의 발전 과정과 메커니즘을 설명할 수 없다. 설령 '구별'과 '설명'이 모두 이루어졌다 할지

라도, 치료에 착수해서 현저한 효과를 얻지 못한다. 여기서 한 가지 가치 있는 사상이 드러난다. 실제의 응용은 얕은 데서 깊은 곳으로 들어가는 것이고, 저급에서 고급에 도달하는 것이며, 조각에서 전면으로 나아가는 과정이다.

'사물을 처리함'은 인식의 목적이며, 동시에 인식의 정확함의 여부에 대한 검증이다.《내경內經》에서는 이미 진리의 표준 문제에 대해 언급했다.《소문素問·거통론擧痛論》에서는 다음과 같이 말한다. "천도를 잘 말하는 자는 반드시 사람에게 징험함이 있고, 옛것을 잘 말하는 자는 반드시 현재에 부합함이 있다."[善言天者, 必有驗於人; 善言古者, 必有合於今.] 이 말의 뜻은 자연과 역사에 관한 지식은 모두 반드시 현실의 봉사에 쓰여야 하는 것이며, 아울러 현재의 검증에 맞아야 정확하며 유용한 것이라는 점이다.《내경內經》에서는 '상공上工은 열 중 아홉을 고치고, 중공中工은 열 중 일곱을 고치며, 하공下工은 열 중 여섯을 고친다'고 하였으니, 의료 효과에 근거하여 의술의 고저를 평가해야 함을 주장한 것이다. 실제의 응용을 중시함을 표현함과 동시에 그 실천 결과로 인식의 정확여부를 검증해야 한다는 생각을 함축하고 있다.

정리해서 말하자면,《내경內經》에서는 체계적으로 인류의 인식 과정을 개괄하지는 않았다.《내경內經》에서는 단지 인식 과정에서 얼마간의 중요한 측면을 언급했고, 여기에 더해서 의학의 원리를 주로 탐구했다. 그러므로 이러한 방면에 대해서 충분히 논술하지 못했으며, 인식론이라는 전문적인 개념을 이루지도 못했다. 그러나 병과 의사의 관계에 관한 논술은 소박한 인식론의 원칙을 간단히 구현했다. 전변적이면서도 정확하게 감성 자료의 사상을 장악하는 측면에서도 마찬가지로 단지 약간의 구체적인 문제의 서술로 구현되었을 뿐이요, 추상화하여 인식론의 일반이론을 형성하지는 못했다.《내경內經》은 감성 인식과 이성 인식의 차이에 관해서는 어느 정도 인식하고 있었지만, 체험의 묘사에 편중되어 이론적인 측면에서 개괄하지는 못했다.

《내경內經》 중의 '형형'과 '신신', 이 두 개념은 아주 거칠고, 그것이 표현하는 의미도 상당히 많다. 그러므로 비록 일정한 관계가 있다고 하더라도, 확실히 혼동해서 오해를 초래할 수 있다. 개념의 내포가 거친 것은 고대의 소박한 철학과 과학의 공통적인 결점이다. 인류 인식이 발전함에 따라 개념의 함의는 점차 정확해지고 전문화하기 시작했다. 《내경內經》의 인식론 속에는 또한 해로운 요소가 있다. 예컨대 《소문素問·육원정기대론六元正紀大論》에서는 다음과 같이 말한다. "신이 비록 영민하지는 못하오나 청컨대 그 도를 말씀드려, 끝내 존치시키고 오래도록 바뀌지 않도록 하겠습니다."[臣雖不敏, 請陳其道, 令終不滅, 久而不易.] 《내경內經》의 저자는 그들의 의학지식은 완전한 진리이고, 마땅히 영원토록 계속해서 보존하여야 하며, 바꾸면 안 된다고 보았다. 이런 관념은 인식의 발전 법칙에 부합하지 않는 착각이다.

　《내경內經》은 의학의 교육과 전파를 매우 중시하여 여러 가지 좋은 의견을 말했다. 《영추靈樞·병전편病傳篇》에서는 다음과 같이 말한다. "신신이 생기는 이치를 죽백竹帛에 써야 하며, 자기의 자손에게만 전해서는 안 됩니다."[生神之理, 可著于竹帛, 不可傳于子孫.] 의학은 인류의 보배로운 재산이므로 마땅히 인류를 쓰여야 하고, 개인적으로 집안의 비방으로 전수해서 독점하거나 자신의 사유물로 삼아서는 안 된다고 보았다. 이것은 의료 영업에는 불리하지만, 당시에는 매우 진보적인 사상이었다. 《내경內經》에서는 또한 강조한다. "바른 사람을 얻고도 가르치지 아니하면 이를 일러 도를 잃음이라고 하고, 바른 사람이 아닌데도 전해주면 하늘의 보물을 함부로 누설함이라 합니다."[得其人不敎, 是謂失道, 傳非其人, 慢泄天寶.], "각각에 적합한 사람을 만나 그의 능력에 맡김에 그 일을 분명하게 할 수 있습니다."[各得其人, 任之其能, 故能明其事.] 학생의 장점을 근거로 그들에게 서로 다른 의술을 지도하여 의술을 배우기에 적절하지 않은 사람에게 전하지 않을 수 없음을 주장한 것이다. 이와 같이 재질에 따라 가르친다는 생각에는 취할 바가 있다.

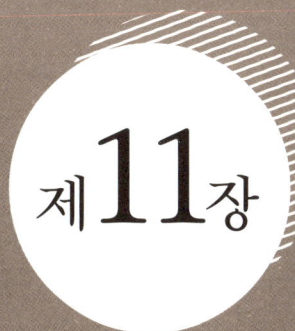

제11장

치료원칙과 변증법

《내경內經》에서 총괄한 치료법칙은 선진先秦시대와 양한兩漢시대 이후 소박한 변증법의 핵심들을 생동감 있게 나타낸다. 이는 실천영역에서 행해진 고대 변증법의 성공적인 운용이다.

1

표標와 본本을 분별하고 완緩과 급急을 나누기

어떤 질병이든 모두 여러 관계, 요소, 측면으로 이루어진 복잡한 통일체이다. 이런 복잡한 상대를 마주하여 그것을 제거하려면 어디서 시작할 것인가? 《내경內經》에서는 치료방법과 조치를 정하기 전에 반드시 질병의 표標와 본本을 분석해야 한다고 한다. 표와 본은 고대의 소박한 변증법의 짝이 되는 범주로, 진단학의 인식론을 논할 때 이미 본 적이 있다. '본'은 근원이고 '표'는 지엽적인 기술이다. 고대인들은 어떤 비교적 복잡한 사물의 계열 중에도 모두 결정적 작용이라는 측면과 결정되고 파생된 측면이 있다고 여겼다. 전자는 주主이고 후자는 종從이며, 전자는 근원이고 후자는 말단이다. 이로써 근원과 지엽은 하나의 상당히 추상화된 다양한 유형의 관계를 간단하게 개괄할 수 있는 한 쌍의 범주임을 알 수 있다.

《내경內經》에는 "병은 근본(본)이고 치료는 지엽(표)이다."[病爲本, 工爲標.]라는 말이 있다. 이는 병病과 의醫 가운데 병은 결정적인 요소이고, 치료는 병에서 파생되어 나온 부차적인 것이라는 뜻이다. 질병 자체에도 본과 표의 구분이 있다. 《내경內經》에서는 "병에는 지엽과 근본이 있다. ……지엽과 근본을 아는 이는 행농이 모두 타당하나, 근본과 지엽을 모르면 함부로 행동한다."[病有標本…… 知標本者, 萬擧萬當, 不知標本, 是謂妄行. /《소문素問·표본병전標本病傳》]고 한다.

《내경內經》의 저자는 병의 근본과 지엽의 분석을 아주 중요시하여, 근본과 지엽을 정확하게 구분하고 처리하는 것을 질병 치료여부의 중요한 관건이라고 여겼다. 그럼 병의 근본과 지엽이란 무엇인가? 장개빈張介賓은《내경內經》의 근본과 지엽 개념에 대한 운용을 토대로 이렇게 해석했다. "병에서 먼저 얻은 것이 근본이고, 나중에 변한 것이 지엽이다. 근본에서 나온 것은 병의 근원을 말하고, 지엽에서 나온 것은 눈앞에 다양하게 변화하는 것을 말한다."[病之先受者爲本, 病之后變者爲標. 生于本者, 言受病之原根. 生于標者, 言目前之多變也. /《유경류경類經·십권十卷 표본류삼標本類三》] 소위 '병의 근원'이란 발병의 근원으로 본원이고, '눈앞에 다양하게 변화하는 것'이란 발병의 본원에서 생겨난 증상 및 이를 토대로 다시 파생된 새로운 병이다.

   앞의 설명에서 병의 근본과 지엽의 문제는 병의 본질과 현상, 원인과 결과, 원생原生과 파생派生 등 여러 측면의 모순관계를 나타냄을 알 수 있다. 일반적으로 병의 본질, 원인과 원생의 질환은 근본이고, 병의 현상, 병인으로 인한 결과 및 이로부터 파생된 병의 증세는 지엽이다. 질병의 근본과 지엽을 분석하는 목적은 치료의 정확한 방향을 제시하고 치료절차를 합리적으로 진행하기 위함이다.

   객관 세계가 나타내는 현상은 복잡하게 뒤섞여 있지만, 현상의 깊숙한 곳에는 비교적 안정된 것, 즉 본질이 숨어있다. 현상은 본질로 말미암아 결정되고, 본질은 다시 현상을 통하여 다양한 측면에서 나타난다. 물론 현상은 시시각각 본질을 나타내지만 현상이 곧 본질인 것은 아니다. 본질과 현상은 연관성도 있지만 차이도 있다. 그 이유는 동일한 본질이더라도 항상 다양한 현상으로 나타나고, 각각의 현상은 본질의 어느 한 측면을 나타낼 뿐이기 때문이다.

현상은 우리의 감각기관으로 직접 감지할 수 있으나, 본질은 사고를 거쳐야만 파악이 가능하고 단지 육체적인 감각기관만으로 직접 얻을 수는 없다. 만일 사물의 표현방식과 사물의 본질이 직접 하나로 합쳐진다면 모든 과학은 군더더기가 될 것이다. 즉, 반드시 현상에 대하여 비교, 분석, 추상을 거쳐야만 본질을 알 수 있다. 이로부터 사물의 본질을 파악하는 것은 아주 어려운 인식과정임을 알 수 있다. 하지만 인식이 본질에 도달하여야만 비로소 현상을 깊이 이해할 수 있으며, 그제야 실제 제기된 문제를 해결할 수 있다.

객관 세계의 보편적인 연관 속에는 본질과 현상 외에도 원인과 결과의 연관이 있다. 원인은 일정한 결과를 가져오는 사물을 가리키고 결과는 원인의 작용으로 말미암아 생긴 것을 말한다. 인과관계의 특징은 원인이 먼저, 결과는 나중이라는 것과 양자 사이의 연관에는 필연성이 있다는 것이다. 객관 사물의 인과관계를 발견하는 것은 세상을 바꾸는 필수적인 조건이다. 예를 들면 의료업무 중 병인과 병증의 인과관계를 파악해야만 정확한 진단이 가능하고, 질병 해소 및 예방법을 찾아낼 수 있고 실제에 맞는 예후를 알 수 있다.

근본과 지엽이라는 범주의 제기는 《내경內經》의 저자가 이미 아주 높은 수준에서 본질과 현상, 원인과 결과의 관계를 인식하고, 사물의 본질을 파악하여 사물 인과관계의 중요한 의의를 드러내었음을 알린다. 《소문素問·지진요대론至眞要大論》에서는 다음과 같이 말한다.

"서투른 의사가 기뻐하며 알 수 있다고 하나, 열熱이라는 말이 끝나기도 전에 한병寒病이 다시 시작하니, 감촉되어 받은 사기는 같으나 병의 형증은 다르고, 진찰함에 헷갈리고 원칙을 어지럽힌다는 것은 이를 말한다. 무릇 근본과 지엽의 원칙은 간단하면서고 광범위하고, 작지만 크며, 하나를 말함에 온갖 병의 해害를 알 수 있다. 근본과 지엽을 말하기는 쉬우나 손상시켜서는 안 되고, 근본과 지엽을 살펴야 기를 조화롭게 할 수 있다."[粗工嘻嘻, 以爲可知, 言熱未已, 寒病復始, 同氣異

形, 迷診亂經, 此之謂也. 夫標本之道, 要而博, 小而大, 可以言一而知百病之害, 言標與本, 易而勿損, 察本與標, 氣可令調.]

 한寒과 열熱의 증상은 신체 표면에 나타나는 현상이지 질병의 본질은 아니다. 질병의 본질을 파악하지 못하면 의사는 다양하게 변화하는 현상으로 판단력을 잃고 우왕좌왕하여 진정으로 질병을 제거할 수 있는 방법을 내놓지 못하게 된다. 근본과 지엽의 도리를 제기하는 것은 의사가 질병의 표면 현상에만 머물지 않고, 자각적으로 증상을 관찰하여 질병의 본질을 알아내고 질병의 원인을 찾아내도록 이끌기 위한 것이다. 이것에 도달했다면 변화무쌍한 증상을 자기 손안에 파악해서 환자의 질병도 철저하게 치료할 수 있다.

 질병의 본질을 탐구하는 과정에서 《내경內經》은 증상의 다양한 변화에 눈길을 돌렸고, 또한 특별히 비교적 가벼운 질병의 증상과 그 병의 본성은 일치함을 지적했다. 예를 들면 뜨거운 병은 뜨거운 현상이 나타나고, 차가운 병은 찬 현상이 나타난다. 하지만 병세가 심각해지면 증상은 종종 병의 본성과 상반되는데, 뜨거운 병은 도리어 차가운 현상이 나타나고, 차가운 병은 반대로 뜨거운 현상이 나타난다. 또한 일부 환자는 근본적으로 허하나 밖으로는 막혀 있고, 내면은 막혀 있으나 설사가 멈추지 않으니 이런 것이 위의 상황에 속한다. 여기에서 《내경內經》의 저자는 실제로 가상의 존재를 인식하고 체험했다. 《소문素問·지진요대론至眞要大論》에는 이렇게 적혀 있다.

 "맥은 병과 부합하지만, 병이 (본래의 병과 달리) 상반하는 경우는 진맥을 어떻게 하오?

 맥은 병증과 부합하지만, 누르면 뛰지 아니하는 것으로 모든 양병陽病이 다 그러합니다.

모든 음증에서 맥이 병과 상반되는 경우에는 맥상이 어떠하오?

맥은 병증과 부합하지만 누르면 고동이 심하면서 힘이 있습니다."[曰: 脈從而病反者, 其診何如? 曰: 脈至而從, 按之不鼓, 諸陽皆然. 曰: 諸陰之反, 其脈何如? 曰: 脈至而從, 按之鼓甚而盛也.]

이 글의 뜻은 다음과 같다. 가끔 환자가 양성인 증세를 보이는데 맥이 빠르고 넓고 크고 매끄러워 양성의 질병인 듯하나, 맥을 짚어보면 맥이 고동치지 않고 힘이 없다. 이로부터 병은 참된 양陽이 아니라 실제로는 내부에 음陰이 강하고, 외부로만 양의 현상을 보이는 가양진음假陽眞陰의 증상임을 알 수 있다. 반대로 환자가 음성인 증세를 보이는 경우에는 맥이 가늘지만 짚어보면 고동이 힘찬데, 이는 진음眞陰이 아니라 실제로는 내부에 양이 왕성한데 외부로만 음의 현상을 보이는 가음진양假陰眞陽의 증상인 경우이다.《내경內經》의 저자는 증상의 진위를 구별함으로써 질병의 현상과 본질은 때로 일치하지 않으므로 각별히 조심해야 함을 알았던 것이다.

하지만 가상과 본질의 불일치는 절대적인 것이 아니어서 가상 속에서 본질의 존재를 구별할 수 있다. 여기에서 맥의 상태가 고동치거나 고동치지 않거나, 힘이 있거나 힘이 없는 것 등은 진가음양眞假陰陽을 감별하는 중요한 근거이며, 또한 가음가양假陰假陽의 출현은 대개 병세가 이미 아주 심각함을 말해준다. 그러므로 가상假象도 결국은 본질의 표현이다.《내경內經》의 저자는 철학적인 관점에서 가상과 본질의 관계를 정확하게 말하지 않았으나, 그들은 변증의 실제과정에서 이미 이 이치를 어느 정도 느끼고 있었다.

증상의 근본과 지엽의 분석을 근거로《내경內經》의 저자는 치료원칙에서 가장 중요한 조목은 "병을 치료함에 반드시 근본을 추구하는 것"[治病必求於本 /《소문素問 · 음양응상대론陰陽應象大論》]이라고 한다. 즉, 병을 치료하려면 반드시 병의 원인과 본질을 파악해야 한다. 이 원칙은 중국의학 발전에 아주 큰 영향을 미쳤다. 인식론의 관점에서 보자면 '병을 치료하려면 근본을 추구해야 함'이라는 말은 치료활동의 근본원칙일뿐더러 모든 실제 문제를 해결하는 근본원칙이기도 하다.

병마는 인체 속에 만연하면 옮겨 다니므로 일단 질병이 생기면 증상과 병변은 종종 한곳에 한정되지 않는다. 근본과 지엽을 구분하기 위해서는 일련의 병변 중 어느 것이 원생原生이고 어느 것이 파생派生인지를 구분해야 한다. 원생과 파생의 관계는 마치 나무뿌리와 잎처럼 '결정'과 '결정 당함'의 관계를 나타낸다.

'병을 치료하려면 반드시 근본을 추구하는' 정신에 따라 병을 마주하면 일반적인 정황하에서 마땅히 근본을 집중 치료해야 하니, 즉 병환을 일으키는 결정적인 요소를 제거하는 것이다. 원생의 근원적인 병을 한번 제거하면, 파생된 지엽적인 병도 쉽게 낫는다. 예를 들어《소문素問·표본병전론標本病傳論》에서는 다음과 같이 말한다. "먼저 병이 생기고 나중에 기혈이 역류하면 근본을 치료하고, 먼저 기혈이 역류하고 나중에 병이 생기면 근본을 치료하며, 먼저 몸이 차고 나중에 병이 생기면 근본을 치료하고, 먼저 병이 생기고 나중에 몸이 차면 근본을 치료하고, 먼저 몸이 뜨겁고 나중에 병이 생기면 근본을 치료한다."[先病而後逆者, 治其本, 先逆而後病者, 治其本, 先寒而後生病者, 治其本. 先病而後生寒者, 治其本, 先熱而後生病者, 治其本.] 무릇 병으로 인하여 기와 혈이 역류하는 것, 기와 혈이 역류하여 다른 병이 생기는 것, 차고 더워서 병이 생기는 것, 병이 생기고 차고 더운 것은 일률적으로 원인이 되는 근원을 치료하면 나중에 생긴 지엽적인 병은 치료하지 않아도 저절로 낫는다.

《영추靈樞·종시편終始篇》에서는 다음과 같이 말한다. "병을 치료하려면 먼저 병이 생겨난 곳을 찌른다. …… 병이 먼저 음에서 생기면 먼저 음을 치료하고 나중에 양을 치료하며, 병이 먼저 양에서 생기면 먼저 양을 치료하고 나중에 음을 치료한다."[治病者, 先刺其病所從生者也. …… 病先起陰者, 先治其陰, 而後治其陽;

病先起陽者, 先治其陽, 而後治其陰.] 이른바 '병이 생겨난 곳을 우선 찌르는' 것은 먼저 병의 근원을 치료하는 것이다.

다만 《내경內經》의 저자는 일의 복잡성을 알았고, 병을 치료하는 데 근본을 추구하는 것을 교조적으로 받아들이지 않았다. 《소문素問·표본병전론標本病傳論》에서는 다음과 같이 말한다.

"먼저 열이 나고 나중에 흉복부가 부으면 지엽을 치료하고, 먼저 병이 나고 나중에 설사하면 근본을 치료하며, 먼저 설사하고 나중에 다른 병이 생기면 근본을 치료하니, 반드시 우선 조절하여 다른 병을 치료하여야 한다. 먼저 병이 나고 나중에 흉복부가 부으면 지엽을 치료하고, 먼저 흉복부가 붓고 나중에 가슴이 답답하면 근본을 치료한다."[先熱而後生中滿者, 治其標. 先病後泄者, 治其本. 先泄而後生他病者, 治其本, 必且調之, 乃治其他病. 先病而後中滿者, 治其標. 先中滿而後煩心者, 治其本.]

만일 지엽적인 병이 흉복부가 붓는 것과 관련되어 있으면 먼저 지엽적인 병을 치료하고 나중에 근원적인 병을 치료한다. 왜냐하면 흉복부가 붓는 것은 위장에 질병을 일으키는 나쁜 기운이 있는데, 위는 후천의 근본이며 음식물과 약물은 모두 위장과 비장을 통하여 소화되고 다른 곳에 전달되기에 흉복부가 부으면 영양물질과 약효 작용에 영향을 미치기 때문이다. 따라서 반드시 먼저 위 속의 나쁜 기운을 제거해야 한다.

본질적으로 말하자면 근본적인 병은 지엽적인 병을 결정한다. 다만 피결정자도 반대로 결정자에게 작용한다. 사물은 늘 서로 작용하기에 동시에 지엽적인 병이 근본적인 병에 미치는 영향도 보아야 한다. 지엽적인 병을 제거하지 않아 근본적인 병을 치료할 수 없을 경우 당연히 먼저 지엽을 치료하고 나중에 근본을 치료하여야 한다. 같은 편에서는 또 이렇게 말한다.

"병이 발작하고 힘이 있으면 근본에서 지엽으로 전달되기에 먼저 근본을 치료하고 나중에 지엽을 치료한다. 병이 발작하여 힘이 부족하면 지엽에서 근본으로 전달되기에 먼저 지엽을 치료하고 나중에 근본을 치료한다."[病發而有餘, 本而標之, 先治其本, 後治其標. 病發而不足, 標而本之, 先治其標, 後治其本.]

병이 생긴 오장육부의 힘이 지나치면 기타의 장기를 업신여긴다. 이는 근본이 지엽에 전달되는 것이기에 먼저 근본을 치료한다. 반대로 병이 생긴 오장육부의 힘이 부족하면 필연코 기타 장기의 업신여김을 받는다. 이는 지엽이 근본에 전달되는 것이다. 이런 상황에서 지엽을 치료하지 않으면 근본을 제거하기 어렵다. 때문에 먼저 지엽을 치료할 필요가 있다. 지엽을 치료하는 것은 근본을 치료하기 위한 필수조건이다. 먼저 지엽을 치료하는지 아니면 근본을 치료하는지는 구체적인 상황에 따라 결정하여야 한다.

치료의 목적은 인체의 건강을 회복시키는 것이다. 인체의 생명활동기능은 치료가 진행되는 토대이기 때문에 《내경(內經)》의 저자는 질병 자체의 근본과 지엽의 제약관계에 주의할 뿐 아니라 더욱이 병과 사람의 관계를 고려하여 질병이 인체에 미치는 영향을 예측해야 한다고 보았다. 때문에 치료방법을 결정할 때는 반드시 인체의 손익과 안위를 우선순위에 두어야 한다. 《내경(內經)》에서는 말한다.

"대소변이 불편하면 지엽을 치료하고 대소변이 편하면 근본을 치료한다."[小大不利, 治其標, 小大利, 治其本.], "먼저 대소변이 불편하고 나중에 병이 나는 경우는 먼저 근본을 치료한다."[先小大便不利而後生他病者, 治其本也. /《소문소문素問·표본병전론標本病傳論》]

대소변이 불편하면 생명이 위급하므로 근본이나 지엽을 막론하고 모두 반드시 불편함을 해소해야 한다. 이는 사람들에게 인간의 생명을 떠나 추상적으로 병의 근본과 지엽을 보아서는 안 됨을 알려준다. 지엽적인 병이 위급할 경우 반드시 먼저 지엽을 치료하고 나중에 근본을 치료한다. 이는 이른바 급하면 지엽을 치료하고 완만하면 근본을 치료한다는 것이다.

그 밖에 《내경內經》에서는 근본과 지엽의 치료순서를 처리할 때는 생활환경이 인체와 질병에 미치는 영향을 고려하여야 한다고 보았다. 《영추靈樞·사전편師傳篇》에서는 다음과 같이 말한다.

"봄 여름에는 지엽을 먼저 치료하고 근본을 나중에 치료하며, 가을 겨울에는 근본을 먼저 치료하고 지엽을 나중에 치료한다."[春夏先治其標, 後治其本; 秋冬先治其本, 後治其標.]

대개 근본적인 병은 대부분 유기체 내부에 존재하고 지엽적인 병은 유기체 밖으로 드러난다. 《내경內經》에 따르면 봄과 여름은 양기가 성하여 기가 외부로 표출되기에 마땅히 먼저 외부에 있는 지엽적인 병을 치료하고, 가을과 겨울은 기가 내부로 수렴되기에 먼저 내부의 근본적인 병을 치료하여야 한다.

《내경內經》은 병세가 비교적 약할 경우 지엽과 근본의 양쪽을 한꺼번에 치료할 수 있지만, 마땅히 실제 상황에 따라 중점을 두어 근본을 치료하면서 아울러 지엽을 치료하거나, 지엽을 치료하면서 아울러 근본을 치료해야 한다고 말한다. 병세가 심각할 경우에는 약물의 뒤섞임과 효능이 분산됨을 막기 위하여 보통 단독으로 근본을 먼저 치료하거나 지엽을 먼저 치료한다. 그러므로 《소문素問·표본병전론標本病傳論》에서는 다음과 같이 말한다.

"병病의 증상이 가볍거나 심각함을 유심히 관찰하여 뜻으로 조절한다. 가벼운 자는 병행하고, 심한 자는 단독으로 행한다."[謹察間甚, 以意調之. 間者幷行, 甚者獨行.]

위 내용의 분석을 통해 《내경內經》이 근본과 지엽, 완급의 이론에서 이미 근본적인 모순, 주요 모순과 부차적인 모순 간의 관계를 다뤘음을 알 수 있다. 이른바 근본적인 모순이란 사물의 본질을 결정하고 사물의 시종을 관철하는 모순이다. 복잡한 사물에는 근본적인 모순 외에 근본적인 모순에 의하여 결정되고 영향을 받는 기타의 여러 모순도 있다. 어떤 의미에서 볼 때 《내경(內經)》에서 말한 '근본'은 질병의 근본적인 모순과 유사하고, '지엽'은 근본적인 모순에 의하여 결정되고 영향을 받는 기타 모순과 유사하다. 질병이 존재하는 전반 과정에서 근본적인 모순, 즉 '근본적인' 병의 성질은 변화하지 않지만, 근본적인 모순에 의하여 규정되거나 근본적인 모순에서 파생된 기타 모순, 즉 '지엽'은 어떤 것은 생기고, 어떤 것은 악화되고, 어떤 것은 발전한다. 근본적인 병이 안정되고 지엽적인 병이 다양하게 변한다는 《내경(內經)》의 관점은 이러한 상황을 설명한다. 병을 확실하게 치료하려면 반드시 질병의 근본적인 모순을 틀어쥐어 끝을 맺어야 한다. 때문에 '병을 치료하려면 반드시 근본을 추구해야한다'는 것은 질병의 근본 모순을 해결하라는 요구로 이해할 수 있다.

복잡한 사물이 발전하는 중에는 많은 모순이 동시에 존재하는 가운데 종종 어떤 모순이 주도적이고 결정적인 작용을 한다. 이는 주요 모순이고, 종속적인 위치에 있는 다른 모순은 부차적인 모순이다. 주요 모순은 사물의 계열 가운데 중심 고리이다. 주요 모순의 극복은 기타 모든 모순을 해결하는 관건이다. 주요 모순을 잡지 못하면 중심을 잃는 것이 마치 구름바다 속에 떨어져 방향을 헤매게 되는 것과 같다. 대다수의 상황에서는 사물의 근본적인 모순이 주요 모순이다. 하지만 사물 관계의 복잡성으로 인해 가끔 근본적인 모순이 부차적인 위치로 물러나고, 반대로 근본적인 모순에 의하여 결정되고 영향을 받는 기타 모순이 주요 모순으로 상승하여 사물이 앞으로 발전하는 관건이 된다.

이러한 이치에 대해 《내경(內經)》은 정확한 형식으로 표현하지 못했지만, 《내경(內經)》이 주장하는 '병을 치료하려면 반드시 근본을 추구해야 한다'는 관점과 급하면 지엽을 치료하고 완만하면 근본을 치료하라는 원칙은 모순을 대하는 데 주와 부,

선과 후, 경과 중, 완과 급을 구분하여야 한다는 사상을 담고 있다. 뿐만 아니라 모순의 주된 것과 부차적인 것이 일정한 조건에서 서로 전환 가능하다는 관점을 설명한다. 대개 지엽적인 병은 부차적인 모순이고, 근본적인 병은 주요 모순이다. 하지만 지엽적인 병을 제거하지 않으면 근본적인 병의 뿌리를 뽑을 수 없거나 환자의 건강을 심각하게 해쳐 심지어 생명이 위급할 경우 지엽적인 병이 주요 모순으로 상승한다. 이때 근본적인 병은 잠시 부차적인 위치로 하락하는데, 이것이 바로《내경內經》에서 말하는 "근본과 지엽이 서로 옮겨간다." [標本相移. /《소문素問·표본병전론標本病傳論》]는 것이다.

《내경內經》의 근본과 지엽 및 완급의 이론은 치료에 적용될뿐더러 또한 기타 모든 실제적인 업무에도 적용된다. 그러나 이 이론에는 '조야한 철학'의 폐단이 있음도 알아야 한다. 그 가운데 가장 두드러진 것이 개념의 모호함이다. 때문에 이 이론은 응용에 지나치게 융통성이 있다. 앞에서 이미 근본과 지엽의 범위는 본질과 현상, 원인과 결과, 원생과 파생, 주와 부 등의 여러 관계를 포함한다고 지적했다. 이 일련의 범주 사이에는 내재적인 연계가 있음에도 불구하고《내경內經》은 단지 근본과 지엽이라는 한 쌍의 범주만으로 이러한 관계 전체를 요약한다.《내경內經》의 저자는 여전히 그들의 차이를 식별하지 못하고, 그들 각자의 특수성에 따라 하나씩 구분해내지 못했다. 마치 형刑과 신神의 관계가 망라하는 수많은 내용을 정확하게 구분하지 못한 것과 같다. 모호하고 두루뭉술한 데에서 전문적이고 정확함에 이르는 것은 개념의 발전 규칙이다. 앞에서 말한 결점은 옛 사람들이 면하기 어려운 것이다.

2

정치正治와 반치反治, 모순矛盾의 운용

병의 근본과 지엽을 구분하고 치료의 절차를 정한 후 조치를 취하여 치료를 진행해야 한다.

변증을 시행하는 것에 대해 말하면, 이른바 치료란 주로 방법을 구하여 증상을 조절하는 것이다. 그렇다면 증상을 어떻게 조절할 것인가? 《소문素問·지진요대론至眞要大論》에서는 다음과 같이 말한다.

"모든 승기勝氣와 복기復氣를 다스림에 차가운 것은 뜨겁게 하고 뜨거운 것은 차게 하며, 따뜻한 것은 청량하게 하고 맑은 것은 따뜻하게 하며, 분산된 것은 모으고 막힌 것은 분산되게 한다. 마른 것은 촉촉하게 하고 급한 것은 느리게 하며, 딱딱한 것은 부드럽게 하고 무른 것은 강하게 하며, 쇠한 것은 보강하고 강한 것은 배출한다. 모두 각자의 기를 안정시키고 맑고 부드럽게 한다. 병기가 쇠한 자는 근본으로 돌아가야 하니 이것이 치료의 대체이다."[治諸勝復, 寒者熱之, 熱者寒之, 溫者淸之, 淸者溫之, 散者收之, 抑者散之, 燥者潤之, 急者緩之, 堅者耎之, 脆者堅之, 衰者補之, 強者寫之, 各安其氣, 必淸必靜, 則病氣衰者, 歸其所宗, 此治之大體也.]

같은 편에서는 또 다음과 같이 말한다.

"견실한 것은 깎고 침입해 들어온 것은 제거한다. 수고로운 것은 따뜻하게 해주고 울결한 것은 발산시키며, 오래 머무는 것은 공격하고 마른 것은 적셔주며, 급한 것은 완화시켜 주고 흩어진 것은 수렴시킨다. 손상당한 것은 덥혀주고 안일한 것은 움직이게 하며, 놀란 것은 안정시킨다. 병이 상부에 있으면 토법을 쓰고, 병이 하부에 있으면 하법을 쓰고, 안마하고 씻어내며 소모시키고 탈취하고, 설사하게 하고 발산시켜 사태에 맞는 것을 원칙으로 삼는다."[堅者削之, 客者除之, 勞者溫之, 結者散之, 留者攻之, 燥者濡之, 急者緩之, 散者收之, 損者溫之, 逸者行之, 驚者平之, 上之下之, 摩之浴之, 薄之劫之, 開之發之, 適事爲故.]

앞 두 단락의 내용을 종합하면 이렇게 이해할 수 있다. 병이 차가운 성질의 것이면 뜨거운 약을 쓰고, 뜨거운 것에 속하면 차가운 약을 쓴다. 따뜻한 병은 청량한 약을 쓰고, 서늘한 병은 따뜻한 약을 쓴다. 원기가 흩어지면 수렴하는 약을 쓰고, 기혈이 뭉치면 흩어지는 약을 쓴다. 건조해지는 병은 윤택한 약을 쓰고, 기의 흐름이 빠른 병은 느린 약을 쓴다.

병마가 강하면 부드럽게 해주고, 기혈이 약하면 강하게 해준다. 기능이 쇠퇴하면 부족함을 채워주고, 기능이 너무 높으면 넘치는 것을 설사하거나 구토하게 한다. 병마가 체내에 잠깐 머무르면 방법을 찾아서 없애고, 과로로 몸이 허약하면 체력을 키우는 약을 쓴다.

병마가 체내에 오래 머무르면 강하게 공격하여 몰아내고, 기혈이 놀라서 어지러우면 기를 소통시켜 거슬러 막힌 것을 움직이게 하고, 놀라면 진정시켜 기를 평온하게 하고, 기가 위로 역류하면 억제하여 아래로 향하게 한다. 중기中氣가 아래로 내려가면 위로 올라오도록 한다. 복약, 침구, 안마, 목욕을 통하여 소모, 탈취, 설사, 발산 등 다양한 효과가 나타나도록 한다. 반드시 병세에 따라 적절하게 선택하여야 한다. 여러 조치의 목적은 병마를 제거하고 기혈을 안정시켜서 정상을 회복하도록 하는 것에 있다.

《내경內經》에 따르면 질병은 음양균형의 파괴로 인한 것이다. 따라서 치료는 음양의 균형이 정상을 회복하도록 하는 것이다. 앞에서 열거한 여러 가지의 치료방법은 유기체의 음양균형이 파괴된 것은 다양한 현상으로 나타나지만, 어떻게 표현되든 총체적인 치료원칙은 하나, 즉 날카롭게 맞서는 것임을 표명한다. 병의 증세가 어느 쪽으로 기울어지면 우리는 상반되는 작용을 일으키는 약물(또는 조치)을 찾아 유기체의 균형이 정상을 회복하도록 돕는다.

구체적인 치료방법으로는 여러 가지가 있는데, 가장 중요한 것은 찬 것은 뜨겁게 하고, 뜨거운 것은 차게 하며, 허약하면 보충하고, 가득하면 배출하는 4가지이다. 이곳에서 반드시 지적해야 할 것은 이른바 병증작용과 상반된 약을 쓴다는 것이다. 당연히 병의 본성을 가리켜 말한 것이다. 그런데 이미 앞에서 일반적으로 가벼운 병은 병의 증상 표현과 병의 본성이 서로 일치하므로 병의 본성과 상반되는 약은 자연스레 병의 증상과 상반됨을 말했다. 다만 가열진한假熱眞寒 또는 가한진열假寒眞熱 등 병의 증상과 본성이 일치하지 않을 경우에는 약성은 응당 증상과 일치하여야 한다.

《내경內經》에서는 전자를 '정치正治' 또는 '역치逆治'라 하고, 후자를 '반치反治' 또는 '종치從治'라 한다. 그것은 바로 《소문素問·지진요대론至眞要大論》의 내용과 같다. "병세가 가벼운 경우는 증상과 반대되는 약성으로 치료하고 심한 경우에는 증상에 따라서 치료한다."[微者逆之, 甚者從之.], "병의 증상이 병의 본성과 일치하는 경우에는 상반된 약성으로 치료하고, 일치하지 않는 경우에는 반치反治한다."[正者正治, 反者反治.]

정치와 반치는 겉보기엔 다르지만 본질은 같다. 모두 질병(증상)에 상반되는 힘을 가하여 유기체의 전체적인 기능이 정상상태가 되도록 하며 병마를 제거하고 유기체의 음양균형 회복시키는 것이다.

　모순되는 대립면은 서로 싸우고 다시 통일을 이루면서 사물의 발전을 촉진한다. 이것이 변증법의 주요원리다. 《내경內經》의 증상과 반대되는 약물을 응용하여 치료를 진행하는 원칙은 자발적으로 이 변증 원리를 이용한 것이다.

　어떤 관점은 투쟁성이야말로 사물 발전의 유일한 동력이라고 여긴다. 한의학의 치료법칙은 모순 투쟁성을 응용한 것으로, 이는 모순의 상호 투쟁과 상호 배척만이 사물의 운동과 변화를 촉진하고 구성함을 증명했다. 또한 투쟁을 통해서야 균형을 유지한다. 이러한 견해는 전면적이지 못하다. 앞의 서로 맞서는 치료방법, 예를 들면 이한치열과 이열치한은 사물의 대립면 사이의 상호 배척과 상호 투쟁을 이용한 것이다. 당연히 이 점을 부정해서는 안 된다. 하지만 단지 이런 점만을 보고, 이 점만을 인정하는 것도 잘못이다.

　모순의 투쟁성은 사물 운동의 원천이라는 것만 인정하고 모순 투쟁성과 동일성이 결합한 것이 운동의 원천이라는 것을 받아들이지 않는 것은 모순 법칙을 단편적으로 이해한 것이다. 사실 투쟁성과 동일성은 사물의 모순 관계가 가진, 두 개의 떼어 놓을 수 없는 측면이다. 이들은 각자 다른 내용을 담고 있고, 또 다른 성질의 작용을 일으키지만 사물의 운동과 변화, 발전에 빠질 수 없는 요소다. 두 측면이 서로 결합하여야만 모순이 이루어지고, 사물의 전진을 촉진한다. 때문에 실제로 존재하는 모순 관계는 동시에 동일성과 투쟁성을 포함한다. 다만 사물 모순의 유형과 성질이 달라 모순 발전이 처해있는 단계와 조건이 다르기 때문에 동일성과 투쟁성은 모순 관계에서 차지하는 비중이 다르다. 폭탄의 폭발, 생물의 생존경쟁, 적대하는 계급 또는 정치 세력 사이의 충돌 등의 모순에서는 대립면 사이의 상호 투쟁이 주요한 비중을 차지한다.

　다른 종류의 모순도 있다. 예를 들면 일부 생물 사이의 협력 관계, 정상적인 상황에서의 국민경제를 이루는 여러 부문 간의 모순, 건강한 사람에게 있는 신체의 음양모순 등은 대립면 사이의 동일성이 중요한 자리를 차지한다. 이러한 모순 중 모순이 서로 침투하고 서로 도우며 화합을 이루고 일치하는 등의 모순의 동일성은 사물의 발전을 촉진하는 면에 큰 역할을 한다. 모순되는 대립면 사이의 균형은 종종 주로 모순되는 양쪽의 상호 촉진과 상호 의존을 통해 유지되고 회복된다. 만일 이론에서 이런 각기 다른 유형의 모순의 차이를 소홀히 하고, 동일성이 모순 발전에서 주요한 추동작용을 한다는 점을 부인하면 객관적으로 존재하는 사물과 현상을 정확하게 해석할 수 없고 또한 필연적으로 실천 속에서 큰 위험을 초래한다.

다음으로 《내경(內經)》은 서로 대응하는 방법을 써서 건강상태에서 이탈한 유기체를 바로잡는데, 이것은 절대로 단순히 모순 투쟁을 이용한 것이 아니다. 만일 단지 모순 투쟁의 이용이라고만 본다면, 이는 투쟁성과 동일성을 분리한 것인데, 객관 세계에는 동일성을 이탈한 투쟁성이 아예 존재하지 않는다.

다시 말해 동일성이 없으면 투쟁성도 없다. 성질이 서로 반대인 약물을 이용하여 질병을 치료하는 것은 현실적이고 살아있는 모순 과정이다. 이 속에는 투쟁성도 있고 동일성도 있다.

다음과 같이 생각해보자. 만일 병세와 약물 사이에 서로 침투하고 서로 의존하는 관계가 발생하지 않는다면 약물이 어떻게 병마를 제거할 수 있을까? 어떻게 이한치열, 이열치한의 효과를 얻을 수 있을까? 일반적으로 말해서, 설사를 치료하는 방법을 사용할 때, 약물과 질병의 모순관계에서 투쟁성은 비교적 뚜렷하게 나타나지만 온열보강 방법을 사용할 때는 모순동일성의 추진 작용이 더욱 뚜렷하게 드러난다. 하지만 어떤 상황이든 투쟁성과 동일성이 동시에 존재한다. 물론 《내경(內經)》은 단지 모순을 이용할 뿐이다. 동일성과 투쟁성의 관계라는 문제를 이론 수준에서 논하는 것은 불가능한 일이다. 여기에서 이 문제에 대하여 설명을 해야 하는 까닭은 주로 변증법을 곡해하여 오직 투쟁이 있어야만 발전이 있고 균형도 얻을 수 있다는 잘못된 견해 때문이다.

《내경內經》에는 직접적으로 모순 통일과 관련되는 의료경험이 기록되어 있는데, 우리가 관심을 가질 만한 가치가 있다.《소문素問·지진요대론至眞要大論》에서는 다음과 같이 말한다.

"… 우방(두 가지 처방이 복합되게 하거나 약물의 배합이 짝수인 경우—역자주)을 써도 병이 제거되지 않으면 반좌법으로써 이를 취하니, 이른바 한열온량의 병에 그 병세와 같게 한다는 것입니다."[……偶之不去, 則反佐以取之, 所謂寒熱溫涼, 反從其病也.]

'우지불거偶之不去'란 비교적 무거운 약제藥劑를 사용해도 병이 여전히 치료되지 않는 경우를 말한다. 그 원인은 아마도 약효가 제대로 발휘하지 못했기 때문일 것이다. 그럼 왜 약물은 제대로 역할을 발휘하지 못하는가?《내경內經》에서는 병세가 심각하고 약물이 비교적 강하면 이 둘이 서로 배척하는 현상이 일어난다고 여긴다. 예를 들면 찬 성질의 약으로 열사를 치료하는 경우에 병의 열사가 약물의 찬 성질을 거부하면 약이 병마 속에 들어가지 못하여 작용을 발휘하지 못한다.《내경內經》의 경험은 이때 처방에 약간의 병의 성질과 일치하는 약을 추가하여 '반좌反佐'한다는 것이다. 반좌약은 보기에는 그 성질이 처방과 어긋나지만, 병세에 적응하여 유도하는 작용을 한다. 임상에서도 처방에 반좌약을 추가한 후 더 이상 병의 증상을 거부하지 않고 예측한 약효를 얻을 수 있음이 증명되었다. 이런 '반좌'의 도리를 이용하여《소문素問·오상정대론五常政大論》에서는 또 이렇게 말한다.

"열을 한으로 치료할 때는 약을 따뜻하게 해서 쓴다. 한사를 열로 치료할 때는 서늘하게 해서 행한다. 따뜻한 것을 찬 것으로 치료할 때는 서늘하게 해서 행하고, 찬 것을 따뜻한 것으로 치료할 때는 뜨겁게 해서 쓴다."[治熱以寒, 溫而行之, 治寒以熱, 涼而行之, 治溫以清, 冷而行之, 治清以溫, 熱而行之.]

이 글의 뜻은 한약寒藥으로 열병熱病을 치료할 때는 따뜻하게 해서 복용하고, 열약熱藥으로 한병寒病을 치료할 때는 차게 해서 복용하며, 양약涼藥으로 온병溫病을 치료하려면 차게 해서 복용하고, 온약溫藥으로 양병涼病을 치료할 때는 뜨겁게 해서 복용한다는 것이다. 총체적으로 약성은 병세와 상반되어야 하고 복용법은 마땅히 병의 성질과 일치해야 한다.

철학의 관점에서 보자면 소위 약물과 병세가 서로 거부하는 것은 아직 둘 사이에 대립통일의 모순관계가 발생하지 않았음을 말한다. 왜 둘 사이에 모순이 발생하지 않는가? 변증법에 따르면 대립되는 사물은 일정한 조건하에서만 하나의 통일체에 공존하면서 서로 전화한다고 한다. 모순의 동일성은 항상 조건과 연관되어 있으니, 일정한 필수 조건이 없으면 대립되는 양측은 동일성을 갖출 수 없고, 따라서 상호 투쟁도 논할 수 없다. 때문에 모순과 모순 운동을 이룰 수 없다. 소위 모순이 발생하는 일정한 조건에는 반드시 양쪽의 공통점이 포함된다.

공통점이 없는 사물은 모순을 이룰 수 없다. 모순되는 양측은 반드시 공통점을 통해서야 구체적인 대립과 통일관계를 이룰 수 있다. 약물과 병의 증상이 모순을 이루지 못하는 까닭은 일정한 필요조건이 부족하고 충분한 공통점이 부족하기 때문이다. 처방의 반좌조치反佐措置는 약물과 질병 간에 공통점을 만들고, 그들 사이에 연계를 소통시켜 그들이 통일된 가운데 또한 투쟁하는 모순 관계를 지니도록 촉진한다. 반좌조치는 약물과 질병 사이에 모순의 공통점을 구성하는 역할을 한다. 구체적으로 말하자면 동일성의 건립을 돕는 작용이다. 《내경內經》의 저자가 반좌 이론으로 모순동일성의 원리를 운용했음을 알 수 있다.

3

처방체계의 구조

《내경內經》은 세계가 물질적인 성질의 기로 구성되어 있고, 음양의 대립통일이라는 규칙을 따른다고 여긴다. 이것은 모든 세상의 통일성이다. 한의학은 천연 동식물과 광물을 약재로 사용했다. 이런 치료방법은 바로 세계의 통일성이라는 이론의 기초 위에 구축된 것이다.

《소문素問 · 육절장상론六節藏象論》에서는 이렇게 말한다.

"하늘은 사람에게 오기를 먹이고 땅은 사람에게 오미를 먹인다. 오기는 코로 들어와 심폐에 저장되어 위로 오색을 밝게 하며 소리를 맑게 한다. 오미는 입으로 들어와 장위에 저장되어, 미를 저장해 두었다가 오기를 기르니 기가 화합하여 생명활동을 영위하고, 기와 진액이 서로 이루어지니 신이 이에 저절로 생겨난다."[天食人以五氣, 地食人以五味. 五氣入鼻, 藏於心肺, 上使五色修明, 音聲能彰, 五味入口, 藏於腸胃, 味有所藏, 以養五氣, 氣和而生, 津液相成, 神乃自生.]

사람은 천지자연계의 산물로 하늘의 오기와 땅의 오미에 의존하여 산다. 때문에 인체의 음양한열, 승강부침은 자연계의 변화와 함께 통일된 규칙을 따르고, 공통의 물질석 토대를 가지고 있다.

또《소문素問 · 육절장상론六節藏象論》에서는 이렇게 말한다.

"천지의 운행과 음양의 조화는 만물에서 어느 것이 적고 어느 것이 많은지 들을 수 있소? 풀은 오색을 낳으니, 오색의 변화는 이루 다 볼 수 없습니다. 풀은 오미를 낳으니, 오미의 아름다움은 이루 다할 수 없습니다. 좋아하는 바가 같지 않으니, 각각 통하는 바가 있습니다."[天地之運, 陰陽之化, 其於萬物, 孰少孰多, 可得聞乎? 曰 …… 草生五色, 五色之變, 不可勝視. 草生五味, 五味之美, 不可勝極. 嗜欲不同, 各有所通.]

만물은 천지음양으로 말미암아 변화생성하면서 각각 다른 바탕을 지니므로 한쪽으로 치우치는 성질이 있다. 간단히 풀[초草]을 가지고 말하더라도 그 색의 유형은 무궁무진한데 하물며 세상의 다양한 물질의 변화는 더욱 가늠할 수 없다. 그런데 다른 성질이 인체에 미치는 작용은 다르다. 그러므로 인체의 음양이 지나치게 왕성하거나 쇠퇴하면, 자연계에서 그 병과 상반되는 사물을 선택하여 조절할 수 있다.

장기간의 의료행위를 통해 사람들은 약물이 인체에 미치는 작용에 근거하여 여러 약물의 기능을 확인했다. 우선 약물의 한寒, 열熱, 양凉, 온溫을 확인한다. 모든 열병熱病을 치료할 수 있는 약을 한약寒藥이라고 하고, 모든 한병寒病을 치료할 수 있는 약을 열약熱藥이라고 한다. 서늘하거나 따뜻한[양온凉溫] 약은 중간에 속한다. 한寒과 양凉은 음이고, 열熱과 온溫은 양이다. 한寒과 양凉, 열熱과 온溫은 단지 정도에서만 차이가 난다. 다음으로는 미각을 근거로 약물의 맛을 판단한다. 《내경內經》은 약의 맛을 매운맛, 신맛, 단맛, 쓴맛, 짠맛의 다섯 가지로 나누고, 이 다섯 가지의 맛이 인체에 주는 영향에 대하여 자세히 연구 관찰했다. 《소문素問·장기법시론藏氣法時論》에서는 이렇게 말한다.

"신산辛散, 산수酸收, 감완甘緩, 견고苦堅, 함연鹹軟."

즉 매운맛은 발산하고, 신맛은 수렴하며, 단맛은 늘어지게 하고, 쓴맛은 단단하게 하며, 짠맛은 부드럽게 한다는 뜻이다. 《내경內經》에서는 다른 맛의 약이 오장에 주는 영향이 각각 다르다고 한다.

"신맛은 간으로 들어가고 매운맛은 폐로 들어가며 쓴맛은 심으로 들어가고 짠맛은 신장으로 들어가며 단맛은 비로 들어간다. 이를 오입五入이라고 한다."[酸入肝, 辛入肺, 苦入心, 鹹入腎, 甘入脾, 是謂五入. /《소문素問 · 선명오기宣明五氣》]

"이런 까닭에 신맛이 과하면 간기가 넘쳐서 비기가 끊어진다. 짠맛이 과하면 큰 뼈의 기가 수고롭고 기육肌肉이 오그라들어 심기가 억눌린다. 단맛이 과하면 심기가 헐떡거리고 가슴에 그득하여 안색이 검어지니, 신기腎氣가 심기心氣를 제어하지 못했기 때문이다. 쓴맛이 과하면 비기가 신체를 적시지 못하니 위기가 두터워진다. 매운맛이 과하면 근맥이 늘어지고 정신이 없어진다."[是故味過於酸, 肝氣以津, 脾氣乃絶. 味過於鹹, 大骨氣勞, 短肌心氣抑. 味過於甘, 心氣喘滿, 色黑, 腎氣不衡. 味過於苦, 脾氣不濡, 胃氣乃厚. 味過於辛, 筋脈沮弛, 精神乃央. /《소문素問 · 생기통천론生氣通天論》]

이로부터 약의 맛과 장기 사이에는 특수한 관련이 있음을 알 수 있다. 다섯 가지의 맛 외에 어떤 약물은 뚜렷한 맛이 없는데, 이를 '싱거운[담淡]' 맛의 약이라고 한다. 《소문素問 · 지진요대론至眞要大論》에서는 이렇게 말한다.

"매운맛과 단맛은 발산을 하니 양이 되고, 신맛과 쓴맛은 토하게 하고 설사하게 하니 음이 된다. 짠맛은 토하고 설사하게 하니 음이 되고, 싱거운 맛은 잘 배설하게 하니 양이 된다. 여섯 가지 맛은 혹은 수렴하고 혹은 발산하며 혹은 느슨하게 하고 혹은 급하게 하며 혹은 마르게 하고 혹은 윤택하게 하며 혹은 부드럽게 하고 혹은 난단하게 하니, 이로운 것을 행해서 그 기를 조절함으로써 화평하게 만든다."[辛甘發散爲陽, 酸苦涌泄爲陰, 鹹味涌泄爲陰, 淡味滲泄爲陽. 六者或收或散, 或緩或

急, 或燥或潤, 或耎或堅, 以所利而行之, 調其氣, 使其平也.]

　이 글의 의미는 약물의 맛을 근거로 음양을 구분할 수 있는데, 매운맛 단맛 싱거운 맛은 양이고, 신맛 쓴맛 짠맛은 음이며, 그들은 각자의 기능이 있어 반드시 병세의 실제 수요에 따라 적당한 약물을 선택하여 치료하여야 한다는 것이다.

　처음에 사람들은 한 종류의 맛을 가진 약으로 병을 치료하는 방법만 알았지만 나중에는 여러 종류의 약미로 치료하게 되었다. 《내경內經》의 시대에는 이미 치료효과가 아주 좋은 여러 가지 처방이 사회에 전해지고 있었을 것이다. 《내경內經》의 저자는 이러한 기초 위에 처방의 구조를 연구했기에 지금도 여전히 쓰이고 있는 처방전의 기본원칙을 내놓을 수 있었다.

　《소문素問·지진요대론至眞要大論》에서는 다음과 같이 말한다. "병을 주관하는 것을 군君이라 하고, 군을 돕는 것을 신臣이라 하고, 신에 응하는 것을 사使라고 한다."[主病之謂君, 佐君之謂臣, 應臣之謂使.] 《내경內經》에 있는 처방의 구조 문제에 대한 기술과 《내경內經》에 대한 후대 의학자들의 논술을 통해 다음의 사실을 알 수 있다. 《내경內經》의 기본관점은 각각의 처방은 응당 군君, 신臣, 좌佐, 사使 네 부분으로 이루어져야 한다는 것이다.

　군약君藥은 주요 증상에 대한 처방에서 주요한 역할을 하는 약물이다. 군약은 양은 많아야 하지만 맛은 적어야 하니, 그럼으로써 약의 힘이 한곳으로 집중되게 만들 수 있다. 신약臣藥은 주약의 약물을 강화하고 보조하는 역할을 하는 약물이다. 좌약佐藥은 주약을 도와 부차적인 증상을 제거하고 군약을 제어하여 그 약성이 지나치게 되는 것을 막는다. 신약과 좌약의 약미는 비교적 많고 양은 적다. 신약과 좌약은 군약의 부족함을 보충한다. 사약使藥은 두 가지 기능을 한다. 하나는 통행시키고 유도해서 약제의 효력을 병이 있는 곳으로 이끄는 것이고, 다른 하나는 여러 약을 조화시켜 화합하고 통일되도록 하는 것이다. 사약의 약미는 적어야 하고 분량은 가벼워야 한다. 육음六淫의 사기로 인한 질병의 치료방법에 관해 《소문

素問·지진요대론至眞要大論》에서는 이렇게 말한다.

"풍기가 안에서 지나치게 승하여 발병하면 맵고 서늘한 약물로 다스리되, 고미와 감미로 좌약을 삼습니다. 감미로 누그러뜨리고 신미로 흩어야 합니다. 열기가 지나치게 승하여 발병하면 짜고 차가운 약물로 다스리되, 감미와 고미로 좌약으로 삼고 산미로 거두어들이며 고미로 발산시켜야 합니다. 습한 기가 안에서 지나치게 승하면 쓰고 더운 약물로 다스리되, 시고 싱거운 약물로 좌약을 삼고 쓴 약물로 말리고 담미로 설사하게 합니다. 화기가 안에서 지나치게 승하면 짜고 서늘한 약물로 다스리되, 쓰고 매운 약물로 좌약을 삼고 신 약물로 거두어들이며 쓴 약물로 화기를 발산시킵니다. 조기가 안에서 지나치게 승하면 쓰고 따뜻한 약물로 다스리되, 달고 매운 약물로 좌약을 삼고 쓴 약물로 조기를 내립니다. 한기가 안에서 지나치게 승하면 달고 뜨거운 약물로 다스리되, 쓰고 매운 약물로 돕고 짠 약물로 한기를 사하고 매운 약물로 이를 적셔서 배어들게 하며, 쓰고 서늘한 약물로 견실하게 합니다."[風淫于內, 治以辛涼, 佐以苦甘, 以甘緩之, 以辛散之. 熱淫于內, 治以鹹寒, 佐以甘苦, 以酸收之, 以苦發之. 濕淫于內, 治以苦熱, 佐以酸淡, 以苦燥之, 以淡泄之. 火淫于內, 治以鹹冷, 佐以苦辛, 以酸收之, 以苦發之. 燥淫于內, 治以苦溫, 佐以甘辛, 以苦下之. 寒淫于內, 治以甘熱, 佐以苦辛, 以鹹寫之, 以辛潤之, 以苦堅之.]

이상이 풍열습화조한風熱濕火燥寒 육음으로 발병한 질병에 관한 《내경內經》의 여섯 가지 처방규정이다. 이 여섯 가지 처방조합은 모두 군신좌사의 법칙을 보여 주고 있다. 여기서는 두 가지의 처방조합에 대해서만 분석할 것이다.

❶ 만일 풍기가 지나쳐 병이 생기면 매운맛, 서늘한 성질의 약을 위주로 하고 쓴 맛, 단맛의 약으로 보좌하게 한다. 그 이유는 풍은 목에 속하여 성질이 급하고, 매운 것은 발산시키는데, 매운 맛과 서늘한 성질은 모두 금에 속하고, 금은 목을 이기기 때문에 맵고 서늘한 성질의 약으로 군약을 삼는 것이다. 단 것은 성질이 느리고 기를 늘리므로 주약을 보조하는 신약臣藥으로 삼았다. 쓴 것은 화火에 속하여, 매

운 것을 능가하기 때문에 쓴맛의 약을 추가하는 것은 매운맛의 지나친 발산을 막기 위함이고, 또한 서늘한 성질의 약이 신체에 손상을 주는 것을 막기 위함이다. 쓴맛의 약은 처방에서 좌약의 역할을 한다. 그 밖에 적당하게 선정하여 사약으로 한다.

❷ 열사가 몸을 손상시킨 후에는 응당 짠맛과 추운 성질을 가진 약을 주약으로 하고 쓴맛, 단맛, 신맛의 약으로 보좌하게 한다. 그 이유는 열사는 화로, 수는 화를 이기는데다가 짠맛과 추운 성질의 약은 수에 속하여 화열을 제어할 수 있기 때문에 짠맛과 추운 성질의 약을 군약으로 한 것이다. 쓴맛은 배설하고 열의 실체를 제거할 수 있기에 신약臣藥으로 한다. 열은 정기를 소모하기에 신 맛의 약으로 수렴시킨다. 단 것은 짠 것을 이기므로 단맛의 약으로 짠 맛의 편중을 막는다. 시고 단 것을 좌약으로 한다. 그 밖에 적당하게 사약使藥을 사용한다.

《내경內經》에서 제정한 처방 법칙은 역대 의학자들에 의해 계승 발전되었고, 이에 따라 대량의 효과적인 처방들이 창조되었다. 이 처방의 법칙을 더욱 잘 이해시키기 위해《상한론傷寒論》의 마황탕麻黃湯과 조위승기탕調胃承氣湯을 예로 들어 설명한다.

마황탕麻黃湯의 처방: 마황 150g, 계지桂枝 100g, 감초 50g, 행인 70개.

분석: 마황탕은 풍한표실증風寒表實症을 주로 치료한다. 이 증상은 밖으로 풍한에 감하여 위기가 구속을 받아서 초래된 것이다. 주된 증상은 다음과 같다. '추위를 심하게 느끼고 열이 나며 땀이 나지 않고 기침도 하지 않는다. 머리가 아프고 맥박이 빠르다.' 마황탕의 약효는 땀을 내어 열을 내리고 폐를 열어주어 호흡이 고르도록 하는 것이다.

군약君藥: 성질이 맵고 따뜻한 마황으로 열을 식히고 땀을 내게 한다.

신약臣藥: 계지는 군약의 땀내는 것과 추위의 발산을 강화한다.

좌약佐藥: 행인은 군약을 도와 고른 호흡을 고르게 하고, 부차적인 증상을 제거한다.

사약使藥: 감초는 여러 약을 협조시킨다.

조위승기탕調胃承氣湯 처방: 대황 200g, 감초 100g, 망초 250g.

분석: 조위승기탕은 주로 조실증燥實症을 치료한다. 이 증상은 태양이 한사에 상한 것에서 전변한 것이다. 주요 증상은 다음과 같다. '열이 심하게 나고 땀이 나며 갈증이 생긴다. 또한 맥박이 빠르고 대변을 보지 못한다.' 조위승기탕의 약효는 조실燥實을 배설시키고 위胃의 기를 조절하는 데에 있다.

군약君藥: 대황의 쓰고 차가운 성질로 설사시킨다. 열을 식히고 속을 공하攻下한다.

신약臣藥: 망초의 짜고 추운 성질은 굳은 것을 부드럽게 하고 건조한 것을 윤택하게 하여 군약을 도와서 통변시킨다.

좌약佐藥: 감초는 화중하므로 망초와 대황의 강한 성질을 완화하고, 위를 조율하며 건조한 것을 윤택하게 한다.

사약使藥: 대황은 스스로 장과 위로 들어간다.

위로부터 처방은 두 가지 이상의 약물로 이루어졌지만, 전혀 관련 없는 약물의 축적이 아니라 병세의 수요에 따라 선택된 하나의 체계로, 군신좌사는 처방체계의 조성 법칙임을 알 수 있다.《내경內經》의 처방학은 장상경락학설과 마찬가지로 소박한 시스템론을 채택했는데, 여기에는 적어도 세 가지 특징이 있다.

❶ 중점이 뚜렷하고 주主가 있고 종從이 있다. 각 처방에는 모두 하나의 중심이 있는데 바로 군약이다. 군약은 처방의 주공격 방향을 대표해서 전체 계통을 이끄는 역할을 한다. 다른 약물은 모두 군약에 종속되어 다른 측면에서 주공격 방향을 위해 힘을 쓴다. 하지만 이것은 부차적인 문제는 상관하지 않는다는 뜻이 아니다.

《내경內經》에서는 병의 합병증이 비교적 많거나 병세가 비교적 가벼울 경우 적당한 좌약을 선택하여 배합함으로써 부차적인 증상을 제거하거나 근본과 지엽을 동시에 치료해야 한다고 보았다.

❷ 자발적으로 체계의 전체적인 특성을 이용하여 약물의 효능을 개선하고 제고한다. 오행에 관한 장절에서 이미 지적한 바 있지만, 체계 전체의 구성 부분 사이에는 일정한 관계가 발생하므로 전체는 부분의 총합을 넘어서서 새로운 특성을 보인다. 바로 이 때문에 어떤 약물은 같이 사용하면 하나만 사용하는 것보다 훨씬 많은 기능을 하고, 때로는 하나만 사용했을 때는 없던 새로운 효능도 보인다.《내경內經》의 시대 혹은 더욱 이른 시기에 학자들은 이미 이러한 점을 알기 시작했던 것으로 보인다. 예를 들어,《여씨춘추呂氏春秋 · 별류別類》에서는 다음과 같이 말한다.

"무릇 족두리풀[신莘]과 등나무 등걸[유藟]이라는 풀이 있는데, 그것만 먹으면 사람을 죽이지만 함께 먹으면 수명을 연장시킨다."[夫草有莘有藟, 獨食之則殺人, 合而食之則益壽.]

족두리풀과 등나무 등걸은 사람을 죽이지만, 함께 복용하면 양자의 상호 제약으로 인하여 병을 치료하고 수명을 연장시킬 수 있다. 이 밖에 그들은 다음과 같은 것을 발견했다. "옻[칠漆]과 물은 성질이 모두 부드러운데 합하면 강해진다."[漆淖水淖, 合兩淖則爲蹇.], "쇠와 주석은 성질이 모두 부드러운데 합하면 딱딱해진다." [金柔錫柔, 合兩柔則爲剛. /《여씨춘추呂氏春秋 · 별류別類》] 옻과 물은 모두 흐르는 것인데 함께하면 강하게 변하고, 쇠와 주석은 모두 성질이 부드러운 것인데 함께하면 딱딱하게 된다.

의학자들은 의식적으로 이러한 현상을 하나의 방법으로 삼아 약물 배합에 응용하고, 임상 실천을 통하여 다른 약물의 가장 좋은 배합 방식을 찾고, 약물의 효능을 개선해서 약효를 높였다.《내경內經》의 군약君藥 외에 신약臣藥과 좌약佐藥의 배합에 관한 규정은 바로 이런 실천을 토대로 얻어낸 것이다. 현재는 오랜 경험으로 당삼은 황기, 부자는 육계, 창출은 후박, 반하는 진피와 배합하면 약효가 증가함을 알고 있다. 일부 성질이 상반되는 약물은 합하면 원래의 약물에는 없는 새로운 기능이 생겨난다. 예를 들면 황련黃連(차가운 성질)과 육계肉桂(크게 뜨거운 성질)는 배합해서 사용하면 심신불안, 불면증 등을 치료할 수 있지만, 단독으로 사용하면 효과가 없다.

사약使藥은 여러 작용을 조화시키는 기능을 한다. 사약이라는 개념을 제기한 것은 《내경內經》의 저자가 이미 소박한 형식으로나마 처방이 하나의 체계로 처방 속의 여러 약물 사이에는 필연적으로 일정한 연관과 상호 작용이 발생함을 알고 있었다는 것을 증명한다. 뿐만 아니라 동시에 의학자들이 자각적으로 배합의 방법을 생각해서 약물 사이의 관계를 조절함으로써 처방을 조화, 통일시켜 치료의 요구를 더욱 잘 만족시켰음을 보여준다. 처방에서의 사약使藥의 위치는 군君·신臣·좌佐보다 중요하지 않지만, 사약의 사용과 사약에 대한 인식은 처방의 체계성에 대한 소박한 이해가 아주 깊었음을 보여준다.

❸ 체계 내부의 모순제약관계를 이용해서 약의 효과를 조절하고, 부작용을 최대한 줄인다.

선진先秦 시대의 학자들은 임의의 사물에는 모두 정반正反의 이중성이 있음을 이미 어느 정도 인식하고 있었다. 예를 들면 노자는 "화는 복에 의지해 있는 것이고, 복은 화가 엎드려 있는 곳이다."[禍兮福所倚, 福兮禍所伏. /《노자老子·58장章》] 라고 말했다. 그는 화복, 선악, 미추美醜는 갈라놓을 수 없는 것이라고 보았다. 《내경內經》의 저자는 음양의 대립과 통일의 관계에서 약물의 이중성을 보았다. 모든 약물은 병마를 해소하지만, 동시에 인체를 손상시킨다. 특히 성능이 강한 약물이 인체에 끼치는 독은 더욱 크다. 때문에 병을 제거하는 것과 몸을 손상하는 것은(약물 부작용) 하나의 형체와 그림자와 같아서 서로 나눌 수 없는 모순의 통일체다. 이 모순을 처리하기 위해 《내경內經》은 처방에 좌약을 두어 군약을 제어함으로써 약효의 지나침을 방지한다. 좌약의 설정은 《내경內經》의 저자들이 약효의 증강과 부작용의 모순을 해소해야 한다는 것을 깨달았을 뿐 아니라, 가장 좋은 배합관계를 찾아서 약물 사이의 억제 작용을 통해 병을 치료하고 부작용을 최대한 줄이는 이상적인 결과에 도달했음을 보여준다.

《내경內經》의 이런 사상은 또한 가장 효과적인 양에 관한 규정에서 나타난다. 예를 들면 《소문素問・오상정대론五常政大論》에서는 이렇게 말한다. "큰 독이 있는 약으로 병을 치료할 때는 열 중 여섯이 나으면 약을 그만 쓰고, 일반의 독성이 있는 약으로 병을 치료할 때는 열 중 일곱이 없어지면 약을 중지한다. 작은 독이 있는 약으로 병을 치료할 때는 열 중 여덟이 나으면 약을 그만 쓴다. 독이 없는 것으로 병을 치료할 때는 열 중 아홉이 나으면 약을 그만 쓴다. 곡식, 고기, 과실, 채소는 먹어 기름[양養]을 다하게 하되 지나치게 해서 바름을 상하지 않도록 해야 한다."[大毒治病, 十去其六, 常毒治病, 十去其七, 小毒治病, 十去其八, 無毒治病, 十去其九. 穀肉果菜, 食養盡之, 無使過之, 傷其正也.] 약물의 독성이 클수록 복용량은 적어야 한다. 설령 독이 없는 약이더라도 90%만 치유하고 멈춰야 한다. 장시간 지속되면 유기체 속의 기가 중심을 잃으므로, 전혀 부작용이 없는 약물이라는 것은 없다. 하지만 병을 다 제거하지 못했다면 곡물, 육류, 야채, 과일로 질병에 대한 유기체의 저항능력을 높여 병이 저절로 낫도록 해야 한다.

환자의 체질과 병세는 서로 다르므로 치료방법에도 느리고 빠른 것이 있다. 처방에는 크고 작은 차이가 있는데, 《소문素問・지진요대론至眞要大論》에서는 이렇게 말한다.

"기에는 많고 적음이 있고 병에는 성쇠가 있으며 치료에는 완급이 있고 처방에는 대소가 있는데, 그 요약은 어떻게 하는지를 듣고 싶소. 기에는 고하가 있고 병에는 원근이 있으며 증에는 중외가 있고 치료에는 경중이 있으니, 그 이르러야 할 곳에 적합한 것을 원칙으로 삼습니다."[曰: 氣有多少, 病有盛衰, 治有緩急, 方有大

小, 願聞其約奈何. 曰: 氣有高下, 病有遠近, 證有中外, 治有輕重, 適其至所爲故也.]

　이른바 '이르러야 할 곳에 적합함'이란 바로 약효가 병이 존재하는 곳에 도달하는 것을 가리키는데, 약의 양이 질병을 통제할 수 있는 정도면 된다. 약효가 너무 약하면 병을 제대로 치료하지 못하고, 약효가 너무 세면 신체를 위협하기에 적중시켜야 한다. 이를 위하여 《내경內經》은 대大, 소小, 완緩, 급急, 기奇, 우偶, 복復 등 일곱 가지 처방 종류를 제정하여 각종의 다양한 수요에 대응하도록 했다.

4
이법방의異法方宜

　이 책의 앞에서 이미 말한 것처럼 사물의 본질, 규칙, 보편성의 의미에 대해《내경內經》의 저자들은 인식하고 있었다.《영추靈樞·병전편病傳篇》에서는 "이것이 이른바 하나를 지키고 잃지 않으면 만물이 갖추어진다는 것이다."[此乃所謂守一勿失, 萬物畢者也.]라고 말한다.

　'하나'는 사물의 보편성인데,《내경內經》에서는 보편성만 파악하면 수많은 구체적인 사물을 통괄할 수 있다고 보았다.《내경內經》은 보편성을 중시하여 심지어는 사물의 통일성과 보편성의 결점을 과대평가하는 잘못을 저지르기까지 한다. 하지만 이것은 결코 가능한 범위 내에서의 사물 특수성에 대한 연구를 방해하지 않는다. 단지 역사적인 조건의 제한 때문에 고대의 학자들은 사물 운동의 특수한 본질에 대해 이해가 깊지 않았다.

　고대의 의학자들은 의료행위에 성공과 실패를 통해 사물은 천차만별임을 느꼈다. 만일 사물의 특수성을 자세하게 파악하지 않고 병세와 환자의 특징을 소홀히 하면 환자를 치료하는 목적에 도달하지 못하고, 심지어 발생해서는 안 되는 사망을 초래하기도 한다.

　《소문素問·소오과론疏五過論》에서는 이렇게 말한다. "성인이 병을 치료함에 반드시 천지음양, 네 계절의 경영, 오장육부, 자웅과 표리, 침뜸과 폄석, 독약이 주로 하는 바를 알아 인사를 편안히 함으로써 도리를 밝혀야 한다. 부귀빈천에서는 각기 종류를 달리한다."[聖人之治病也, 必知天地陰陽, 四時經紀, 五藏六府, 雌雄表裏, 刺灸砭石, 毒藥所主, 從容人事, 以明經道, 貴賤貧富, 各異品理.] 이것은 바로 의사가 천문, 지리, 인사의 일반 도리뿐만 아니라, 사물 사이의 차이와 각종의 다른 특수 규칙도 알아야 한다고 요구하는 것이다.

고대인들은 이미 아주 오래전부터 질병에는 여러 종류가 있고, 다른 종류의 질병은 반드시 다른 약물과 방법으로 치료하여야 함을 알고 있었다. 이른바 변증론의 치료란 증상을 음양, 표리, 한열, 허실로 나누고 다시 어느 경맥과 어느 장기에 속하고 위에 있는지 아래에 있는지 등을 분석하는 것이다. 바로 질병의 특수한 본질을 알고, 각각 다른 치료방법을 취하는 것이다. 또한 약효를 높이기 위해 증상을 최대한 분석하도록 요구했는데, 실제로 질병의 특수한 본질을 최대한 정확하게 파악하도록 했다. 진백미秦伯未[1] 선생의 《내경유증內經類證》에 나오는 통계에 따르면 《내경內經》 한 권에만 44종의 병과 310종의 증상이 기록되어 있다고 한다. 그 시절의 사람들이 질병의 특수성에 대해 이미 어느 정도 연구하고 있었음을 알 수 있다.

서로 다른 종류의 질병의 치료라는 수요에 맞추기 위해 고대의 의사들은 여러 가지 치료 방법을 만들었다. 구침九鍼만 놓고 보더라도 여러 가지 질병을 치료하기 위하여 연구한 것이다. 《영추靈樞·관침편官鍼篇》에서는 이렇게 말한다.

---

[1] 1901~1970 상해출신. 儒醫 집안에서 태어나 상해중의전문학교를 졸업했다. 뒤에 상해 한의학원을 설립했다. 내경연구를 중시하여 《秦氏內經學》, 《內經類證》, 《內經知要淺解》 등 많은 저작이 있다. −역자

"대저 침을 놓는 데 가장 중요한 요체는 관침이다. 구침은 각기 쓰는 바가 있다. 침의 길고 짧고 크고 적은 것에 따라 각기 시술하는 바가 있다. 바르게 사용되지 못하면 병을 제거할 수 없다. 병이 얕은데 침을 깊게 놓으면 내부의 기육이 손상되고 피부에 고름이 생기며, 병이 깊은 곳에 있는데 침을 얕게 놓으면 병사를 사하지 못해 큰 농이 생긴다. 병이 경미한데 큰 침을 놓으면 기를 사하는 것이 너무 심하여 병은 반드시 더 해롭게 되고, 병은 중한데 작은 침을 놓으면 사기를 사하지 못해 병이 가중된다. 침의 마땅함을 잃으면 큰 것은 사하고, 작은 것은 제거되지 않는다."
[凡刺之要, 官鍼最妙. 九鍼之宜, 各有所爲, 長短大小, 各有所施也, 不得其用, 病弗能移, 疾淺鍼深, 內傷良肉, 皮膚爲癰; 病深鍼淺, 病氣不寫, 支爲大膿. 病小鍼大, 氣寫太甚, 疾必爲害; 病大鍼小, 氣不寫泄, 亦復爲敗. 失鍼之宜, 大者寫, 小者不移.]

관침이란 그 당시 관청에서 배포하여 사용되던 침을 이르는데, 참침鑱鍼, 원침員鍼, 시침鍉鍼, 봉침鋒鍼, 피침鈹鍼, 원리침員利鍼, 호침豪鍼, 장침長鍼, 대침大鍼 총 아홉 가지가 있다.

구침의 길이와 크기 및 형태는 서로 다르고 각자 쓰임이 다르다. 만일 잘못 사용하면 병을 치료하지 못할뿐더러 오히려 병이 생기거나 원기를 손상시켜 신체에 해를 가져온다.

침구 외에 《내경內經》은 폄석, 행기行氣, 안마, 뜸, 붙이는 것, 태우는 것, 마시는 것 및 기공 등 여러 치료방법을 제시했다. 《영추靈樞·병전편病傳篇》에서는 다음과 같이 말한다.

"여러 처방은 뭇 사람들의 처방이다. 한 사람이 다 시행할 수 있는 것이 아니다."
[諸方者, 衆人之方也, 非一人之所盡行也.]

이러한 치료방법은 한 사람을 위하여 준비한 것이 아니라 많은 대중들의 다양한 질병을 치료하기 위하여 만들어진 것이다. 《내경內經》의 치료이론은 병에 따라 치료하는 방침을 보여주었고 사물의 특수성을 선명하게 강조했다.

질병 및 그 치료방법의 특수성 연구에 대한 《내경內經》의 연구는 비교적 많은 편이다. 다른 병은 다른 방법으로 치료해야 한다는 비교적 간단한 도리 외에, 또 《내경內經》에서는 같은 병이라도 환자의 체질, 시간, 위치, 조건에 따라 치료방법도 달라야 한다고 지적한다.

《소문素問·오상정대론五常政大論》에서는 이렇게 말한다.

"독을 이겨낼 수 있는 자는 성질이 강한 약으로 하고, 독을 이겨내지 못하는 자는 약한 약으로 한다."[能毒者以厚藥, 不勝毒者以薄藥.]

신체가 건강한 사람은 강한 약물을 견디기에 맛이 두텁고 성질이 강한 약으로 치료할 수 있지만, 체질이 약한 환자는 맛이 얇고 성질이 약한 약을 사용하여야 한다. 뚱뚱한 이는 침을 깊게 찌르고 횟수가 많아도 되지만, 마른 이는 침을 얇게 빨리 찔렀다 빼야 한다. 이러한 내용은 모두 특수한 체질에 따른 것이다. 《영추靈樞·역순비수편逆順肥瘦篇》에서는 다음과 같이 말한다.

"어깨와 겨드랑이가 넓고 목 부분의 피부는 빈약하나, 피부는 두껍고 흑색을 띠며, 입술이 두텁고 혈색이 검고 탁하며, 기의 운행이 매끄럽지 않고 느리다. …… 이들에게 침을 놓는 경우는 깊숙이 찌르고 오랫동안 침을 꽂아 두어야 하며, 횟수를 더욱 늘려야 한다."[廣肩腋, 項肉薄, 厚皮而黑色, 脣臨臨然, 其血黑以濁, 其氣濇以遲. …… 刺此者, 深而留之, 多益其數也.], "야윈 사람은 피부가 얇고 혈색이 창백하고, 기육이 수척하고 입술이 얇으며, 음성이 미약하고 혈이 묽으며 기의 운행이 매끄러워 기가 쉽게 빠져 나가고, 혈이 쉽게 소모된다. 이러한 사람에게 침을 놓는 경우에는 얕게 놓고 빠르게 뽑아야 한다."[瘦人者, 皮薄色少, 肉廉廉然, 薄脣輕言, 其血淸氣滑, 易脫于氣, 易損于血, 刺此者, 淺而疾之.]

뚱뚱한 사람은 마땅히 깊이 침을 놓아서 오랫동안 두어야 하고 횟수도 약간 더 보태도 된다. 그러나 야윈 사람은 마땅히 침놓은 것이 얕고, 빠르게 뽑아야 한다. 이것은 모두 특수한 체질 조건으로 말미암아 결정되는 것이다.

《내경內經》은 사람의 체질이 지역의 영향을 크게 받는다고 여긴다. 때문에 임상 치료 시 지역의 차이를 고려하여야 한다. 《소문素問·오상정대론五常政大論》에서는 이렇게 말한다.

"서북의 기후에서 병들면 외부의 한사를 흩어주고 속의 열을 식혀주어야 하고, 동남의 기후에서 병들었을 경우에는 외부로 빠져나가는 것을 거두어들여 속을 따뜻하게 해주어야 한다. 이른바 같은 병에 다른 치료방법이다. 그러므로 기가 춥거나 서늘하여 (안으로 열이 나는 증상이 있으면) 차갑고 서늘한 약물로 치료하고, 열탕에 몸을 담가 약의 기운을 움직이게 한다. 기후가 따뜻하거나 뜨거운 경우 (안으로 찬 병이 있으면) 따뜻하거나 뜨거운 약물로 치료하고 힘써 안을 지켜서, 반드시 기를 같게 하여야 평형을 이루게 할 수 있다."[西北之氣, 散而寒之, 東南之氣, 收而溫之, 所謂同病異治也. 故曰氣寒氣凉, 治以寒凉, 行水漬之. 氣溫氣熱, 治以溫熱, 强其內守. 必同其氣, 可使平也.]

서북쪽은 기후가 차고 주민들이 뜨거운 음식을 즐기고 피부결은 탄탄하여 바람을 잘 막고 속에 열기가 있다. 동남쪽은 덥고 주민들은 찬 음식을 즐기고 피부결이 느슨하여 기가 쉽게 밖으로 새기에 속에 찬 기운이 쌓인다. 때문에 같은 병이라고 해도 서북쪽의 사람들에 대해선 외부의 한기를 흩어주고 속의 열을 내려주어야 하고, 동남쪽의 사람들에 대해선 외부로 빠지는 것을 막고 속을 따뜻이 해주어야 한다.

인체의 생리변화는 때와 밀접한 관계가 있기에 《내경內經》에서는 치료 시에 반드시 계절의 특징을 고려하여야 한다고 보았다. 《소문素問·육원정기대론六元正紀大論》에서는 이렇게 말한다.

"차가운 것을 사용하여 차가운 것을 멀리하고, 서늘한 것을 사용하여 서늘한 것을 멀리한다. 따뜻한 것을 사용하여 따뜻한 것을 멀리하고, 뜨거운 것을 사용하여 뜨거운 것을 멀리한다."[用寒遠寒, 用凉遠凉, 用溫遠溫, 用熱遠熱.]

인용문의 뜻은 추운 계절에는 차가운 약을 지나치게 쓰지 않고 더운 계절에는 뜨거운 약을 피하여 차갑거나 뜨거운 것이 지나친 상황을 예방하여야 한다는 것이다. 같은 이치로 따뜻하거나 서늘한 약을 사용할 때는 가능한 한 따뜻하거나 서늘한 계절을 피해야 한다.

질병의 종류와 환자의 조건은 복잡한 것이다. 때문에 치료 방법도 반드시 개선되어야 한다. 《내경內經》에서는 다음과 같이 말한다.

"성인聖人은 여러 치료방법을 합하여 다스렸으니 그 치료하는 방법이 각각 마땅한 바를 얻게 했다. 그러므로 다스림이 서로 다른데도 병이 낫는 까닭은 병의 실정을 정확히 파악하여 치료의 대강을 알고 있기 때문이다." [聖人雜合以治, 各得其所宜. 故治所以異而病皆愈者, 得病之情, 知治之大體也. /《소문素問·이법방의이異法方宜》]

이른바 '치료의 대강을 알아야 한다'는 것은 치료의 일반 법칙을 파악해야 한다는 것이다. 이른바 '병의 실정을 정확히 파악한다'는 것은 증상의 본질과 환자의 특수상황을 이해해야 한다는 것이다. 이른바 '여러 치료방법을 합하여 다스렸으니 그 치료하는 방법이 각각 마땅한 바를 얻게 했다'는 것은 병과 사람, 그리고 지리와 시간에 따라 달리 치료해야 한다는 것인데, 곧 다른 상황과 조건에 따라 다른 치료방법을 채택해야 한다는 것이다. 《내경內經》의 저자는 이것이 유명한 의사가 다른 방법으로 환자의 병을 치료하는 이유라고 했다.

일반은 특수 속에 담겨 있고 특수 속에는 일반이 포함되어 있으니, 어떤 사물이라도 모두 일반과 특수의 통일체이다. 때문에 사물을 이해할 때는 사물의 일반성을 관찰하고 사물의 특수성도 연구해서 문제를 구체적으로 분석해야 한다.

《내경內經》의 저자는 철학의 수준에서 추상적인 총괄을 할 수는 없었지만, '이법방의異法方宜'의 치료원칙에는 사물의 일반성과 특수성을 결합한 사상적 요소가 담겨있다.

위 내용을 종합해보면《내경內經》의 치료법칙의 최대 특성은 인체와 생활환경

그리고 질병과 치료의 대책을 통일시켜 연구한 것이다. 《내경內經》에서는 이 네 가지 측면은 서로 제약하고 서로 영향을 주기에 처방을 쓸 때는 어느 한 측면을 강조하여서는 안 되고, 반드시 건강의 회복과 보장을 모든 문제를 연구하는 중심과 출발점으로 간주하여 그들 사이의 내재적인 연계를 연구하고 종합적으로 처리해야 한다고 보았다.

제12장

침구鍼灸에 관하여

침구鍼灸는 얼마나 기묘한 치료방법인가! 작은 침을 적당한 혈위에 찌르기만 하면 수많은 질병을 치료할 수 있다. 간편하고 효과도 뚜렷하다. 이것은 옛 사람들의 위대한 발견이자 세계 의학에 대한 크나큰 공헌이다. 《내경內經》 시대의 의학자들은 경락經絡과 침구鍼灸에 대해 풍부한 임상경험을 축적하고 대규모 연구 작업을 진행해서 체계적인 학설을 세웠다. 《내경內經》의 작자는 침구를 아주 중시했다. 《내경內經》을 보면 침구를 전문적으로 논술한 글이 많은 비중을 차지하고 있다. 특히 《영추靈樞》부분은 주로 침술의 이론과 방법을 연구 토론하여 《침경鍼經》이라고도 부른다.

　　《내경內經》에서는 침구학을 신기하고 위대한 학문으로 본다. 《영추靈樞·외췌편外揣篇》에서는 다음과 같이 말한다. "무릇 구침九鍼은 작은 것으로는 안이 없을 정도이고, 큰 것으로는 밖이 없을 정도다. 깊어서 더 내려갈 수 없을 정도이고, 높아서 뚜껑을 씌울 수 없을 정도다. 황홀한 가운데 끝이 없고, 흘러 넘쳐 다함이 없다."[夫九鍼者, 小之則無內, 大之則無外, 深不可爲下, 高不可爲蓋, 恍惚無窮, 流溢無極.] 침은 작지만 침술을 시술하는 것은 쉬운 일이 아니다. 작은 침 속에 넓고도 정미하며 깊은 이치가 포함되어 있다. 《소문素問·오장별론五藏別論》에서는 다음과 같이 말한다. "침석을 싫어하는 이와는 더불어 지극히 교묘한 것에 관하여 말할 수 없다."[惡于鍼石者, 不可與言至巧.] 당시 사람들이 침구요법을 얼마나 높이 평가했는지 알 수 있다.

　　경락經絡과 수혈腧穴에 관한 《내경內經》의 구체적인 해석 중 어느 부분이 합리적인 부분인지, 어느 부분이 판단을 보류해야 하는 부분인지, 어느 부분이 시대적으로 뒤처지고 잘못된 것인지에 대해서는 현대의학과 유관 학문의 성실한 연구가 필요하다. 우리는 이를 감별하여 발전시켜야 한다. 다만 경락현상은 한의학의 큰 발견이고, 침구원리와 방법에 대한 《내경內經》의 숱한 논술에는 아직까지 임상을 지도하는 가치가 있다는 점은 확실하다.

60년대 이래로 중국 의학계에서는 침을 마취용으로 사용하여 많은 외과수술을 성공적으로 진행했으며, 풍부한 성과를 올려 세계 각국 학자들의 주목을 받아왔다. 최근 20년간 각국 의학자들은 현대과학기술을 응용하여 침자마취의 원리와 경락의 실질에 대해 수많은 실험연구를 진행함으로써 인체에 대한 인식을 진행시켜 왔다. 한의학의 침구이론이 경락의 실질을 탐구하는 시작점이라는 것을 잊지 말아야 한다.

한의학은 소박한 형태로 인체가 다양한 내적 연결을 가진 통일된 시스템이라는 것을 밝혔다. 침구학설은 체계론적인 관점으로 인체를 관찰하고 질병을 치료하는 한의학의 특성을 집중적으로 구현해왔다. 경락의 실질과 침구요법의 과학적 원리를 신속하고 명백하게 밝히기 위해 현대적인 방법으로 고찰하는 동시에 과거의 경험과 원리 속에서 단서를 찾아야 한다는 점을 놓쳐서는 안 된다. 특히 침구학설은 초기의 체계적인 방법의 지도하에 건립되고 발전한 것임을 잊지 말아야 한다. 만약 현재의 연구과정에서 선진실험기술만 채택하고 한의학 방법론의 특수성을 소홀히 하면 잘못된 길로 가는 것을 피하기 어려울 것이다.

1

기혈과 경락經絡은 침구요법의 객관적 근거

과거에 한의학을 이해하지 못한 사람들은 의도적이든 혹은 그렇지 않든 침구를 왜곡해왔다. 침구는 완전히 신앙과 정신작용에 의지하며 '정성을 들이면 효험이 있음'을 보여주는 것이라고 떠들었다. 그리고 침구요법은 사람의 의지에 따라 바뀌지 않는 특수하고 객관적인 물질의 근거라는 점을 근본적으로 부인했다. 이러한 생각은 사실과 맞지 않으며《내경內經》의 침구이론과도 다르다.《내경內經》에 따르면 기혈, 경락經絡, 수혈腧穴 및 장부조직臟腑組織은 침구요법의 기능효과를 표현할 수 있는 객관적인 물질 기초이며, 그것의 생리작용과 운행법칙을 정확히 파악해야 침구의 원리와 방법을 정확하게 이해하고 파악할 수 있다고 한다.

기氣와 혈血에 관하여

《내경內經》에서는 사람과 천지의 만물이 모두 상관되어 있으므로 인체는 소우주라고 말한다. 그리하여 음양오행陰陽五行의 자연관으로 인체를 설명하는 동시에 기의 자연계에서의 위치와 작용에 관한 사상을 인체의 생리과정에 대한 해석에 응용했다.《내경內經》에서는 기가 만물의 본원이고 기와 유형물有形物은 끊임없이 상호 전화하는 관계에 있다고 여긴다. 만물의 변화는 기가 추진하는 것이고, 기는 물질의 운동기능의 표현이다. 인체에서 기는 인체를 구성하고 생명활동을 유지하는 물질 기초인 동시에 인체의 생리기능을 가리키는 개념이다. 무형의 기와 유형의 생체조직도 끊임없는 상호 전환 속에 있다. 기는 인체 내에서의 기원과 기능에 따라 넷으로 나뉜다.

❶ 진기眞氣. 《영추靈樞·자절진사편刺節眞邪篇》에서는 "진기는 하늘로부터 받은 것이며, 곡기와 더불어 몸을 가득 채우는 것이다."[眞氣者, 所受于天, 與穀氣幷而充身也.]라고 말했다. 진기眞氣는 원기元氣 또는 진원지기眞元之氣라고도 부른다. 진기는 부모에게서 타고난 것이며 선천의 기이다. 인체가 형성되고 인체의 발육을 결정하는 유전물질이며 후천의 물과 곡식의 기[水穀之氣]와 합치하여 인체의 온몸에 충실하여 생명활동을 촉진한다.

❷ 종기宗氣. 《영추靈樞·사객편邪客篇》에서는 "그러므로 종기가 가슴에 쌓여서 인후를 따라 나오고, 심장과 경맥을 관통하여 호흡한다."[故宗氣積于胸中, 出于喉嚨, 以貫心脈, 而行呼吸焉.]고 말했다. 종기宗氣의 작용은 두 가지다. 첫째는 인후를 따라 호흡하는 것이고, 둘째는 심장과 경맥을 관통하여 혈의 유동을 추진하는 것이다. 종기宗氣는 콧구멍이 흡입한 자연의 기와 수곡水穀에서 생긴 정미한 기에서 오는 것이다. 그래서 《영추靈樞·오미편五味篇》에서는 다음과 같이 말한다.

"곡식은 먼저 위胃로 들어가는데, 정미한 것은 먼저 위胃에서 나와 양초兩焦로 가서 오장에 영양을 주고, 위기衛氣와 영기營氣의 두 길로 나뉩니다. 큰 기가 뭉쳐서 움직이지 않고 가슴속에 쌓인 것은 기해氣海라고 부릅니다. 폐에서 나와 인후를 따라 내쉬면 나오고 들이마시면 들어갑니다."[穀始入于胃, 其精微者, 先出于胃, 之兩焦, 以漑五藏, 別出兩行營衛之道. 其大氣之搏而不行者, 積于胸中, 命曰氣海, 出于肺, 循喉咽, 欲呼則出, 吸則入.]

❸ 영기營氣. 수곡水穀에서 생긴 정미한 기이며, 그중 맑은 것이 영기營氣다. 영

기는 심장과 폐의 작용을 통해 진액津液과 합해져서 혈血이 된다. 영기와 혈액은 맥도脈道에서 운행하며 온몸에 영양을 공급하는 작용을 발휘한다. 《영추靈樞·영기편營氣篇》에서는 이렇게 말한다. "영기營氣의 길은 안에서 곡식이 보물이 됩니다. 곡식이 위胃로 들어가 폐肺로 보내지며, 가운데서 넘쳐서 밖으로 퍼집니다. 정밀하고 전일한 것은 경맥을 따라 항상 움직이면서 그치지 않고, 끝났다가 다시 시작됩니다. [營氣之道, 內穀爲寶, 穀入于胃, 乃傳之肺, 流溢于中, 布散于外. 精專者, 行于經隧, 常營無已, 終而復始.]

❹ 위기衛氣. 영기營氣와 같이 수곡水穀에서 생긴 것이며, 그중 탁한 것이 위기衛氣다. 위기衛氣는 강하고 빠르다. 운행이 빠르고 경맥의 밖을 순행한다. 피부 속, 분육의 사이[分肉之間], 흉복胸腹의 안, 오장의 황막肓膜 위는 모두 위기衛氣가 있으면서 순환하는 곳이다. "위기는 분육을 따뜻하게 하고, 피부를 채우며 주리를 살찌게 하고 땀구멍의 열고 닫음을 주관한다."[衛氣者, 所以溫分肉, 充皮膚, 肥腠理, 司開闔者也. /《영추靈樞·본장本藏》] 장부와 살[기육肌肉], 피모 등을 따뜻하게 하고 기르는 작용 외에, 위기衛氣는 땀구멍을 열고 닫아 땀의 배설을 조정함으로써 외사外邪의 침입을 받지 않도록 보호하는 작용이 있다.

혈血은 형체가 있고, 기氣는 형체가 없다. 혈과 기는 형태가 다르지만 본질은 같다. 《영추靈樞·영위생회편營衛生會篇》에서는 다음과 같이 말한다. "영기와 위기는 정기이다. 혈은 신기이다. 그러므로 혈과 기는 이름은 다르지만 같은 류이다." [營衛者, 精氣也. 血者, 神氣也, 故血之與氣, 異名同類焉.] 영기營氣는 혈血이 되고 혈血은 또 신기神氣로 변한다. 바로 정신과 각종 생리기능을 포함한 것으로 혈血과 기는 이름이 다르지만 같은 류이다. 《내경內經》에서는 인체 내부에 있는 각종의 장기조직과 사지백해四肢百骸가 밀접하게 연결되어 있고, 이러한 연결을 실현하는 것이 바로 기와 혈이며, 순행하는 과정에서 주로 두 가지 역할을 한다고 말한다.

첫째는 온몸을 따뜻하게 하고 영양을 공급하는 것, 둘째는 생체를 조절하고 제어하는 것이다. 두 번째 점에 대해서는 《내경內經》에서 명확하게 말한 것은 아니지만, 그런 사상이 포함되어 있다. 예를 들어 진원지기는 부모의 정기精氣에서 변화하여 온 것이며, 신장에 축적되고 인체의 발육을 결정하고 영향을 준다. 또, 위기衛氣가 땀구멍을 열고 닫는 것을 제어하여 신체 표면을 보호하는 것과 같다. 더욱 중요한 것은 각 장부臟腑 사이, 장부와 인체의 각 부분 사이를 서로 조절하고 영향을 주는 것이다. 이것은 완전히 기와 혈을 통해서 가능한 것이다. 《영추靈樞·맥도편脈度篇》에서는 다음과 같이 말한다. "폐의 기는 코와 통하니, 폐가 조화로우면 코는 냄새나는 것과 향기로운 것을 구별할 줄 안다."[肺氣通于鼻, 肺和則鼻能知臭香矣.], "신장의 기는 귀와 통하니, 신장이 조화로우면 귀는 오음을 구별해서 듣는다."[腎氣通于耳, 腎和則耳能聞五音矣.], "간장의 기는 눈에 통하니, 간장이 조화로우면 눈은 오색을 변별할 수 있다."[肝氣通于目, 肝和則目能辨五色矣.], "비장의 기는 입에 통하니 비장이 조화로우면 입은 오곡을 분별할 줄 안다."[脾氣通于口, 脾和則口能知五穀矣.] 결국 기와 혈은 몸의 전체적인 기능을 연결하는 물질적 실체다. 그리고 각 조직기관을 제어하고 조절한다.

기혈은 연결 작용을 이루는 과정에 중요한 특징을 드러낸다. 그것은 바로 끊임없는 유동이다. 《영추靈樞·맥도편脈度篇》에서는 다음과 같이 말한다. "기는 움직이지 않을 수 없다. 마치 물이 흐르고 해와 달이 가는 것이 쉬지 않는 것과 같다."[氣之不得無行也, 如水之流, 如日月之行不休.] 기혈이 규칙성을 갖고 순행하는 것은 인체의 생명활동이 정상이라는 것을 보여주는 지표다. 여기에서는 생명은 운동을 통하여 유지된다는 이치를 생동적으로 구현했다.

경락經絡에 관하여

기혈이 유기체 내에서 순행하는 데는 특수한 통로, 즉 경락經絡이 있다. 《영추靈

樞・본장편本藏篇》에서는 다음과 같이 말한다. "경맥은 혈기를 움직이고 음양을 경영하는 근거이다."[經脈者, 所以行血氣而營陰陽.] 기혈의 운행과 활동의 법칙을 파악하려면 경락經絡을 연구해야 한다.

《내경內經》에서는 경락經絡을 몇 가지 종류와 층위로 나누었다. 그중에서 인체의 깊은 곳에서 순행하는 주간主幹을 경經이라 부르고, 몸체의 표면에 분포한 분지分支를 낙絡이라 부른다. 그래서 경맥은 12개의 정경과 8개의 기경으로 나뉜다. 12정경十二正經은 수족삼음경手足三陰經과 수족삼양경手足三陽經 둘로 나뉜다.

수태음폐경手太陰肺經: 폐에 속하고 대장으로 이어진다.

수궐음심포경手厥陰心包經: 심포에 속하고 삼초로 이어진다.

수소음심경手少陰心經: 심에 속하고 소장으로 이어진다.

수양명대장경手陽明大腸經: 대장에 속하고 폐로 이어진다.

수소양삼초경手少陽三焦經: 삼초에 속하고 심포로 이어진다.

수태양소장경手太陽小腸經: 소장에 속하고 심으로 이어진다.

족태음비경足太陰脾經: 비에 속하고 위로 이어진다.

족궐음간경足厥陰肝經: 간에 속하고 담으로 이어진다.

족소음신경足少陰腎經: 신에 속하고 방광으로 이어진다.

족양명위경足陽明胃經: 위에 속하고 비로 이어진다.

족소양담경足少陽胆經: 담에 속하고 간으로 이어진다.

족태양방광경足太陽膀胱經: 방광에 속하고 신으로 이어진다.

기경奇經에는 충맥衝脈, 임맥任脈, 독맥督脈, 대맥帶脈, 양유맥陽維脈, 음유맥陰維脈, 양교맥陽蹻脈, 음교맥陰蹻脈이 있다. 12정경正經 외에 또 12경별經別과 12경근經筋이 있다. 12경별經別은 12정경正經에서 갈라져 나온 것이고, 12경근經筋은 인체 외부의 근육에 분포된 12갈래의 통로이다. 역시 수족삼음삼양手足三陰三陽으로 분류하고, 같은 명칭의 12정경正經과 일정한 대응관계에 있다. 낙맥絡脈

은 별락別絡, 손락孫絡, 대락大絡, 부락浮絡 등의 구별이 있다. 그들은 경맥의 교류와 연계로 장臟, 부腑, 기육肌肉, 사지四肢, 구규九竅, 백해百骸, 피모皮毛 등 모든 조직기관을 긴밀히 연결하여 하나의 통일체를 이룬다.

전체 경맥經脈과 낙맥絡脈의 주체는 12정경正經이다.

12정경正經은 다음과 같은 몇 가지 특징이 있다.

❶ 순환하여 끝이 없다[循環無端].

《소문素問·거통론擧痛論》에서는 이렇게 말한다. "경맥이 흘러 그치지 않고, 순환하면서 쉬지 않는다."[經脈流行不止, 環周不休.]

《영추靈樞·맥도편脈度篇》에서도 말한다. "음맥이 장을 영위하고, 양맥이 부를 영위하는 것은 마치 고리가 끝이 없어 누구도 그 시작을 알지 못하고, 끝나면 다시 시작하는 것과 같다."[陰脈榮其藏, 陽脈榮其府, 如環之無端, 莫知其紀, 終而復始.] 12개 정경 중 각각의 음경陰經은 모두 상응한 양경陽經과 연결되며 다른 한 개의 양경陽經은 또 다른 한 개의 음경陰經과 서로 통하여 '음양이 서로 관통하는 것이 마치 고리가 끝이 없는 것과 같은'[陰陽相貫, 如環無端] 통로가 구성되어 기혈이 고리 모양[環形]의 통로를 따라 순행한다.

그 순서는 다음과 같다.

수태음폐경手太陰肺經 → 수양명대장경手陽明大腸經 → 족양명위경足陽明胃經 → 족태음비경足太陰脾經 → 수소음심경手少陰心經 → 수태양소장경手太陽小腸經 → 족태양방광경足太陽膀胱經 → 족소음신경足少陰腎經 → 수궐음심포경手厥陰心包經 → 수소양삼초경手少陽三焦經 → 족소양담경足少陽胆經 → 족궐음간경足厥陰肝經 → 독맥督脈 → 임맥任脈 → 수태음폐경手太陰肺經.

각각의 경맥에는 순행하는 노선과 노선들이 서로 연결되는 지점이 있으므로 경맥 속의 기혈 순행은 아래와 같은 규칙을 따르는 것으로 나타난다. "수삼음手三陰은 장臟에서 손으로 가고, 수삼양手三陽은 손에서 머리로 간다. 족삼양足三陽은 머리에서 발로 가고 족삼음足三陰은 발에서 배로 간다."[手之三陰, 從藏走手. 手之三陽, 從手走頭. 足之三陽, 從頭走足. 足之三陰, 從足走腹. /《영추靈樞·역순비수逆順肥瘦》] '흉복胸腹 → 손[手] → 머리[頭] → 족足 → 흉복胸腹'을 한 개의 작은 순환이라고 하면, 기혈이 14개 경맥을 따라 한 바퀴 순행하는 데에는 이러한 3개의 소순환이 포함된다.

기혈의 운행에는 일정한 방향으로 흐르는 노선이 있을 뿐만 아니라 일정한 속도와 리듬이 있다. 《영추靈樞·오십영편五十營篇》에서는 다음과 같이 말한다. "기가 몸을 50바퀴 순행하면 물은 100각을 가리킨다(하루가 지난다)."[氣行五十營于身, 水下百刻] '수하백각水下百刻'은 청동항아리 물시계[銅壺滴漏]가 하루 밤낮에 표시하는 눈금을 가리킨다. 영기營氣가 하루 밤낮 경맥經脈을 따라 온몸에서 50바퀴를 순행한다는 뜻이다.

《영추靈樞·위기행편衛氣行篇》에서는 "그러므로 위기는 하루 밤낮에 온몸을 50바퀴 운행하는데, 낮에는 양분을 25바퀴 돌고, 밤에는 음분을 25바퀴 돌면서 오장을 순환한다."[故衛氣之行, 一日一夜五十周于身, 晝日行于陽二十五周, 夜行于陰二十五周, 周于五藏.]고 말했다. 위기衛氣는 맥의 외부에서 순행하고, 하루 밤낮에 온몸을 50바퀴 돈다. 영기營氣와 다른 점은 낮에는 몸체 표면에서 운행하고 밤에는 장부에서 운행한다는 것이다. 《영추靈樞·영위생회편營衛生會篇》에서는 말한다. "밤중에 크게 회합을 함에 사람들이 모두 자리에 눕는다. 이때를 합음이라고 한다."[夜半而大會, 萬民皆臥, 命曰合陰] 밤중에 사람들이 깊이 잠들었을 때 영기營氣와 위기衛氣는 음분陰分에서 큰 회합을 하는데 이를 '합음合陰'이라고 부른다. 후대의 의사들은 《내경內經》에서 말하는 기혈의 순환이론에 따라, 침을 찌르는 시기를 파악하면 일정한 효과가 있음을 증명했다. 《내경內經》의 이론은 인체의 기능과 지구자전사이의 어떤 관계를 반영한다고 볼 수 있다.

근대의 일부 의학전문서적에서는 경락經絡의 순환성을 근거로 《내경內經》이 세계 최초로 혈액순환을 발견했다고 증명했다. 이 문제는 검토할 필요가 있다.

실제로 《내경內經》에서는 "맥은 혈의 창고다."[夫脈者, 血之府也. /《소문素問·맥요정미론脈要精微論》]라고 명확히 말했다. 맥脈은 바로 경맥經脈이다. 심장이 주관하며 혈액이 맥脈 중에서 끊임없이 순환한다. 그러므로 《내경內經》의 경락학설에 혈액순환의 사상이 포함되어 있다고 볼 수 있다. 이것은 당연히 아주 대단한 견해다. 그러나 기혈이 경락을 따라 순환한다는 《내경內經》의 이론은 1620년대 영국의 하비(Harvey)가 완성한 혈액순환이론과 본질적인 차이가 있다는 것을 알아야 한다. 이러한 차이점은 다음과 같다.

① 방법론으로 말하자면 《내경內經》은 주로 아직 발달하지 않은 시스템론을 사용해서 표면에서 본질을 추론하는 방법을 사용했다. 그러나 하비(Harvey)가 사용한 것은 근대 실험과학의 분석방법, 그 중에서도 주로 해부방법이다. 다른 방법은 그들이 이해하는 것이 인체의 다른 측면이 되도록 했다.

② 경락經絡의 순행노선은 혈관의 분포와 근본적으로 일치하지 않는다.

③ 경락은 본질상 유기체에서 총체적으로 나타나는 기능체계이고, 혈액순환체계는 육안으로 볼 수 있는 관상구조를 가진 조직기관이다. 혈액순환체계의 임무는 혈액환류血液還流다.

《내경內經》의 경락이론에 혈액순환의 개념이 섞였지만, 해부생리학적으로 혈액순환의 조직구조와 기제에 대하여 분명하게 설명하지는 못한다는 것을 알 수 있다. 그러므로 혈액이 온몸을 순환한다는 생각은 추정일 수 있다. 오행을 기술할 때 이미 말했듯 순환의 관점은 고대 중국에서 유행했던 철학관점으로, 《내경內經》의 작자가 혈액의 환류를 확인하는 데 큰 작용을 했다. 현대의학은 총체적인 기능 계통인 경락과 혈액순환계통이 같은 개념이 아니라는 것을 말해준다.

《내경內經》에서는 혈관과 경락을 혼동해서 혈액은 경락을 따라 순행하고 경락의 기능을 발휘한다고 했다. 《내경內經》에서는 경락의 기능을 혈에 부여하고 동시에 혈액의 기능을 경락에 부여했다. 때문에《내경內經》의 혈血은 실제 혈액이란 함의와 동시에, 기와 함께 경락의 연계기능을 구현할 수 있는 신호전달모델이란 함의를 가진다. 단순한 해부학적 의미의 혈과 완전히 일치하지는 않는다. 그러나《내경內經》에서 말한 경락은 혈액순환의 작용도 있기에 온몸에 영양을 공급하는 작용을 한다. 어쨌든 경락계통과 혈액순환계통을 구분해야 한다.

❷ 각각 맡는 영역[主司]이 있다.

12경맥은 임맥, 독맥과 순서에 따라 연결되어 전신을 관통하는 기혈환류계통氣血還流系統으로 구성되어 있는데, 이것이 그 통일성이다. 그러나 각 경맥은 자체의 방향, 분포와 연결된 장부가 있으며, 더불어 일정한 생리 병리과정과 관련되어 있다. 다시 말하면 경맥마다 자체의 독특한 제어영역이 있다. 수태음폐경手太陰肺經과 수양명대장경手陽明大腸經으로 예를 들어 설명한다.

《영추靈樞·경맥편經脈篇》에서는 다음과 같이 말한다. "폐수태음맥은 중초에서 시작하여 아래로 대장과 연결되고, 다시 위胃의 입구를 따라 격막을 뚫고 위로 올라가 폐와 연결되고, 폐로부터 옆으로 겨드랑이 밑으로 나와서 팔 안쪽을 타고 내려가 소음심경의 앞으로 가고, 팔꿈치 가운데로 내려가 팔뚝의 위 뼈 아래 모서리를 따라 촌구로 들어간다. 다시 어복魚腹으로 올라가 어제魚際를 거쳐 엄지손가락 끝으로 나온다. 갈라진 가지는 손목 뒤에서 곧장 집게손가락 안쪽 모서리로 나와 그 끝으로 나간다."[肺手太陰之脈, 起于中焦, 下絡大腸, 還循胃口, 上隔屬肺, 從肺系橫出腋下, 下循臑內, 行少陰心主之前, 下肘中, 循臂內上骨下廉, 入寸口, 上魚, 循魚際, 出大指之端 ; 其支者, 從腕後直出次指內廉出其端.]

수태음폐경手太陰肺經은 중초에서 시작하여 아래로 내려가 대장과 연계되고, 위胃의 입구를 따라 격막膈膜을 뚫고 올라가 폐에 연락되고, 기관 옆을 따라 올라가 겨드랑이 밑(천부혈)으로 가서 팔 안쪽을 타고 수소음심경手少陰心經의 앞으로 내려가 팔꿈치의 가운데로 내려간다. 다시 팔뚝 안쪽 뼈의 아래로 가로 내려가 촌구寸口를 지나 어복魚腹으로 올라가 어제혈魚際穴을 거쳐 엄지손가락 끝으로 나간다. 그 갈라진 가지는 손목 뒤에서 곧장 집게손가락 안쪽으로 나와 그 끝으로 나가서, 수양명대장경과 연계된다. 이것이 수태음폐경手太陰肺經의 순행부위이다. 이 편에서 계속하여 말한다.

"시동병에 걸리면 병이 폐에 가득차서 팽창하여 기침이 나고, 결분에 통증이 와서 심하면 두 손을 교차해서 가슴을 껴안으며 물체가 흐릿해 보이니, 이것이 비궐臂厥이다. 이것은 주로 폐에서 생기는 병으로, 기침, 상기, 천식, 마음이 답답하고 가슴이 더부룩함, 팔 안이 아픔, 손바닥에 열이 나는 증상이 있다. 기가 왕성하여 남으면 어깨와 등이 아프고, 풍한에 땀이 나고 중풍이 들며 소변이 자주 조금씩 나온다. 기가 허하면 어깨와 등에 통증이 오고, 추우면 기가 부족하여 숨 쉬기가 부족하며, 오줌 색이 변하는 등의 여러 병이 된다."[是動則病肺脹滿, 膨膨而喘咳, 缺盆中痛, 甚則交兩手而瞀, 此爲臂厥. 是主肺所生病者, 咳, 上氣, 喘渴, 煩心, 胸滿, 臑臂內前廉痛厥, 掌中熱. 氣盛有餘, 則肩背痛, 風寒汗出中風, 小便數而欠. 氣虛則肩背痛, 寒, 少氣不足以息, 溺色變, 爲此諸病.]

외사外邪가 폐경에 침입하여 발병하면 폐부肺部가 창만脹滿하고 해수기천咳嗽氣喘하며 결분缺盆에 통증이 오고, 심하면 통증으로 인해 두 손으로 흉부를 감싸 안으며 물체가 흐릿하게 보이는 비궐병臂厥病이 발생한다. 그 외에 기침이 나고 기가 상역하여 천식喘息이 나며, 목이 잠기고 마음이 답답하며 가슴이 더부룩한 증상[心煩胸滿]이 나타나고, 팔 안쪽이 아프면서 차갑고 손바닥에 열이 나고 어깨와 등 부위에 통증이 있으면서 풍한감기가 온다. 모두 폐기肺氣와 관련되며 본경本經에 속한다.

"수양명대장경맥은 집게손가락 끝에서 시작하여 손가락 위 모서리를 따라 합곡合谷에서 나와서, 위로 두 힘줄 가운데로 들어가 팔뚝 위쪽 모서리를 따라 올라간다. 팔꿈치 바깥쪽 모서리로 들어가 팔의 바깥쪽 앞의 모서리를 타고 어깨 위로 오른다. 우골髃骨의 앞쪽 모서리로 나와서 위로 올라가 척추골이 모이는 곳의 위로 나온다. 아래로 결분에 들어가 폐로 연결되고, 횡격막을 뚫고 아래로 내려가 대장과 연결된다. 갈라지는 가지는 결분에서 위로 목으로 올라가 뺨을 뚫고 아랫니로 들어갔다가, 다시 나와 입을 끼고 인중에서 교차한다. 왼쪽의 경맥은 오른쪽으로 가고, 오른쪽의 경맥은 왼쪽으로 가니, 올라가서는 콧구멍을 사이에 끼게 된다."
[大腸手陽明之脈, 起于大指次指之端, 循指上廉, 出合谷兩骨之間, 上入兩筋之中, 循臂上廉, 入肘外廉, 上臑外前廉, 上肩, 出髃骨之前廉, 上出于柱骨之會上, 下入缺盆, 絡肺, 下膈, 屬大腸. 其支者, 從缺盆上頸, 貫頰, 入下齒中, 還出挾口, 交人中, 左之右, 右之左, 上挾鼻孔. /《영추靈樞·경맥편經脈篇》]

    수양명대장경手陽明大腸經은 집게손가락 끝에서 시작하여 엄지손가락과 집게손가락이 갈라진 뼈 사이의 합곡혈合谷穴을 지나, 위로 엄지손가락 뒤의 두 힘줄 가운데 들어간 부위에 가서, 팔뚝 위쪽을 따라 올라가 팔꿈치 바깥쪽으로 간다. 위로 올라가 팔죽지 바깥쪽 앞 변두리를 따라 어깨로 올라가서, 견봉肩峰의 앞쪽을 지나 척추골의 위에서 밖으로 나가 육양경六陽經과 교차한다. 다시 아래로 내려가 결분缺盆에 들어가 폐에 닿고, 횡격막을 뚫고 내려가서 대장으로 이어진다. 본류에서 나뉜 가지는 결분에서 목으로 올라가 뺨을 뚫고 아랫니로 들어갔다가, 다시 나와 입술을 돌아 양쪽 경맥이 인중人中에서 교차한다. 왼쪽의 경맥은 오른쪽으로 가고, 오른쪽의 경맥은 왼쪽으로 가서 각각 콧구멍의 양쪽을 끼고 움직이면서 족양명위경足陽明胃經과 이어진다.

    수양명대장경手陽明大腸經은 외사外邪의 침입을 받으면 "이가 아프고 광대뼈가 붓는다. 주로 진액津液이 원인이 되어 생기는 병증[所生病]으로는 눈이 누렇고 입이 마르며 코피가 나고 후비(喉痺, 목이 메어 숨을 못 쉬고 삼키지도 못하는 병-역자)가 있으며, 어깨 앞쪽과 팔죽지가 아프고 집게손가락이 아파서 쓰지 못한다. 이 경맥의 기가 실하면 경맥이 지나가는 부위에 열이 나고 부으며 허虛하면 춥고 떨리는 것이 멎지 않는다."[則病齒痛, 頸腫. 是主津液所生病者, 目黃, 口乾, 鼽衄, 喉痺, 肩前臑痛, 大指次指痛不用. 氣有餘則當脈所過者熱腫, 虛則寒慄不復. 爲此諸病. /《영추靈樞·경맥편經脈篇》] 대장과 폐는 표리의 음양 관계로 진액津液의 대사를 같이 책임진다. 그리하여 치통[牙疼]이 발생하고 광대뼈가 붓는다. 그리고 진액津液 부조로 발생한 병증, 예를 들어 눈이 누렇고 입이 마르는 것, 맑은 콧물이 흐르고 코피가 나는 것, 후비가 생기고 어깨 앞쪽과 팔죽지가 아픈 것, 집게손가락이 아파 움직이지 못하는 것 등은 모두 본경이 주관한 것이다. 본경의 경기經氣가 지나치면 경맥이 지나가는 곳이 빨갛게 붓고 열이 나며, 경기經氣가 부족할 때는 춥고 떨리며 지속되는 시간이 길다.

다른 경맥도 모두 특성이 있다. 여기에서 하나하나 소개할 수는 없지만, 경맥은 마치 하나의 끈과 같아서 생리기능과 병리변화에서 순행하는 부위와 속하는 장부를 연결시킨다는 것을 알 수 있다.

경맥의 특이성을 이해하는 것은 진단과 치료에 중요한 의의가 있다.《내경內經》에서는 장부에서 발생하는 병리변화는 상응한 경맥의 순행부위에서 나타나며, 일정한 병적 반응을 보인다고 지적한다. 예를 들면 간병肝病에서 흔히 볼 수 있는 옆구리 통증, 심병心病에서 흔히 볼 수 있는 가슴 통증과 손 떨림, 비장의 병에서 흔히 볼 수 있는 복통과 비산髀酸, 폐병에서 흔히 볼 수 있는 어깨 통증과 팔의 통증, 신장병에서 흔히 볼 수 있는 허리와 무릎 통증 등이 그것이다. 이러한 증상이 발생하는 부위는 모두 해당하는 장臟에 속하는 경맥이 지나는 곳이다. 그러므로 증상의 부위와 특징에 따라 병리변화가 어느 장부에 속하는지 판단할 수 있다. 그리고 경락의 작용을 통하여 병인의 성질, 병리변화와 기제를 더 깊이 탐구할 수 있다. 주지하듯이 다른 장부의 병리변화로도 동일한 증상이 나타날 수 있다. 특히 발병 초기에는 증상의 특이성이 그다지 뚜렷하지 않으므로 판단하기 어렵다.

이때 경락학설을 토대로 진단하면 뚜렷한 효과가 있다. 병의 주요증상과 기타의 증상을 연결하고, 인체를 전면적으로 관찰한 후 경맥의 분포에 따라 병이 어느 경맥과 장부에 속하는지를 확정할 수 있다. 따라서 《영추靈樞・관능편官能篇》에서는 다음과 같이 말한다. "좌우상하의 아픈 곳을 관찰하면, 차고 더움과 어느 경맥에 병이 있는지 안다."[察其所痛, 左右上下, 知其寒溫, 何經所在.] 《영추靈樞・위기편衛氣篇》에서도 말한다. "음양 12경을 구별할 수 있으면, 병이 생기는 원인을 안다."[能別陰陽十二經者, 知病之所生.]

동일한 경맥으로 연결된 장부와 조직기관은 생리기능이 긴밀하게 연결되어 있다. 따라서 병사, 약성과 침감鍼感은 모두 경락의 특정한 선로를 따라 전달된다. 그리하여 어느 장부의 병을 치료하는 약물은 이 장부에 속하는 경맥에 속하는 질병에 대해서도 좋은 효과를 보인다. 이리하여 약물의 귀경歸經을 결정하는 것은 약물과 경맥의 관계다. 동시에 특정 경맥에 분포한 혈위穴位는 이 경맥이 제어하는 병에 비교적 뚜렷한 치료효과가 있다. 그리하여 병이 어느 경맥에 속하는지 진단하면 대개 이 경맥에 속하는 약물과 혈위를 선택하여 치료를 실시하는데, 이것을 '경을 따라 혈을 취하고[循經取穴]', '경에 따라 약물을 선택한다[按經選藥]'고 한다. 동시에 각 경맥 사이의 관계를 근거로 기타 경맥에 속하는 약물과 혈위를 적당히 선택하여 배합해서 치료해야 한다.

❸ 표리대응表裏對應

십이정경十二正經은 육양경六陽經과 육음경六陰經으로 나눈다. 음경陰經과 양경陽經은 2개씩 짝이 되어 표리상응의 관계가 있다. 《소문素問・혈기형지편血氣形志篇》에서는 다음과 같이 말한다. "족태양과 소음이 표리관계이고 소양과 궐음이 표리관계이며, 소양과 궐음이 표리관계이고 양명과 태음이 표리관계이며, 양명과 태음이 표리관계이니, 이것이 족足의 음양이다. 수태양과 소음이 표리관계이고 소양과 심주가 표리관계이며, 양명과 태음이 표리관계이니, 이것이 수手의 음양이다."[足太陽與少陰爲表裏, 少陽與厥陰爲表裏, 陽明與太陰爲表裏, 是爲足陰

陽也. 手太陽與少陰爲表裏, 少陽與心主爲表裏, 陽明與太陰爲表裏, 是爲手之陰陽也.] 양경陽經은 부락장부락장腑絡臟에 속하고 사지의 외측에 분포하므로 표表이다. 음경陰經은 장락부臟絡腑에 속하고 사지의 내측에 분포하므로 이裏이다. 표리관계의 경맥의 사이는 표리관계의 장부와 같이 기타의 경맥보다 더욱 긴밀하게 연결되어 있다.

경맥에서의 기혈의 분포는 고르지 않다. 《소문素問·혈기형지편血氣形志篇》에서는 다음과 같이 말한다. "사람의 기혈을 보면 태양은 항상 혈이 많고 기가 부족하며, 소양은 항상 혈이 적고 기가 많다. 양명은 항상 기가 많고 혈도 많은데, 소양은 항상 혈이 적고 기가 많다. 소음은 항상 혈이 적고 기가 많으며, 궐음은 항상 혈이 많고 기가 적다. 태음은 항상 기가 많고 혈이 적다. 이것이 하늘의 상수이다."[夫人之常數, 太陽常多血少氣, 少陽常少血多氣, 陽明常多氣多血, 少陰常少血多氣, 厥陰常多血少氣, 太陰常多氣少血, 此天之常數.] 《내경內經》에는 12경맥의 기혈의 분포에 대해 각기 다른 3가지 논의가 있다. 앞의 것은 많이 받아들여지는 견해이고, 다른 두 가지는 《영추靈樞》의 〈오음오미편五音五味篇〉과 〈구침론九鍼論〉에서 볼 수 있다. 〈혈기형지편血氣形志篇〉의 논의에 따르면 양명경陽明經은 위胃에 속하고 수곡을 만들어 내는 것[生化水穀]을 주관하므로 기혈도 많다. 그러나 기타 경맥은 표리에 따라 기혈의 수량에서도 대칭관계에 있다. 궐음厥陰은 다혈소기多血少氣하고 반대로 소양少陽은 소혈다기少血多氣하다. 소음少陰은 소혈다기少血氣多하고 반대로 태양太陽은 다혈소기多血少氣하다.

경맥기혈수량은 침술치료에 대해 지침으로서 작용한다. 《소문素問·혈기형지편血氣形志篇》에서는 다음과 같이 말한다. "양명경에 침을 놓을 경우 혈과 기를 모두 빼야 하고, 태양에 침을 놓을 경우 혈을 빼되 기를 빼는 것을 피해야 한다. 소양에 침을 놓을 경우에는 기를 빼되 혈을 빼는 것을 피해야 하고, 태음에 침을 놓을 경우 기를 빼되 혈을 빼는 것을 피해야 한다. 소음에 침을 놓을 경우에는 기를 빼되 혈을 빼는 것을 피해야 한다. 궐음에 침을 놓을 경우에는 혈을 빼되 기를 빼는 것을 피해야 한다."[刺陽明, 出血氣; 刺太陽, 出血惡氣, 刺少陽, 出氣惡血; 刺太陰, 出氣惡血; 刺少陰, 出氣惡血; 刺厥陰, 出血惡氣也.] 이것은 침자 시에 각 경맥의 기혈에서 많은 것은 사하고[多者宜瀉], 적은 것은 손상시키지 않아야 한다[少者勿傷]는 원칙을 파악해야 함을 말한 것이다.

❹ 심천분층深淺分層

수족을 따지지 않고 간단히 음양 측면에서 12정경을 분석하면 6종으로 나눌 수 있다. 바로 삼음삼양三陰三陽이다. 삼양三陽은 표면에 있고, 삼음三陰은 이면에 있다. 삼양과 삼음은 각각 개開, 합闔, 추樞의 작용을 하며 인체를 각기 다른 6가지 층으로 나눈다. 이것은 제7장에서 이미 설명했으므로 여기에서는 더 말하지 않는다.

수혈腧穴에 관하여

《내경內經》에서는 기혈이 경락을 따라 운행하는 것이 완전히 똑같아서 변화가 없는 과정이 아니라고 한다. 예를 들어 《영추靈樞·구침십이원편九鍼十二原篇》에서는 "나오는 곳이 정(우물)이고, 흐르는 곳이 형(실개천)이며, 합쳐지는 곳이 수이고, 다시 흘러 들어가는 곳이 합이다."[所出爲井, 所溜爲滎, 所注爲俞, 所行爲經, 所入爲合.]라고 말했다. 《내경內經》에서는 경맥을 흐르는 강물로 비교했다. 이에 강물에 근원과 흐름이 있듯이 각 경맥이 시작되는 곳을 맥기가 솟아난다고 하여 정井이라 불렀다. 미세한 맥기가 신속히 흘러간 곳을 형滎이라 부르고, 맥기가 흘러 들어가고 다시 전송하는 곳으로 기가 점차 왕성해지는 곳을 수俞라고 불렀다. 맥기가 큰 시내가 되어 흘러 지나는 곳을 경經이라고 하고, 신체의 깊은 곳에서 맥기가 합쳐지는 자리를 합合이라고 했다.

경맥 속을 운행하는 기혈에는 불균형과 단계성이 있다. 또한 경맥은 굽이치면서 온몸을 돌기 때문에 365개의 뼈마디를 지나야 한다. 관절의 바깥쪽으로는 각각 한 줄기 낙맥이 끌려 나온다. 따라서 온 몸에 총 365개의 낙맥絡脈이 있다. 그들이 경맥과 합류하는 지점이 수혈腧穴이다. 기혈이 경맥을 따라 순행하는 과정에서 나타난 정井, 형滎, 수俞, 경經, 합合은 모두 중요한 관절이며 바로 혈위穴位이다. 《소문素問·기혈론氣穴論》에서는 다음과 같이 말한다. "365개의 혈위가 침을 놓는 자리다."[凡三百六十五穴, 鍼之所由行也.] 역사가 변천하는 중에 《내경內經》의 일부 편장은 유실되었다. 한 통계에 따르면 현재의 《내경內經》에는 295개 혈위만 있다고 한다.

수혈腧穴은 인체에 어떤 영향을 미치는가? 《영추靈樞·구침십이원편九鍼十二原篇》에서는 다음과 같이 말한다. "뼈마디는 365로…… 절이란 말은 신기가 노닐면서 드나드는 곳이다. 그것은 피부, 살, 힘줄, 뼈가 아니다."[節之交, 三百六十五會, …… 所言節者, 神氣之所游行出入也, 非皮肉筋骨也.] 이 단락의 내용은 아주 중요하다. 뼈의 마디가 바로 수혈腧穴이고 신기神氣가 출입하고 만나는 곳임을 지적한 것이다. 신기神氣라는 것은 진기眞氣 또는 경기經氣라고도 불리며, 피부와 살과 힘줄, 뼈 같은 유형의 물체가 아니고 무형의 '기'로서 인체기능의 구현하는 주요 요소다. 그러므로 이렇게 말할 수 있다. 수혈腧穴은 생리기능의 중추이자 신체 표면에 있는 반응점이다. 수혈腧穴은 인체 내부에 있는 조직기관과 기능적으로 특수하게 연결된다.

이러한 기능연결이 존재하기 때문에 혈위를 관찰해서 진단할 수 있다. 《영추靈樞·구침십이원편九鍼十二原篇》에서는 다음과 같이 말한다. "오장에 질병이 있으면 십이원十二原에서 반응이 나타난다. 십이원은 각기 나오는 바가 있다. 그 근원을 명확히 알고 반응을 보면 오장의 해를 알 것이다."[五藏有疾也, 應出十二原, 十二原各有所出. 明知其原, 睹其應, 而知五藏之害矣.] 십이원十二原은 오장五臟과 관계가 밀접한 12개의 혈위다. 오장에 병이 생기면 십이원혈十二原穴에서 그

반응이 나타난다. 예를 들어 압통, 혹은 빨갛거나 검게 되거나 멍이 드는 것이다. 이러한 반응을 관찰하면 오장에 어떠한 병이 생겼는지 짐작할 수 있다.

생체의 내부변화가 혈위에서 나타날 뿐만 아니라 혈위에 자극을 주면 내부기관을 제어하는 작용이 일어나기도 한다. 《영추靈樞·배수편背腧篇》에서는 수혈腧穴의 위치에 대하여 "자리를 확인하고자 하면 그 곳을 누른다. 반응이 있고 통증이 풀어지면 바로 그곳이다."[欲得而驗之, 按其處, 應在中而痛解, 乃其腧也.]라고 말한다. 다시 말하면 손가락으로 수혈腧穴을 정확하게 압박하면 병증이 즉시 완화될 수 있다. 장기적인 임상관찰을 통하여 각기 다른 혈위가 인체 내부의 생리기능에 대해 각기 다른 영향과 제어작용이 있다는 것을 발견한 것이다. 같은 경맥이라고 해도 수혈腧穴의 작용에는 일정한 차이가 있다. 수혈腧穴의 이러한 특이성이 경맥 특이성의 기초이다.

심장은 기혈과 경맥을 제어하는 중추

《내경內經》의 생리학설에 의하면 심心은 전신의 '군주지관君主之官'으로 오장육부五臟六腑, 사지백해四肢百骸, 기혈, 경락, 수혈 등은 모두 심의 제어와 주도를 받는다. 《영추靈樞·사객편邪客篇》에서는 다음과 같이 말한다. "심心은 오장육부의 큰 주인이고, 정신이 머무는 곳이다. …… 심이 손상되면 신神이 떠나고 신이 떠나면 죽는다."[心者, 五藏六府之大主也, 精神之所舍也. …… 心傷則神去, 神去則死矣.] 신神은 감각, 의식, 사유를 대표할 뿐 아니라 생체의 모든 생리기능도 대표한다. 그리하여 심心은 온몸의 모든 구성부분을 제어하고 관리한다. 《소문素問·위론痿論》에서는 "심은 몸의 혈맥을 주관한다."[心主身之血脈]고 한다. 기혈과 경맥의 생리기능은 바로 안팎과 위아래를 관통하고 장부기관을 연결하는 데 있다. 따라서 심장은 경맥 속에서의 기혈의 순행을 통해 인체를 제어하는 작용을 발휘함을 알 수 있다.

　전신에 대한 통제와 관리에는 다른 장부의 협력이 필요하다. 그중에서도 폐의 역할이 가장 크다. 그러므로《소문素問 · 영란비전론靈蘭秘典論》에서는 "폐는 재상으로, 제어하는 것이 그로부터 나온다."[肺者, 相傅之官, 治節出焉.]고 말했다. 장개빈張价賓은 이 부분을 다음과 같이 해석한다. "절은 제어하는 것이다."[節, 制也.] "폐는 기를 주관하는데, 기가 조화로우면 영기와 위기와 장부가 다스려지지 않음이 없기 때문에 제어하는 것이 나온다."[肺主氣, 氣調則營衛藏府無所不治, 故曰治節出焉. /《유경류경類經 · 삼권三卷 장상류일藏象類一》]이다. '상부相傅'는 군주를 보조하여 국가대사를 관리하는 승상丞相이다.《내경內經》에서는 폐를 인체 중의 '상부相傅'로 비유하여 중요한 지위임을 설명하고 있다. 그러나 폐肺의 보좌 작용은 주로 "폐는 기의 근본이다."[肺者, 氣之本. /《소문素問 · 육절장상론六節藏象論》]라는 것으로 표현된다. 폐는 몸의 기를 주관한다. 기와 혈血은 이름이 다르지만 동류로, 서로에게 쓰임이 된다. 그러므로 심이 혈맥을 통해 전신을 제어하는 것은 폐기의 직접적인 협력이 있어야 실현할 수 있다.

2

침구의 원리와 방법

경맥經脈을 통하게 하고 기혈을 조절한다

《내경內經》에서는 기혈이 경락 속에서 끊임없이 운행하는 것은 생명활동의 중요한 표현으로, 신체의 건강을 유지하는 데 필요한 조건이라고 본다. 기혈의 운행이 장애와 방해를 받고 정상을 잃게 되면 인체에는 병증이 나타난다. 모든 질병은 기혈의 운행실조로 나타난다고 말할 수도 있다. 침구요법鍼灸療法은 특정한 혈위에 침과 쑥뜸을 통해 경맥에서의 기혈의 흐름에 영향을 주고 조절함으로써 사기를 제거하고, 정기를 북돋아 기혈이 조화를 이루어 정상적인 운행을 회복하도록 만든다. 이런 과정을 통해 병이 치유된다.

그러므로 《영추靈樞·해론海論》에서는 다음과 같이 말한다. "나는 그대로부터 침놓는 법에 대해 들었소. 그대가 말하는 것은 영기와 위기, 혈기를 벗어나지 않았소."[余聞刺法于夫子, 夫子之所言, 不離于營衛血氣.]

《영추靈樞·자절진사편刺節眞邪篇》에서는 다음과 같이 말했다. "침을 쓰는 것은 기를 조절하는 데 달려 있다."[用鍼之類, 在于調氣] 《영추靈樞·구침십이원편九鍼十二原篇》에서도 침구의 작용을 두고 "경맥을 통하고 기혈을 조절한다."[通

其經脈, 調其血氣.]고 했다.

　침구鍼灸의 작용이 기혈을 조절하는 데 있다면 매회 침자치료鍼刺治療를 실시할 때마다 침감을 느껴야 효력이 발생한다. 《영추靈樞·구침십이원편九鍼十二原篇》에서는 다음과 같이 말한다. "침을 놓는데 기운이 이르지 않으면 그 수를 묻지 않고 다시 침을 놓는다. 침을 놓는데 기가 이르면 침을 빼고는 다시 침을 놓지 않는다."[刺之而氣不至, 無問其數. 刺之而氣至, 乃去之, 勿復鍼.]

　의사가 환자에게 침을 놓을 때 만약 환자가 시큰시큰하고 마비되고 부어오르는 것을 느끼지 못했거나, 의사가 침 아래에 기가 흐르는 것이 가라앉고 팽팽하고 꺼칠하고 막힌 것[沈緊澁滯]을 느끼지 못한 것은 기가 이르지 않은 것임을 말한다. 그러면 다시 침을 놓아야 한다. 이 경우에는 손으로 침을 가볍게 흔들고 가볍게 상하로 움직이거나, 손톱으로 침을 긁거나 집게손가락으로 침을 가볍게 쳐서 기가 오는 것을 촉진시킨다. 기가 이르면 침을 뽑아낸다. 이로써 일회의 치료가 완성된다.

　비정상적인 기혈 운행의 종류는 다양하다. 그러나 《내경內經》의 변증이론에 의하면 어떤 경우도 결국 음증陰證과 양증陽證의 두 가지뿐이다. 《영추靈樞·근결편根結篇》에서는 다음과 같이 말한다. "침을 놓는 요령은 음과 양을 조절할 줄 아는 데 달려 있다. 음과 양을 조절하면 정기가 빛난다. 형체와 기를 합치하면 신이 안에 저장된다."[用鍼之要, 在于知調陰與陽, 調陰與陽, 精氣乃光. 合形與氣, 使神內藏.] 음양을 조절하여 인체가 동적 평형을 회복하도록 하는 것이 《내경內經》 치료학의 총원칙이며 침구鍼灸의 원칙이다. 그러나 음양의 불평형은 주로 한열허실寒熱虛實 네 가시 증으로 표현된다. 그리하여 《영추靈樞·관능편官能篇》에서는 다음과 같이 말한다. "한과 열이 다투니 합하여 조절하고, 허와 실이 이웃하니 통하게 할 줄 안다."[寒與熱爭, 能合而調之; 虛與實鄰, 知決而通之.] 이리하여 음양의 조절을 한열寒熱과 허실虛實의 조절로 구체화한다.

수혈兪穴에 침을 놓거나 쑥뜸을 떠서 경락 중의 기혈에 일정한 영향을 준다. 이러한 영향은 경락을 통해 앓는 자리[病所]에 전달되어 질병을 치료하는 목적을 이룬다. 그러므로 침구 시에는 앓는 자리의 근처에서 취혈할 수도 있지만, 멀리 떨어진 곳에서 취혈해도 된다. 이것은 경락의 연결과 기혈 운행의 특이성에 따라 결정된다.《소문素問·음양응상대론陰陽應象大論》에서는 "침을 잘 놓는 자는 음을 따라 양을 끌어당기고, 양을 따라 음을 끌어당긴다. 오른쪽에 병이 나면 왼쪽을 치료하고, 왼쪽에 병이 나면 오른쪽을 치료한다."[故善用鍼者, 從陰引陽, 從陽引陰; 以右治左, 以左治右.]고 한다. 음경陰經과 양경陽經은 이어져 있는 표리의 관계로 맥락이 그들을 관통한다. 때문에 기혈을 정리하고 통하게 하여 음양평형에 달하도록 하려면 음양의 상호제어관계를 이용해야 한다.

병이 양경陽經에 있을 때는 음경陰經에 침을 놓고, 병이 음경陰經에 있을 때는 양경陽經에 침을 놓는다. 좌측에 병이 나면 우측에 침을 놓고, 우측에 병이 나면 좌측에 침을 놓는다.《영추靈樞·종시편終始篇》에서는 "병이 위에 있는 경우는 아래에서 취하고, 병이 아래에 있는 경우는 높은데서 취한다. 병이 머리에 있는 경우는 발에서 취하고, 병이 발에 있는 경우는 오금에서 취한다."[病在上者, 下取之, 病在下者, 高取之; 病在頭者, 取之足; 病在足者, 取之膕.]고 한다. 예를 들어 태양병두통太陽病頭痛의 경우에는 곤륜혈崑崙穴을, 소양경두통少陽經頭痛은 규음혈竅陰穴을, 양명경두통陽明經頭痛은 내정혈內庭穴을 취할 수 있는데, 이 3개 혈은 모두 발에 있다. 탈항脫肛에는 백회혈에 침을 놓는데, 백회는 머리 위의 중앙에 있다. 이러한 현상이 나타나는 원인은 경맥은 본래 표리내외表裏內外, 상하좌우上下左右의 규칙에 따라 서로 제약하는 연결망이기 때문이다.

그러므로《내경內經》에서는 침의 조절작용은 부분이 아니라 몸 전체의 기혈운행

그리고 생명활동과 관련되어 있다고 보았다. 이것은 주로 다음과 같이 표현된다.

❶ 침구 효과는 사람의 정신활동과 밀접한 관계가 있다. 《영추靈樞·본신편本神篇》에서는 "침을 놓는 방법은 반드시 먼저 신에 근본을 두어야 한다."[凡刺之法, 必先本于神.], "이 때문에 침을 쓰는 경우 병든 사람의 태도를 관찰하여 정신 혼백의 존망득실의 의미를 안다. 다섯 가지가 상하면 침으로 치료할 수 없다."[是故用鍼者, 察觀病人之態, 以知精神魂魄之存亡得失之意. 五者以傷, 鍼不可以治之也.]고 한다. 현대의학 관점에서 보면 정신혼백은 신경계통의 활동기능이다. 《내경內經》에서는 그것이 침구의 효과가 나타나는지 여부의 중요한 근거라고 여긴다. 《내경內經》에서는 기혈과 경락의 활동과 신경계통의 기능이 밀접한 관계가 있으며, 신경계통은 인체를 통제하고 조절하는 주요 조직기관이라고 말한다.

❷ 침자鍼刺가 좋은 효과를 내면서도 안전하게 하려면 침자의 금기를 엄격히 따라야 한다. 《영추靈樞·종시편終始篇》에서는 다음과 같이 말한다.

"침을 놓을 때 금하는 경우. 막 입방한 경우에는 놓지 말고, 막 침을 놓았으면 입방하지 말며, 막 취했으면 침놓지 말고, 막 침을 놓았으면 술을 마시지 말아야 한다. 막 노한 경우에는 침을 놓지 말고, 침을 놓았으면 화내지 마라. 힘들게 일했으면 놓지 말고, 침을 놓았으면 힘들게 일해서는 안 된다. 배부르면 놓지 말고, 놓았으면 배부르게 먹지 말라. 굶주린 경우에는 놓지 말고, 놓았으면 배를 곯아서는 안 된다. 갈증이 나면 놓지 말고, 놓았으면 갈증 나게 하지 말라. 크게 놀라고 두려워하면 반드시 기를 안정시키고 놓는다. 수레를 타고 오는 자는 누워 쉬게 하여, 한식경이 지난 뒤에 놓는다. 나왔다 들어오는 자는 앉아서 쉬게 하고, 십리를 가는 정도의 시간이 지난 뒤에 놓는다. 이 12가지의 금하는 경우는 맥이 혼란되고 기가 흩어져서 위기와 영기를 거스르고 경기가 순서에 맞지 않는 경우이니, 그로 인하여 침을 놓으면 양병이 음병으로 들어가거나 음병이 나와서 양병이 되어 사기가 다시 생겨난다."[凡刺之禁, 新內勿刺, 新刺勿內; 已醉勿刺, 已刺勿醉; 新怒勿刺, 已刺勿怒; 新勞

勿刺, 已刺勿勞; 已飽勿刺, 已刺勿飽; 已飢勿刺, 已刺勿飢; 已渴勿刺, 已刺勿渴; 大驚大恐, 必定其氣乃刺之; 乘車來者, 臥而休之, 如食頃乃刺之; 出行來者, 坐而休之, 如行十里頃乃刺之. 凡此十二禁者, 其脈亂氣散, 逆其營衛, 經氣不次, 因而刺之, 則陽病入于陰, 陰病出爲陽, 則邪氣復生.]

피로하거나 배고프고 목마를 때, 혹은 정신적으로 큰 자극을 받았을 때는 기혈의 운행이 잠시 흩어질 수 있다. 그리하여 이때 침을 놓으면 예기했던 치료효과를 얻을 수 없을 뿐만 아니라 병사가 양陽에서 음陰으로 들어가거나 음陰에서 양陽으로 나와 표리表裏에 모두 병이 나고 심한 부작용이 발생한다. 이렇게 보면 침자鍼刺의 효과는 전체적인 기능반응에 속한다.

허虛를 보補하고 실實을 사瀉한다

《내경內經》에서는 침구鍼灸에 보법補法과 사법瀉法의 구별이 있다고 한다. 보법補法으로 인체의 기능을 증강시키고, 사법瀉法으로 병사를 인체에서 배제할 수 있다. 침구鍼灸의 중점은 음양기혈의 편성편쇠偏盛偏衰를 조절하고 평형을 회복하도록 하는 것이기에《내경內經》에서 총결한 침구요법의 기본원칙은 보허사실補虛瀉實이다.

《영추靈樞·구침십이원편九鍼十二原篇》에서는 다음과 같이 말한다. "대저 침을 놓는 경우 허하면 실하게 하고, 가득차면 배설하게 하고, 어혈이 엉기면 제거하고, 사기가 이기면 허하게 한다."[凡用鍼者, 虛則實之, 滿則泄之. 宛陳則除之, 邪勝則虛之.]

《영추靈樞·소침해편小鍼解篇》에서는 다음과 같이 말한다. "이른바 허하면 실하게 한다는 것은 기구맥의 맥상이 허하면 보법을 사용해야 한다는 것이다. 가득차면 사한다는 것은 기구맥의 맥상이 치성하면 사법을 사용해야 한다는 것이다.

어혈이 엉키면 제거한다는 것은 혈맥을 제거하는 것이다. 사기가 승하면 허하게 한다는 것은 뭇 경맥이 왕성한 경우에는 모두 사기를 사해야 함을 말한 것이다."[所謂虛則實之者, 氣口虛而當補之也. 滿則泄之者, 氣口盛而當瀉之也. 宛陳則除之者, 去血脈也. 邪勝則虛之者, 言諸經有盛者, 皆瀉其邪也.]

인용한 글의 뜻은 기구맥氣口脈에 허상虛象이 나타날 때는 보법을 사용하고 실상實象이 나타날 때는 사법瀉法을 사용해야 한다는 것이다. '완진宛陳'은 어혈瘀血이 쌓여 있는 것이다. 이 경우에는 응당 사혈해야 하는데, 실상 이것도 사瀉에 속한다. 어떤 사기도 정기보다 강하므로 실증을 나타낸 자에게는 모두 사법瀉法을 써서 사기를 사할 수 있다.

어떻게 해야 보補하거나 사瀉하는 목적을 이룰 수 있을까? 《영추靈樞·구침십이원편九鍼十二原篇》에서는 "허실의 요체에는 구침이 가장 잘 맞는다. 보사는 침으로 한다."[虛實之要, 九鍼最妙. 補瀉之時, 以鍼爲之.]고 한다. 말하자면 침을 놓는 방법이 다르다.

보법이란 무엇을 말하는가? 《영추靈樞·구침십이원편九鍼十二原篇》에서는 다음과 같이 말한다.

"보법에 이르기를 경기가 흘러가는 곳에 따라 침을 놓는데, 경기를 따르는 뜻은 마치 망령된 듯이 (그저 따라야) 한다. 침을 놓거나 경혈을 누를 때는 마치 모기나 등에가 무는 듯이 가볍게 침을 놓는다. 혹 침을 머무르거나 뽑아내는데, (뽑을 때에는) 마치 화살이 활을 떠나듯이 한다. 오른손으로 침을 뽑고 왼손으로 침구멍을 막으면 그 기가 넘쳐 바깥분이 닫히고 중기가 실해진다. 반드시 혈이 머물지 않게 해야 하며, 어혈이 있으면 급히 취하여 없애야 한다."[補曰, 隨之隨之, 意若妄之. 若

行若按, 如蚊虻止, 如留如還, 去如弦絶, 令左屬右, 其氣故止, 外門已閉, 中氣乃實, 必無留血, 急取誅之.]

뜻은 다음과 같다. 기가 경맥 속을 운행함에는 그것이 막 떠나려고 할 때, 따라가면서 침을 놓는다. 침을 놓는 동작은 매우 가볍고 느슨해야 한다. 마치 모기가 사람의 피부를 찌르는 것처럼 있는 듯 없는 듯해야 한다. 침을 빼내는 동작은 가벼우면서 화살이 날아가는 듯 신속해야 한다. 오른손으로 침을 찌를 때는 왼손으로 재빨리 침구멍을 막아 중기中氣가 밖으로 새나가지 못하도록 한다. 보법을 행할 때는 어혈이 생기는 현상이 없도록 해야 한다. 그리고 어혈이 생기면 피를 빼서 제거해야 한다. 《소문素問·이합진사론離合眞邪論》에는 보법에 관한 다음과 같은 내용이 있다.

"반드시 먼저 어루만져 순환이 되도록 하고, 맥을 짚어 흩어지게 하고, 눌러서 만져주고, 두드려 분노하게 하고, 긁어서 아래로 소통시키고, 통하게 해서 침을 놓는다. 밖에서 그 문을 당겨 신신을 가둬둔다. 숨을 내쉬는 것이 끝났을 때 침을 놓아 고요히 오랫동안 머물러 두면서 기가 이르도록 한다. (기가 이르기를 기다리는 것은) 마치 귀한 사람을 기다리다가 날이 저묾을 알지 못하는 것과 같이 한다. 기가 이르러 딱 맞게 스스로를 지키면 숨을 들이마실 때를 기다려서 침을 뽑아 기가 나오지 못하고 각각 그 자리에 있게 한다. 그 문을 눌러 막아 신기가 보존되도록 한다. 경기가 머물러 있으므로 보補라고 한다." [必先捫而循之, 切而散之, 推而按之, 彈而怒之, 抓而下之, 通而取之, 外引其門, 以閉其神. 呼盡內鍼, 靜以久留, 以氣至爲故, 如待所貴, 不知日暮. 其氣以至, 適而自護, 候吸引鍼, 氣不得出, 各在其處, 推闔其門, 令神氣存. 大氣留止, 故命曰補.]

이 단락에서는 침을 찌르기 전에 혈위 근처의 피부를 쓰다듬어 순환이 되도록 하고, 맥을 짚어 흩어지게 한 뒤 꾹 눌러 만져주고 두드려 솟아나게 하며 기혈이 통하게 하고, 환자가 정신을 집중하도록 하여 기가 오도록 해야 함을 강조했다. 환자가 숨을 내쉼이 끝날 때 침을 놓은 뒤 오랜 시간을 기다려 기가 도달하도록 하는데, 마치 귀한 사람을 대하듯이 신중히 한다. 시간이 얼마나 지났는지 따지지 말고 그 기가 돌아와 스스로 자신을 지킬 정도가 되거든 숨을 들이쉬는 것을 보면서 침을 뺀다. 침을 뺄 때 환자는 숨을 들이마셔야 한다. 그 목적은 신기가 보존되도록 하면서 밖으로 새나가지 않도록 하는 데 있다.

사법瀉法이란 무엇인가?《영추靈樞·소침해편小鍼解篇》에서는 말한다. "서서히 하고 빨리 하면 실해진다는 것은 침을 안으로 천천히 놓고 빨리 빼내는 것을 말한다. 빨리 하고 서서히 하면 허해진다는 것은 침을 안으로 빨리 놓고 서서히 빼내는 것을 말한다."[徐而疾則實者, 言徐內而疾出也. 疾而徐則虛者, 言疾內而徐出也.] 천천히 침을 놓고 재빨리 침을 빼는 것이 보법인데, 그와 반대로 재빨리 침을 놓고 천천히 침을 빼는 것이 사법瀉法이다.《소문素問·이합진사론離合眞邪論》에서는 다음과 같이 말한다.

"숨을 들이쉴 때 안으로 침을 놓아, 기가 거스르지 않도록 해야 한다. 고요하게 하고 오래 머물러 삿된 기운이 퍼지지 않도록 해야 한다. 숨을 들이 쉬면 침을 돌려서 기를 얻는 것을 목적으로 한다. 숨을 내쉴 때를 기다려 침을 뺀다. 숨을 다 내쉬면 침을 제거한다. 대기가 모두 나오니 사瀉라고 한다."[吸則內鍼, 無令氣忤. 靜以久留, 無令邪布. 吸則轉鍼, 以得氣爲故. 候呼引鍼, 呼盡乃去, 大氣皆出, 故命曰瀉.]

침을 놓을 때 환자는 숨을 들이쉬어야 한다. 숨을 들이쉬면 기가 왕성하고 기가 왕성하면 침을 찌른다. 이것은 "맞이해서 빼앗으면 그 기를 내보낼 수 있다."[迎而奪之, 其氣可泄. /《유경類經》]는 원직과 부합한다. 침을 찌른 후 그냥 두어야 한다. 목적은 사기를 침 아래에 집중시키기 위해서이다. 기를 얻기 위하여 침을 회전시킬 수 있는데, 이때 피시술자는 숨을 들이쉬는 동작을 배합한다. 침을 뺄 때 숨을 내쉬며, 숨을 내쉬는 것과 침을 빼는 것은 동시에 천천히 진행해야 한다. 숨을 다 내쉴 때 침을 다 빼낸다. 《내경內經》에서는 이렇게 하면 나쁜 기운이 모두 제거된다고 보았다.

    구법의 작용은 비교적 느리고 가볍다. 일반적으로 허증에 사용한다. 그러나 구법灸法에도 보사補瀉의 차이가 있다. 《영추靈樞·배수편背腧篇》에서는 "뜸불로 보하는 경우는 뜸불을 불지 말고 스스로 꺼지기를 기다린다. 뜸불로 사하는 경우는 빨리 그 뜸불을 불어서 쑥에 옮겨 붙도록 하여 그 불이 꺼지기를 기다린다."[以火補者, 毋吹其火, 須自滅也. 以火瀉者, 疾吹其火, 傳其艾, 須其火滅也.]고 한다. 뜸불로 혈위에 뜸을 뜰 때 뜸불을 불면 안 되며 천천히 타서 꺼지도록 하는 것인데, 이것이 보법이다. 뜸불을 힘껏 불어 맹렬하게 타게 해서 설령 새로운 쑥을 보탤 필요가 있어도 보태지 않고 빨리 타버리게 하는 것이 사법瀉法이다.

    《내경內經》은 많은 곳에서 보법과 사법瀉法의 구별을 이야기한다. 침을 놓을 때 환자가 허증인지 실증인가를 구분하고 허증에 대하여 보補하고 실증에 대하여 사瀉하며 절대로 그르치면 안 된다고 반복하여 강조했다.

    예를 들어 《영추靈樞·근결편根結篇》에서는 "사기가 가득한데 보법을 사용하면 음양의 기혈이 사방으로 넘치고, 장위가 차며, 간폐가 내부에서 부풀고 음양이 서로 뒤섞인다. 허한데 사법을 쓰면 경맥이 텅 비게 되고, 혈기도 고갈되며, 장위가 무력해지고 피부가 얇아져 뼈에 달라붙게 된다. 모발이 건조해지고 살결이 검은 색을 띠니 죽을 때를 알려줄 수 있다."[滿而補之, 則陰陽四溢, 腸胃充郭, 肝肺內膜, 陰陽相錯. 虛而瀉之, 則經脈空虛, 血氣竭枯, 腸胃攝辟, 反膚薄著, 毛腠夭膲,

予之死期.]고 한다.

사기가 성만盛滿할 때는 사법瀉法을 사용해야 하는데, 보법을 사용하면 병을 악화시킬 수 있으며 음양 각 경의 기혈이 사방으로 넘쳐흐르게 만들 수 있다. 장위腸胃와 간폐肝肺 등의 장부기관은 옹성창만壅盛脹滿해지고, 표리음양表裏陰陽은 서로 얽힌다. 본래 병의 실체가 허할 때는 보법을 사용해야 하는데, 오히려 사법瀉法을 사용하면 경맥기혈은 지나치게 소모되어 고갈枯竭되며 장위腸胃는 소화기능을 상실한다. 피부는 마르고 모발과 살결이 초췌해지며 심지어 죽음의 증상이 나타날 수도 있다.

현대의 임상치료는 침구의 방식이 다르면 효과에도 보사補瀉의 차이가 있음을 증명한다. 《내경內經》과 후세 의가들이 축적한 침자보사鍼刺補瀉에 관한 풍부한 경험을 적절하게 사용하면 더욱 양호한 치료효과를 볼 수 있다. 《내경內經》의 침구보사鍼灸補瀉에 관한 논술은 실천 가치가 있으므로 성실하게 연구해야 한다. 그러나 《내경內經》의 이론은 너무나 조야해서 침구보사鍼灸補瀉에 대한 과학적인 해석을 가할 수 없을 정도다.

예를 들어 《소문素問·자지론刺志論》에서는 "실증은 사기가 들어가는 것이다. 허증은 정기가 나오는 것이다. …… 실증에 침을 놓을 경우는 왼쪽 손으로 침구멍을 열고, 허증에 침을 놓을 경우는 왼쪽 손으로 침구멍을 닫는다."[夫實者, 氣入也. 虛者, 氣出也 …… 入實者, 左手開鍼空也. 入虛者, 左手閉鍼空也.]고 한다. 보법으로 정기를 보충할 수 있으며 사법瀉法으로 사기를 제거할 수 있다고 보는 것이다. 《내경內經》에서는 침구의 보사補瀉 효과가 나타나는 원인이 '기'가 침을 따라 인체에 들어가거나 인체에서 배출되기 때문이라고 본다. 이것은 주관적인 억측이다. 사실상 《내경內經》은 자체의 임상경험으로 이 점을 부정했다.

즉, 《영추靈樞·근결편根結篇》에서는 다음과 같이 말한다. "형기가 부족하고 병기가 부족한 것은 음양이 모두 부족한 것이다. 따라서 침을 놓아서는 안 된다. 침을 놓으면 정기가 더욱 부족해지고, 더욱 부족해지면 음양이 모두 고갈되고 혈기가 모두 소진되며, 오장이 비게 되고 근골이 연약해지며, 늙은이는 죽고 건장한 사람은 회복하지 못한다."[形氣不足, 病氣不足, 此陰陽氣俱不足也, 不可刺之, 刺之則重不足, 重不足則陰陽俱竭, 血氣皆盡, 五藏空虛, 筋骨髓枯, 老者絕滅, 壯者不復矣.]

만약 침자鍼刺로 정말 정기를 직접 보입補入하거나 사기를 배출할 수 있다면 음양이 모두 부족한 사람은 침을 놓아 정기를 보충할 수 없는가? 무엇 때문에 '침을 놓으면 거듭 부족해진다[刺之則重不足]'는 것인가? 이것은 이론적으로도 모순이다. 《영추靈樞·종시편終始篇》에서는 '정기가 부족한 경우는 촌구와 인영맥의 맥상이 모두 적어서 척촌의 맥과 균형을 이루지 못한다. 이와 같으면 음양이 모두 부족하다. 양을 보하면 음이 고갈되고, 음을 사하면 양기가 빠져 나간다. 이와 같은 경우는 단맛의 약을 가지고 보양할 수 있지만, 강한 약을 마셔서는 안 된다."[少氣者, 脈口人迎俱少而不稱尺寸也; 如是者, 則陰陽俱不足. 補陽則陰竭, 瀉陰則陽脫; 如是者, 可將以甘藥, 不可飲以至劑.]고 한다.

《내경內經》은 임상에 충실하다. 체질이 극히 쇠약한 환자를 발견해서 침을 놓으면 병을 치료하기는커녕 오히려 거듭 부족해져서 위험한 증후가 나타난다. 이런 환자는 온화한 약제를 내복하게 하여 천천히 조리해야 한다. '침을 놓으면 거듭 부족해지고, 양을 보하면 음이 고갈되고, 음을 사하면 양이 빠져나가는' 것으로부터 침을 놓는 것이 환자에게 직접 무엇을 보입補入하거나 배출시키는 것이 아님을 알 수 있다. 인체 내부의 음양 관계를 조절할 뿐이다. 때문에《소문素問·침해편鍼解篇》에서는 다음과 같이 말한다. "실한데 침을 놓아 허해질 때까지 기다리는 것은 침을 놔두어 음기가 융성할 때까지 이른 뒤에 침을 제거하는 것이다. 허한데 침을 놓아 실할 때까지 기다리는 것은 양기가 융성할 때까지 이른 뒤에 침 아래 열감이 있으면 침을 제거하는 것이다."[刺實須其虛者, 留鍼, 陰氣隆至, 乃去鍼也. 刺虛須

其實者, 陽氣隆至, 鍼下熱, 乃去鍼也.]

《내경內經》에 의하면 양기와 음기陰氣는 본래 인체에 존재하지만 여러 곳에 분산되어 있다. 보사補瀉란 침을 통해 경맥 속의 음기와 양기를 침 아래에 집중시켜 그들의 운행을 조절하고 병사를 극복하게 하며 인체를 정상으로 돌아가게 하는 것이다. 《내경內經》의 이런 사상에서 한 단계 더 나아가면 다음의 사실을 알 수 있다. 침은 인체 자체에 잠재한 저항력과 자가 조절의 능력을 불러일으켜 인체의 자연적인 치유기능을 향상시킨다. 그리하여 침놓은 것은 보사補瀉를 막론하고 모두 필연적으로 정기의 소모를 가속한다. 이것이 바로 음양이 모두 쇠퇴하여 극히 허약한 환자에게 침구요법을 사용하지 못하는 원인일 것이다.

침놓는 시기를 정확하게 파악한다

《내경內經》은 고립적으로 사물을 보지 않는다. 운동과 연결의 관점에서 사물을 분석한다. 그리하여 동적인 관점에서 인체의 생리과정과 병리과정을 대함으로써 모든 질병은 항상 운동과 변화 중에 있다고 여긴다.

《내경內經》의 관점에 따르면 병사가 최초에 인체에 침입했을 때는 어느 한 곳에 머물지 않고 기혈과 함께 경맥 속에서 유동한다. 《소문素問·이합진사론離合眞邪論》에서는 다음과 같이 말한다.

"사기가 막 들어왔을 때는 아직 정해진 곳이 없다. 밀면 앞으로 가고, 당기면 그친다."[邪之新客來也, 未有定處. 推之則前, 引之則止.]

"사기가 낙맥에서 나와 경맥으로 들어가면 혈맥 속에 머무른다. 추위와 더위가 서로 어울리지 못함은 마치 큰 파도가 일어나는 것과 같아서 아무 때나 오고 가면서 상주하지 않는다."[邪去絡入於經也, 舍於于血脈之中. 其寒溫未相得, 如涌波之起也, 時來時去, 故不常在.]

만약 즉시 치료하지 않으면 일정한 시간이 지난 후 병사는 어느 한곳에 머물러 그 부위에 발병하게 한다. 그러나 병사의 기는 운동을 멈추는 것이 아니라 기혈을 따라 경맥 중에서 끊임없이 운동하며 병을 악화시킨다. 예를 들어 《소문素問·태음양명론太陰陽明論》에서는 다음과 같이 말한다.

"그러므로 음기는 발에서 위로 올라가 머리에까지 이르고, 다시 아래로 내려가 팔을 따라 손가락에 이른다. 양기는 손에서 위로 올라가 머리까지 이르고 다시 아래로 내려가 발에 이른다. 그러므로 양병은 위로 끝까지 올라갔다가 아래로 내려가고, 음병은 아래로 끝까지 내려갔다가 위로 올라간다고 한다."[故陰氣從足上行至頭, 而下行循臂至指端; 陽氣從手上行至頭, 而下行至足. 故曰陽病者, 上行極而下; 陰病者, 下行極而上.]

이 단락에 대해 청나라의 장지총張志聰은 "이것은 사기가 기를 따라 옮겨가는 것을 말한 것이다. 사람의 음양의 기는 출입함에 때를 따라 오르내린다. 이 때문에 양병이 위에 있는 경우는 한참 있다가 기를 따라 아래로 내려가고, 음병이 아래에 있는 경우는 한참 있다가 기를 따라 위로 거슬러 올라간다."[邪隨氣轉也. 人之陰陽出入, 隨時升降, 是以陽病在上者, 久而隨氣下行, 陰病在下者, 久而隨氣上逆.]고 해석했다.

수족삼음경手足三陰經 내의 기혈의 운행방향은 발에서 머리에 이르면 다시 팔을 따라 내려가 손가락 끝부분까지 운행한다. 수족삼양경手足三陽經의 기혈氣血의 순행방향은 손에서 머리에 이르고, 다시 아래로 발까지 흐른다. 병사病邪가 기혈을 따라 운행한다면 기혈이 운행하는 방향은 바로 병이 발전하고 사기가 유동하는 방향이다.

이것을 가지고 보자면 《내경內經》은 질병의 정지성을 보았을 뿐 아니라 끊임없이 운동하는 측면에 대해서도 강조했음을 알 수 있다. 병사의 부분적인 파괴 작용뿐 아니라 온몸에 대한 영향에 대해서도 특별히 주의한 것이다.

정기와 사기가 인체 내에서 끊임없이 운동하고 투쟁하는 과정에 있다고 하면, 다른 시점에 사기와 정기는 반대의 형세에 처해있을 것이다. 침은 기혈에 직접 자극을 주어 경맥을 통하게 하고 기를 조절한다. 때문에 어느 때에 침을 놓는 것이 가장 적당하고 치료효과도 가장 이상적인가 하는 문제가 나타난다. 《소문素問·보명전형론寶命全形論》에서는 다음과 같이 말한다.

"오장이 이미 안정되고 구후가 이미 갖추어진 뒤라야 비로소 침을 놓을 수 있다. …… 오고 감을 파악한 후에야 비로소 침을 놓는다. …… 침을 놓아야할 때에 이르러서는 잠깐의 사이도 용납할 수 없으니, 손놀림이 힘써 일하는 것과 같고, 침은 반짝거리면서 윤이 나며, 마음을 고요히 하고 뜻을 살피며 적절함과 변화를 살피니, 이것을 명명冥冥이라고 하는데 누구도 그 형체를 알지 못한다. 그 기가 모이는 것이 까마귀가 모이는 것을 보는 것과 같고, 그 기가 왕성한 것이 쑥대밭을 보는 것과 같다. 날아가는 것을 보더라도 무엇인지 알지 못한다. (침을) 눕혀서 있는 것은 (쏘기를 기다리며) 가로 들고 있는 쇠뇌와 같고, (찌르기 위해 침을) 일으키는 것은 방아쇠를 당기는 것과 같다."[五藏已定, 九候已備, 後乃存鍼. …… 可玩往來, 乃施于人. …… 至其當發, 間不容睫. 手動若務, 鍼耀而勻, 靜意視義, 觀適之變, 是謂冥冥, 莫知其形, 見其烏烏, 見其稷稷, 從見其飛, 不知其誰, 伏如橫弩, 起如發機.]

의사는 세밀한 진찰을 거쳐 환자의 기혈이 왕래하는 규칙을 파악한 후에야 침을 놓을 수 있다. 침을 놓는 것도 환자의 기혈이 운행하는 상황에 따라 가장 적당한 시기를 선택한다. 너무 이르지도, 늦지도 말아야 한다. 가장 적당한 시기가 되면 의사는 즉시 침을 찔러야 하고, 한순간의 착오가 있어도 안 된다. 손의 동작은 정확하고 민첩하며 침착해야 한다. 침을 놓은 후 기혈의 반응과 변화에 대하여 긴밀하게 주의해야 한다.

기혈의 운동은 인체의 내부에 깊이 감추어져 드러나지 않지만, 훌륭한 의사는 인체 표면에 나타난 증후를 통해 기혈의 운동을 관찰한다. 경기經氣가 올 때는 까맣게 모여든 까마귀 같다. 기가 번성할 때는 쑥대밭처럼 모여 있다. 기가 오가는 것은 새가 날아다니는 듯하다. 그러나 누구도 그들을 좇은 것이 아니다. 피부 속에 침을 두고 빼지 않으면서 기가 오기를 기다리는 것은 쇠뇌를 겨누듯 새가 날아오는 것을 기다리는 것과 같다. 침 아래에서 기를 느꼈을 때 침을 빼는 것은 화살이 날아가는 듯 신속해야 한다.《영추靈樞·위기행편衛氣行篇》에서는 "삼가 그 때를 살피면 병을 치료하는 것을 기약할 수 있지만 때를 잃고 징후와 반대로 하는 경우에는 어떤 병도 치료할 수 없다."[謹候其時, 病可與期, 失時反候者, 百病不治.]고 말했다. 이로써 침을 놓는 시기를 정확하게 파악하는 것은 얼마나 중요한 것인지 알 수 있다.

침을 찌르고 빼는 시기를 어떻게 선택하는가에 대해《내경內經》에서는 얼마간의 기술을 남겨두었다. 그중 가장 중요한 것이 '침을 놓을 때 기가 오는 것을 맞이해서 사하고, 기를 따라서 부족한 것을 보충하는[迎而奪之, 隨而補之]' 원칙이다.《영추靈樞·위기행편衛氣行篇》에서는 다음과 같이 말한다.

"실증에 침을 놓는 경우에는 올 때 침을 놓고, 허증에 침을 놓는 경우는 갈 때 침을 놓는다. 이것은 기가 있고 없는 때를 가지고 허증과 실증을 살펴 침을 놓는다는 것을 말한다. 이 때문에 삼가 기가 있는 곳을 살펴서 침을 놓는 것을 때를 만났다고 한다."[刺實者, 刺其來也; 刺虛者, 刺其去也. 此言氣存亡之時, 以候虛實而刺之. 是故謹候氣之所在而刺之, 是謂逢時.]

실증의 환자에게 침을 놓아 사瀉하게 하려면 사기가 경맥에서 밀려올 때를 택한다. 허증환자에게 침을 놓아 보補하려면 사기가 경맥에서 물러날 때를 택한다.《내경內經》에는 만약 사기가 밀려올 때 보법을 쓰면 사기를 증강시킬 수 있고 사기가 물러갈 때 사법瀉法을 사용하면 사기를 제거하지 못할 뿐 아니라 정기에 손상을 줄 수도 있다고 보았다. 이때는 정기가 회복 중이기 때문이다.《영추靈樞·소침해편小鍼解篇》에서는 "올 때 맞이해서는 안 된다는 것은 사기가 왕성하므로 보법을 써서는 안 된다는 것이다. 물러갈 때 쫓아가서는 안 된다는 것은 정기가 허하므로 사법을 써서는 안 된다는 것이다."[其來不可逢者, 氣盛不可補也. 其往不可追者, 氣虛不可瀉也.]라고 했는데, 바로 이 뜻이다.

침을 놓는 시기를 선택하는 또 하나의 중요한 원칙은 사기에 타격을 주려면 '실증을 피하고 허증에 나아가야 한다는[避實就虛]는 것'이다.《영추靈樞·역순편逆順篇》에서는 이렇게 말한다.

"병법에서 말한다. '적군의 밀려오는 기세가 맹렬하면 맞이하지 말고, 적군의 진용이 당당하면 공격하지 말라.' 침법에서는 말한다. '열의 형세가 왕성하면 침을 놓지 말고 땀이 줄줄 흐르면 침을 놓지 않는다. 맥상이 혼란하면 침을 놓지 않고 병세와 맥상이 상반되면 침을 놓지 않는다.'"[兵法曰: 無迎逢逢之氣, 無擊堂堂之陳. 刺法曰: 無刺熇熇之熱, 無刺漉漉之汗, 無刺渾渾之脈, 無刺病與脈相逆者.]

《내경內經》의 작자는 고대의 전투와 관련된 사상을 끌어들여서 침놓는 시기를 선택하는 도리를 설명했는데, 뜻이 깊다.《내경內經》에서 인용한 병법兵法은《손자孫子·군쟁편軍爭篇》의 글이다. "삼군은 사기를 빼앗아야하고, 장군은 마음을 빼앗아야 한다. 아침에는 기가 예리하고 낮에는 기가 나태하고 저녁에는 기가 고갈된다. 때문에 군대를 잘 쓰는 이는 예기를 피하고 나태하거나 고갈된 기를 치니, 이것이 기를 다스리는 것이다. …… 고른 깃발을 맞이하지 말고, 당당한 진열을 치지 않으니, 이것이 변화를 다스리는 것이다."[故三軍可奪氣, 將軍可奪心. 是故朝氣銳, 晝氣惰, 暮氣歸. 故善用兵者, 避其銳氣, 擊其惰歸, 此治氣者也. …… 無邀

正正之旗, 勿擊堂堂之陳, 此治變者也.]

손무孫武는 적과 교전交戰하기 전에 적의 예기를 꺾고 적장의 결심을 동요시켜 적군의 사기를 예예銳에서 태만[怠]으로 바꾸고 끝내 고갈[竭]시켜야 한다고 주장한 것이다. 적의 사기가 왕성하고 진영이 정연할 때 출격하여 무리하게 맞서 싸우면 안 된다. 적군의 예기를 피하고 적군의 병사가 쇠약할 때 다시 맹공을 전개한다. 기원전 684년 봄, 제齊와 노魯 사이의 장작의 싸움[長勺之戰]에서 노나라 군은 조귀曹劌의 통솔 아래 '예기를 피하고, 느슨해져서 돌아가려 할 때 치는[避其銳氣, 擊其惰歸]' 전략을 택하여 그들보다 강대한 제齊나라 군을 이겨냈다. 이것은 손무孫武 이전에 있었던, 역사적으로 유명한 '실한 것을 피하고 허한 것으로 나아간[避實就虛]' 사례다.

《내경內經》에서는 인체의 정기와 사기[正邪]의 투쟁을 전쟁의 원칙에 비유했고, 아울러 침의 운용원칙으로 삼았다. 《내경內經》의 작가가 보기에 정正과 사邪의 대결은 전쟁과 다름없으니, 한 차례의 회합이 지난 후에는 다시 회합이 일어나는 과정으로 나타난다. '혼란한 맥'과 '병세와 맥상이 서로 상반되게' 나타날 때는 병세가 복잡해서 일시나마 음양허실陰陽虛實을 구별하기 어렵거나 혹은 피아 간의 정황이 불명하므로 잠시 공격하지 않아야 한다. '뜨거운 열'과 '줄줄 흐르는 땀'의 증상이 나타났을 때는 사기가 왕성하고, 정기와 사기가 이미 격렬히 투쟁하고 있으므로 '사기가 모이면 그 기는 반드시 허중[邪之所湊, 其氣必虛]'이라는 것이다. 그러므로 이때는 침을 놓아 더욱 많은 아군 병력을 불러일으켜 전투에 투입하는 것은 적당하지 않다. 쓸데없이 소모하지 않는 것이 좋다. 《영추靈樞·역순편逆順篇》에서는 다음과 같이 말한다.

"침놓을 때를 기다림은 어떠해야 하오? 대답하기를, 뛰어난 의사는 아직 병이 생기기 전에 침을 놓고, 다음은 병이 아직 왕성하기 전에 침을 놓습니다. 다음은 이미 쇠퇴한 다음에 침을 놓고, 졸렬한 의사는 병이 막 습격했을 때와 병의 형세가 왕성할 때 침을 놓습니다. 병세와 맥상이 서로 반대가 됩니다. 그러므로 막 병세가 왕성할 때는 감히 정기를 훼손시키지 말아야 하고, 병세가 이미 쇠퇴했을 때 침을 놓아야 효과가 클 것이라고 하는 것입니다."[候其可刺奈何? 曰: 上工刺其未生者也, 其次刺其未盛者也, 其次刺其已衰者也. 下工刺其方襲者也, 與其形之盛者也, 與其病之與脈相逆者也. 故曰: 方其盛也, 勿敢毁傷. 刺其已衰, 事必大昌.]

《내경內經》에서는 큰 병이 되기 전에 다그쳐 침으로 치료하는 것이 가장 좋다고 여긴다. 만약 병이 이미 이루어졌다면 매회 병사가 고조되었다가 쇠약하게 되었을 때를 기다려 침으로 온몸의 정기를 동원하고 집중시켜 사기에 타격을 준다. 이러한 생각은 정확한 것이다.

실제로 뜨겁게 열이 나고 크게 땀이 나는 환자에게 침을 놓으면 치료효과가 나쁠 뿐만 아니라 가끔은 허탈虛脫, 쇼크 등의 위험한 상황이 나타날 수도 있다. 그러나 '쇠퇴한 후에 침을 놓는[刺其已衰]' 방법을 따르면 비교적 만족스러운 치료효과를 얻을 수 있다.

《내경內經》은 역사적인 제한 때문에 생리와 병리의 구체적인 과정을 과학적으로 해석하지 못하고 군사원칙을 빌려 일반적인 설명을 진행할 수밖에 없었던 것이다. 그러나 여기에는 《내경內經》 의학이론의 특징이 잘 반영되어 있으니, 그것은 고찰 대상의 실체 내용보다는 연구 대상 사이의 상호제약관계를 중시하여 총체적인 계통제어와 조절의 일반적인 규칙을 연구하는 것이다. '실증을 피하고 허증에 나아가고[避實就虛]', '쇠퇴한 후에 침을 놓는[刺其已衰]' 사상에는 최초의 게임 이론의 발생이 이미 내포되어 있다고 말할 수 있을 것이다.

침놓는 깊이를 엄격하게 제어한다

병세의 필요에 따라 길이가 적절한 침을 선택하고, 침놓는 깊이를 정밀하게 파악한다. 이것은 가장 중요하면서도 비교적 복잡한 문제이다. 《소문素問・자요론刺要論》에는 이렇게 쓰여 있다.

"병에 뜨고 가라앉음이 있고, 침에는 얕고 깊음이 있으니, 각기 그 이치에 이르고 기준을 넘어섬이 없게 해야 한다. 지나치면 안을 손상시키고 미치지 못하면 밖으로 막히며, 막히면 사기가 따라온다. 얕고 깊음이 바름을 얻지 못하면 도리어 큰 해로움이 되어 안으로 오장을 요동시켜 나중에 큰 병을 만든다. 그러므로 병중에는 터럭과 거죽에 있는 것이 있고, 피부에 있는 경우가 있으며, 살에 있는 경우가 있고, 맥에 있는 경우가 있다. 힘줄에 있는 경우가 있고, 뼈에 있는 경우가 있으며, 골수에 있는 경우도 있다. 때문에 작은 터럭과 주리에 침을 놓을 때는 피부를 손상시켜서는 안 된다. 피부가 손상되면 안으로 폐가 요동치고, 폐가 요동치면 가을에 온학(학질 중 하나)을 앓아서 추워하며 떨게 될 것이다. 피부에 침을 놓을 때 살을 손상시켜서는 안 된다. 살이 손상되면 안으로 비장을 요동시킨다. 비장이 요동하면 72일인 사계절의 말미인 달에 복부가 부풀어 오르고 답답하며 식욕이 없어지는 병을 앓는다. 살에 침을 놓을 때는 맥을 손상시켜서는 안 된다. 맥이 손상되면 안으로 심을 요동시킨다. 심이 요동치면 여름에는 심통을 앓게 된다. 맥에 침을 놓을 때 힘줄을 손상시켜서는 안 된다. 힘줄이 손상되면 안으로 간을 요동시킨다. 간이 요동하면 봄에 열병을 앓아 힘줄이 늘어질 것이다. 힘줄에 침을 놓을 때 뼈를 손상시켜서는 안 된다. 뼈가 손상되면 안으로 신을 요동시킨다. 신이 요동치면 겨울에 배가 부르고 요통을 앓는다. 뼈에 침을 놓을 때는 골수를 손상시켜서는 안 된다. 골수가 손상되면 골수가 삭아 다리가 나른하며, 몸이 권태롭고 나른함이 없어지지 않는다."[病有浮沉, 刺有淺深, 各至其理, 無過其道. 過之則內傷, 不及則生外壅, 壅則邪從之. 淺深不得, 反爲大賊, 內動五藏, 後生大病. 故曰: 病有在毫毛腠理者, 有在皮膚者, 有在肌肉者, 有在脈者, 有在筋者, 有在骨者, 有在髓者. 是故刺毫毛腠理無傷皮, 皮傷則內動肺, 肺動則秋病溫瘧, 泝泝然寒慄. 刺皮無傷肉, 肉傷則內動脾,

脾動則七十二日四季之月, 病腹脹, 煩, 不嗜食. 刺肉無傷脈, 脈傷則內動心, 心動則夏病心痛. 刺脈無傷筋, 筋傷則內動肝, 肝動則春病熱而筋弛. 刺筋無傷骨, 骨傷則內動腎, 腎動則冬病脹腰痛. 刺骨無傷髓, 髓傷則消爍胻酸, 体解㑊, 然不去矣.]

《내경內經》은 조직과 기관에서 인체를 작은 털과 살가죽[毫毛腠理], 피부皮膚, 기육肌肉, 맥脈, 힘줄[筋], 뼈[骨], 골수[髓] 등 여러 층으로 구분했다. 각 층마다 특정 장부조직과 상응한 관계가 발생하고 특수한 생리기능과 기혈특징을 가지고 있으며 병사의 침해를 받았을 때 각각 다르게 표현된다고 한다. 《내경內經》에 의하면 병사가 인체의 어느 층에 있으면 침을 놓을 때 그 층으로 들어가야 한다. 침놓는 깊이는 병의 정도에 따라 결정하는데, 이것이 일반 원칙이다. 만약 침을 찔러야 하는 깊이를 초과하면 내장에 손상을 줄 수 있으며, 찔러야 할 깊이에 달하지 못하면 병을 치료하지 못할 뿐만 아니라 외부의 기혈이 막혀 통하지 않아 사기가 인체에 침입하는 기회를 줄 수 있다.

《내경內經》의 침놓는 깊이를 엄격하게 해야 한다는 것에 관한 이론에는 이런 생각이 숨어있으니, 인체의 표리表裏는 연속성과 단속성으로 통일된 다층구조이다. 각 구조에는 일정한 양量과 아울러 일정한 질質을 유지하고 있어 특수한 정도를 나타내는데, 이것이 바로 질과 양의 통일이다. 다른 층에는 각기 다른 정도가 있는데, 이것이 바로 침놓는 깊이가 적절해야 하는 생리적 이유이다.

《영추靈樞·구침십이원편九鍼十二原篇》에서는 다음과 같이 말한다.

"사기가 경맥에 있으면 사기는 위에 머물고, 탁기는 가운데 머물며, 청기는 아래에 머문다. 그러므로 (근골로 인해 오목한 부위나 혹은 기타의 함몰된 부위에 있는) 함맥에 침을 놓으면 사기가 나오고, (양명의 합혈인 족삼리나 종양명의 맥인) 중맥에 침을 놓으면 탁기가 나오는데, 침을 너무 깊이 놓으면 반대로 사기가 깊이 들어가 병이 심해진다. 그러므로 피부, 살, 힘줄, 맥에는 각기 일정한 부위가 있고, 병에도 각각 마땅한 치료법이 있다."[夫氣之在脈也, 邪氣在上, 濁氣在中, 淸氣在下.

故鍼陷脈則邪氣出, 鍼中脈則濁氣出, 鍼太深則邪氣反沉, 病益. 故曰: 皮肉筋脈, 各有所處, 病各有所宜.]

침놓을 때 적당한 깊이를 넘어서면 반대로 사기가 침을 따라 들어가 병세가 악화된다. 피부, 살, 힘줄과 경맥은 신체에서 각기 다른 위치를 차지하고 있으므로 그곳에 병이 생기면 당연히 침의 깊이와 조치가 달라야 한다. 예를 들어《소문素問·자금론刺禁論》에서는 "사타구니에서 아래로 3촌 되는 곳에 침을 놓다가 안으로 빠져버리면 사람으로 하여금 소변을 흘리게 한다."[刺陰股下三寸, 內陷, 令人遺溺.]고 한다. 사타구니 아래 3촌 되는 부위는 족궐음간경足厥陰肝經의 오리혈五里穴로 소변을 보지 못하는 것을 치료한다. 너무 깊이 침을 찌르면 야뇨증이 생길 수 있다. 또 근처에 족궐음간경足厥陰肝經의 음포혈陰包穴과 족태음비경足太陰脾經의 기문혈箕門穴이 있는데 모두 야뇨증을 치료하는데, 너무 깊이 찌르면 병이 악화될 수 있다.

침놓는 깊이를 결정하는 요소로는 병의 깊이 외에 병이 생긴 경맥의 기혈의 양, 기를 받는 거리, 왕래하는 속도 및 기혈의 매끄럽고 껄끄러움[滑澁] 등도 있으며, 이 각각은 중요한 기능을 한다. 그리하여 침놓는 깊이[深度]는 반드시 병세와 자법刺法 및 기타의 구체적인 상황에 따라 융통성 있게 달라야 한다.

침과 때의 관계를 주의해야 한다

각종의 사물 사이에는 보편적인 관계가 존재한다.《내경內經》의 저자들은 이런 관점하에서 천지 가운데 생활하는 사람의 생리활동은 기후 계절과 해, 달, 별의 변동과 밀접한 관계가 있다는 것을 알아냈다. 그리하여 천문학, 기상학, 역법歷法과 의학을 조직적으로 결합하여 이론을 구축했다. 그것은 인류 최초의 천문학과 기상의학氣象醫學이라고 말할 수 있다. 우리들은 이곳에서 침구와 직접 관련된 부분에 대해 설명할 것이다.

근래 '생체시계' 현상은 다양한 방면에 종사하는 학자들의 주목을 받았다. 이러한 현상은 《내경內經》에도 반영되어 있다. 예를 들어 《영추靈樞·순기일일분위사시편順氣一日分爲四時篇》에서는 다음과 같이 말한다.

"봄에는 생겨나고, 여름에는 자라고, 가을에는 거두어들이고, 겨울에는 저장하는 것이 기의 정상 상황이다. 사람도 그에 따라 반응한다. 하루를 사시로 나누면 아침은 봄이고, 낮은 여름이며, 저녁은 가을이고, 한밤은 겨울이다. 아침은 사람의 기가 처음 생겨나고, 병의 기가 쇠퇴하기 때문에 아침에는 사리에 밝다. 낮에는 사람의 기가 자라나고, 자라나면 사기를 이기기 때문에 편안하다. 저녁에는 사람의 기가 비로소 쇠퇴하고, 사기가 비로소 생겨나기 때문에 증상이 심해진다. 야반에는 사람의 기가 장으로 들어가고, 사기만 몸에 머물기 때문에 더욱 심해진다."[春生, 夏長, 秋收, 冬藏, 是氣之常也. 人亦應之. 以一日分爲四時, 朝則爲春, 日中爲夏, 日入爲秋, 夜半爲冬. 朝則人氣始生, 病氣衰, 故旦慧; 日中人氣長, 長則勝邪, 故安; 夕則人氣始衰, 邪氣始生, 故加; 夜半人氣入藏, 邪氣獨居于身, 故甚也.]

이것은 인체의 생리활동과 사계절, 밤낮의 변화 사이에 법칙적 상응관계가 있으며, 이러한 상응관계는 병세의 변화에 영향을 준다는 것을 설명한 것이다. 앞서 말한 영위營衛의 기가 온몸을 돌아 운행하는 데는 일정한 속도와 규칙, 그리고 법칙이 있는데, 이것도 '생체시계' 현상과 관계가 있다.

이를 토대로 《내경內經》에서는 일월사시日月四時의 생리와 병리에 대한 규칙을 파악해서 진난과 치료를 이끄는 중요한 근거로 삼아야 한다고 본다. 때문에 침을 놓을 때는 기혈의 변화가 천문과 기후의 요소로부터 받는 영향을 고려해야 한다고 본다. 《영추靈樞·사시기편四時氣篇》에서는 다음과 같이 말한다.

"사시의 기는 각각 자신의 자리가 있다. 뜸과 침놓는 방법은 기혈을 얻는 것을 목적으로 삼는다. 그러므로 봄에는 경과 혈맥, 분육 사이에서 취혈한다. 심한 경우에는 깊게 침을 놓고, 가벼우면 얕게 침을 놓는다. 여름에는 양맥과 손락에서 취하고, 분육 사이에서 취해 피부에만 침을 놓는다. 가을에는 경맥의 수혈에서 취하되, 사기가 육부에 있으면 합혈을 취한다. 겨울에는 경맥의 정혈과 형혈에서 취하되, 반드시 깊게 침을 놓고 꽂아둔다."[四時之氣, 各有所在, 灸刺之道, 得氣穴爲定. 故春取經・血脈・分肉之間, 甚者, 深刺之, 間者, 淺刺之. 夏取盛經孫絡, 取分間, 絶皮膚, 秋取經兪, 邪在府, 取之合; 冬取井滎, 必深以留之.]

《내경內經》에서는 최적의 치료효과를 얻기 위해 주요한 계절에는 각기 다른 침 놓는 부위와 깊이를 선택해야 한다고 보았다. 봄철에 침놓을 때는 경맥과 근육 사이를 선택함이 적합한데, 병이 엄중한 자는 깊이 찌르고 병이 엄중하지 않은 자는 얕게 찔러야 한다는 것이다. 여름철에는 성경손락盛經孫絡과 분육分肉 사이를 선택하는 것이 적합하며, 침놓을 때는 피부를 찌르면 된다. 가을철에는 각 경맥의 수혈兪穴을 선택하는 것이 적합하며, 육부에 병이 생기면 양경의 합혈合穴을 선택한다. 겨울철에는 각 경맥의 정혈井穴과 형혈滎穴을 선택하는 것이 적합하며, 침은 깊이 놓아야 하고, 침을 꽂아두는 시간은 조금 길어야 한다.

무엇 때문에 계절에 따라 침놓는 부위와 깊이를 달리해야 하는가?《내경內經》에서는 오장육부五臟六腑, 십이경맥十二經脈 및 인체의 각 구조의 생리기능은 계절에 따라 변한다고 보았다.

정기와 사기를 막론하고 계절에 따라 인체 내의 상대적으로 집중된 다른 자리가 있는데, 이것이 바로 침놓을 때 이르러야 하는 장소이다. 예를 들어《소문素問・수열혈론水熱穴論》에서는 다음과 같이 말한다.

"여름에는 양맥과 분육(지방층과 살이 만나는 부위)과 주리(살 거죽)를 취하는데,

왜 그렇소? 여름은 화기가 다스리고 심기가 자라며, 맥이 파리하고 기가 약하며, 양기가 흘러넘치니 열이 분육과 주리를 훈증하여 사기가 안으로 경맥에 이릅니다. 때문에 양맥과 분육 주리를 취합니다. 피부에 침을 얕게 찌르기만 해도 병이 제거되는 것은 사기가 얕은 곳에 머물기 때문입니다. 이른바 성경盛經이라는 것은 양맥을 말합니다."[夏取盛經分腠, 何也? 曰: 夏者火始治, 心氣始長, 脈瘦氣弱, 陽氣流溢, 熱熏分腠, 內至于經, 故取盛經分腠, 絶膚而病去者, 邪居淺也. 所謂盛經者, 陽脈也.]

《내경內經》에 따르면 여름철은 화에 속하고, 화는 심과 상응하며, 심은 열증을 주관한다. 여름철에는 아직 맥기가 가득차고 왕성하지 못하지만, 양기가 떠서 그득하며 신체 표면으로 흘러넘치고, 열기는 분육分肉과 주리腠理를 훈증하고, 기가 양맥과 손락의 사이에 있다. 때문에 여름철에는 양맥과 분육, 주리를 택하되, 침으로 피부만 찔러도 사기는 밖으로 새나간다.

총괄하건대 계절이 다르면 기혈의 분포와 운행상황도 다르다. 따라서 침놓는 방법은 계절에 따라서 달라야 한다.

계절 외에도 해와 달과 별, 춥고 덥고 흐리고 맑은 날씨가 인체의 생리활동에 끼치는 영향도 고려해야 한다. 《소문素問・팔정신명론八正神明論》에서는 이렇게 말한다.

"무릇 반드시 해, 달, 별, 사시팔정의 기를 살펴서 기가 안정되어야 침을 놓는 법입니다. 날이 따뜻하거나 해가 밝게 비치면 사람의 혈血이 풀려 흘러서 위기가 뜨게 됩니다. 혈은 쉽게 퍼져나가고 기는 쉽게 운행합니다. 날이 춥거나 해가 구름에 가려 어두우면 혈은 엉겨서 잘 흐르지 못하고 위기가 가라앉습니다. 달이 차오르기 시작하면 혈기가 정미해지고 위기가 운행합니다. 달이 가득차면 혈기가 충실해지고 기육이 견고해지며, 달이 기울면 기육이 축나 경락이 허해지고 위기가 떠나 형체만 홀로 남습니다. 때문에 천시를 근거로 혈기를 조절해야 합니다. 날이 추우면 침을 놓지 말고, 날이 따뜻해지면 망설이지 말고 침을 놓아야 합니다. 달이 차오르기 시작할 때는 사하지 말고, 달이 가득차면 보하지 말며, 달이 기울면 치료하지 말아야 합니다. 이를 두고 때를 얻어 조절한다고 말합니다. 하늘의 순서와 융성하고 허약해지는 때를 기다립니다. 그러므로 달이 처음 차오를 때 사하는 것을 장허라 하고, 달이 찼을 때 보해서 혈기가 넘쳐 낙맥에 유혈이 있게 만드는 것을 중실이라고 합니다. 달이 기울 때 치료하는 것을 경을 어지럽힌다고 합니다. (경이 어지러워지면) 음양이 서로 섞여 진기와 사기가 분리되지 않은 상태로 잠겨서 머물러 있으면서 밖은 허약해지고 안은 어지러우니, 이에 음사가 일어납니다."[凡刺之法, 必候日月星辰, 四時八正之氣, 氣定, 乃刺之. 是故天溫日明, 則人血淖液, 而衛氣浮, 故血易瀉, 氣易行; 天寒日陰, 則人血凝泣, 而衛氣沉. 月始生, 則血氣始精, 衛氣始行; 月郭滿, 則血氣實, 肌肉堅; 月郭空, 則肌肉減, 經絡虛, 衛氣去, 形獨居. 是以因天時而調血氣也. 是以天寒無刺, 天溫無疑. 月生無瀉, 月滿無補, 月郭空無治, 是謂得時而調之. 因天之序, 盛虛之時, 移光定位, 正立而侍之. 故曰: 月生而瀉, 是謂藏虛; 月滿而補, 血氣揚溢, 絡有留血, 命曰重實; 月郭空而治, 是謂亂經, 陰陽相錯, 眞邪不別, 沈以留止, 外虛內亂, 淫邪乃起.]

《내경內經》에서는 날씨가 온화하고 햇빛이 눈부실 때 기혈이 매끄럽고 원활하며 밖으로 떠서[滑利外浮] 침을 놓으면 효과를 쉽게 얻을 수 있다고 한다. 날씨가 춥고 흐리고 어두우면 기혈이 껄끄럽고 막히고 안으로 가라앉아서[澁滯內沈] 침놓기에 적당하지 않다.

《내경內經》 저자의 관찰에 의하면 달의 참과 이지러짐이 인체에 미치는 영향은 매우 크다. 보름달일 때 사람의 기혈은 충실하고 근육은 건장하다. 매월 초하루에 경맥과 근육이 약해지고 기혈이 허해진다. 그리하여 보름달에 보법을 취하면 안 되고, 달이 막 차오를 때 사법瀉法을 쓰면 안 되며, 삭일이 되어 달이 없을 때에는 침을 놓으면 안 된다. 그렇지 않으면 허는 더욱 허하고 실은 더욱 실하게 되어 신체를 해친다. 특히 초하루에 침을 놓으면 음양착란陰陽錯亂과 병세가 악화되는 심각한 결과가 발생할 수 있다.

《내경內經》에서 인체를 천문기상과 연결하여 고찰하는 원칙은 정확한 것이다. 주지하듯이 천문의학과 기상의학은 아직 형성 중이다. 그러므로《내경內經》의 이러한 이론은 더욱 중요하게 생각된다.

3

제어론[控制論]으로 침구鍼灸를 본다

침구鍼灸를 연구하는 중에, 사람들은 침구학설도 여타의 한의학이론과 마찬가지로 제어론의 중요한 원칙과 상당히 일치한다는 것을 알게 되었다.

의학제어론은 제어론의 이론을 기초로 하여 인체의 생리, 병리와 진단치료의 규칙을 연구하는 신흥 학문이다. 근래 국내외의 일부 학자들은 제어론의 관점으로 한의학을 정리하는 것이 중요한 과제라는 견해를 피력했다. 이곳에서는 침구학설과 제어론의 유사성을 간단히 소개하도록 한다.

침구학설에서는 신체를 하나의 자동제어체계로 보고 있다

《내경內經》의 장상경락학설藏象經絡學說과 침구의 원리에 의하면 심폐 등의 오장과 기혈, 경락 수혈 등은 실제로는 자기조절을 할 수 있는 동적 제어체계로 구성되어 있다고 볼 수 있다. 이 자동제어시스템 중에서 심心은 조절중추이고, 경락經絡은 조절과 제어의 전달계통이며, 기혈은 조절작용과 제어작용이 실현될 수 있는 특수기능을 가진 물질실체이다. 인체는 이 자동제어계통 중에서 12경맥의 작용 하에 12개의 자子계통(sub-system - 역자)으로 나뉜다. 자계통마다 통제영역과 구성부분이 있어, 전체 생체와 생명과정에서 특정한 기능을 수행한다. 그들은 서로 연결되어 있으면서 통일적이지만, 구분되며 상대적으로 독립적이다. 음양 관계에 따라 두개씩 쌍을 이루며 표리상응하는 관계다. 정도가 다른 6개의 층면으로 배열하면 일정한 법칙성이 있는 다층구조의 총체가 형성된다. 12개의 자계통은 심폐를 비롯한 오장의 제어와 조절하에 일을 나누고 협력하여 기혈순환을 통해서 인체의 상하내외의 통일과 평형을 유지한다.

과거의 사람들은 어찌하여 침구의 거대한 치료효과를 신비하게 느끼면서 이해하지 못했을까? 그 원인의 하나는 그들은 인체가 유기적인 시스템의 총체라는 것을 모르고, 침구가 치료효과를 얻는 생리적 기초는 국부의 해부기관이나 조직형태가 아니고 전체 인체의 자동제어계통이고, 침을 놓는 것이나 뜸을 뜨는 것이 바로 외부에서 이 자동제어계통에 가하는 일종의 조절조치라는 것을 몰랐기 때문이다. 《내경內經》의 작자는 이 점에 대해 이미 간단한 인식을 가지고 있었음을 인정하지 않을 수 없다.

기혈순환은 인체의 피드백 메커니즘을 설명하기 위한 생리적 근거를 제공한다

기혈은 경맥을 따라 순행하며 계속 순환하는 반복 고리이다. 오장 사이에 있는 상승상생相勝相生의 오행五行 조절관계는 순환과정으로 표현된다. 주지하듯이 사물의 운동과정 속에서 벌어지는 질적 변화와 발전을 부정할 때, 그리고 우주의 변화를 유한한 순환으로 볼 때만 순환론이 된다. 《내경內經》의 이론은 간단하고 직관이라는 기본 특성에서 벗어나지 않기 때문에 세계관과 발전관의 문제에 관해서는 순환론의 경향을 뚜렷하게 드러낸다. 그러나 인체 등의 구체적인 제어와 조절 과정을 해석할 때《내경內經》의 순환사상은 정확하다.

제어론에서는 피드백을 복잡한 체계, 특히 생물체에서 광범하게 존재하는 현상이라고 여긴다. 어떠한 피드백 현상도 모두 하나의 폐쇄회로이다. 그리고 폐쇄된 순환관계가 전제되어야 상호작용의 토대 위에서 자동조절과 제어의 행위, 효과가 발생할 수 있다.

나는 이 책의 4장에서 《내경內經》의 오행학설에 초기의 피드백원리가 내포되어 있음을 주장했다. 《내경內經》이 오행의 상생과 상승으로 오장 사이의 상호 조절관계를 설명할 때 이미 제어론을 응용한 것으로 오장사이의 상승상생相勝相生이라는 피드백관계는 경맥기혈의 순환을 통하여 실현되는 것이다.

기혈은 정보와 그 전달자와 같으며 경락은 정보를 전달하는 특수한 통로이다

침, 쑥뜸, 혈위, 안마 등을 물질과 에너지의 형태에서 보면 그것들이 사용하는 수단은 다르고 인체에 대한 작용도 다르다. 그러나 그들은 같은 효과를 만들어낼 수 있으며 동일한 종류의 질병을 치료할 수도 있다. 반대로 똑같은 침이라고 해도 시침施鍼 수법에 따라 보補와 사瀉라는 완전히 상반된 효과를 드러낸다. 그 이유는 무엇인가? 《내경內經》에서는 이 문제에 주목했다. 《영추靈樞·자절진사편刺節眞邪篇》에서는 "침의 종류는 기를 조절하는 데 있다."[用鍼之類, 在于調氣.]고 말한다. 말하자면 침, 쑥뜸 같은 치료방법의 직접적인 작용은 기혈을 조절하는 것이다. 침, 쑥뜸은 수단과 방법이 다르지만 기혈에 작용해서 같은 변화를 일으킨다는 말이다. 정보라는 개념을 도입하면 이러한 현상을 더욱 쉽게 설명할 수 있다. 침, 쑥뜸, 혈위, 안마 등을 물질과 에너지의 형식으로 보면 확실히 다르다. 그러나 그들도 같은 점이 있는데, 모두 일정한 정보를 인체에 보낸다는 것이다. 인체는 이러한 정보를 '기혈'이라는 통일된 형식으로 바꾸고 경락을 따라 전신에 전달하여 상응한 조직의 반응을 일으킨다.

정보이론에서는 다른 에너지형식과 물질형식도 같은 정보내용을 전달할 수 있다. 바꿔 말하자면 침, 쑥 뜸, 안마 등은 형식이 다르지만, 그들은 인체에 같은 정보내용을 보낼 수 있다. 인체라는 자동제어시스템은 받은 정보의 내용이 같으면 발생하는 반응도 당연히 같다. 이것이 바로 침, 안마 등 다른 방법이 똑같은 치료효과를 낼 수 있는 원인이다. 똑같은 침도 수법의 차이로 인체에 다른 정보내용을 보내어 보補나 사瀉라는 상이한 결과가 발생하는 것이다.

만약 《내경內經》에서 묘사하는 장상경락藏象經絡이 인체라는 자동제어시스템에 관한 크게 간소화된 모델이라면, 기혈은 이 자동제어시스템에서 정보 및 전달자의 역할을 하며, 수혈腧穴은 치료 정보가 들어가는 곳일 뿐만 아니라 동시에 인체 내에서 정보가 나오는 곳이다. 경락은 정보를 전달하는 통로이다.

《내경內經》에서는 경락과 혈관을 똑같이 취급했는데, 이것은 잘못이다. 현대의 해부생리학에서는 아직 경락에 상당하는 실체조직을 발견하지 못하고 있다. 정보통로로서 경락은 특이한 관상 구조조직이 없을 수 있다. 제어론의 관점으로 보면 이것은 완전히 가능한 것이며, 이상하게 여길 것이 없다. 복잡한 제어계통에서 정보를 전달하는 정보전달자의 종류는 전기적, 자성적, 화학적, 기계적 전달자 등등 다양하기 때문이다. 제어시스템을 이루는 각종의 구성부분과 선로가 일정한 구조관계로 조합되면, 상호작용과 상호영향하에서 제어시스템에 특유한 정보통로가 규칙적으로 형성된다. 이러한 정보통로는 상응한 실체조직이나 선로가 없으나, 상대적으로 고정된 전달노선이 있다. 실제로는 제어계통의 특수한 질료와 구조관계가 형성한 정보를 전달하는 기능노선이며, 실체가 없는 선로의 통신선로이다. 그들과 시스템 속의 실체를 갖춘 선로의 통로는 종종 다르다. 이러한 현상은 컴퓨터에서 흔히 볼 수 있다. 이것은 그들이 자체의 특정한 물질구조기초를 갖추지 못했다는 뜻이 아니다. 경락은 이러한 제어계통에서 생긴 정보를 전달하는 기능노선과 비슷한 구석이 있다.

침구요법의 확대작용

침구鍼灸는 인체에 작은 자극만을 주지만 인체 전체의 큰 병통을 극복하게 할 수 있으며, 심지어 인체를 생사존망의 위기에서 회복하게 할 수도 있다. 이것은 뚜렷한 확대현상이다. 이러한 확대현상은 각종의 제어시스템이 공동으로 지니고 있는 특징이며 제어론 연구의 내용 중 하나다. 《내경內經》은 어느 정도 침구가 만들어내는 이러한 확대작용을 이미 인식하고 있었다고 말할 수 있다.

《영추靈樞・옥판편玉版篇》에는 이러한 대화가 있다.

"나는 작은 침을 작은 사물로 볼 뿐인데, 그대는 침이 위로는 하늘과 합치하고, 아래로는 땅과 합치하며, 가운데로는 사람과 합치한다고 말하오. 나는 이를 침의 뜻을 과장해서 말한 것이라고 생각하오. 그 까닭을 듣고 싶소.

답하기를, 어떤 것이 하늘보다 큰 것입니까? 대저 침보다 큰 것으로 다섯 종류의 병장기가 있습니다. 병장기란 죽음을 준비하는 것이지, 삶의 도구가 아닙니다. 또한 무릇 사람은 천지를 진호하니, 참여하지 않을 수 있겠습니까? 백성을 다스리는 것에는 오직 침이 있을 뿐입니다. 침과 다섯 가지의 병장기 중에서 어느 것이 작습니까?"[曰: 余以小鍼爲細物也, 夫子乃言上合之于天, 下合之于地, 中合之于人, 余以爲過鍼之意矣, 願聞其故. 曰: 何物大于天乎? 夫大于鍼者, 惟五兵者焉. 五兵者, 死之備也, 非生之具. 且夫人者, 天地之鎭也, 其不可不參乎? 夫治民者, 亦唯鍼焉. 夫鍼之與五兵, 其孰小乎?]

이 대화에서는 주로 작은 침을 오병(五兵 : 도刀・검劍・모矛・극戟・시矢의 다섯 가지 병기)과 비교하여 통치계급이 군대를 곤궁하게 하고 무를 더럽히는[窮兵黷武] 것을 비판하고, 죽거나 다친 이를 돕는 인도정신을 제창했다. 그 다음에 침도와 천문지리인사를 통일해야 한다고 말한다. 그 외에 다음과 같은 뜻도 내포하고 있다. 즉, 침은 아주 작은 물건이지만 넓고 크고 정밀하고 깊은[博大精深] 천지의 도[天地之道]를 구현했기에 '치민治民'의 큰 작용을 발휘할 수 있다는 것이다. 침이 작으나 위력이 크다는 놀라운 사실을 강조한 것이다. 사실 침구요법은 인체 제어계통의 확대작용을 자발적으로 이용하여 간편하고 시행하기 쉬우며, 비용이 저렴하고 치료효과가 현저한 우월성이 있다.

'음과 양을 조절하는 것[調陰與陽]'은 부정적 피드백 조절에 속한다

《내경內經》에서 말하는 '음과 양의 조절[調陰與陽]'에 관한 원칙은 기본적으로 제어론에서 말하는 부정적 피드백의 조절 원리와 일치한다. 이 점에 대해서는 이미 보편적으로 인정받았다. 간단히 말하자면, 부정적 피드백 조절이란 적당한 정보량을 들여보내 외계의 방해로 인해 시스템에 나타난 정상상태를 떠난 편차를 교정하여 원래 상태로 회복시키는 것을 말한다. 이러한 교정 작용이 있는 정보는 인공으로 제어해도 되고, 특수한 장치로 자동제어해도 된다.

인체의 음양을 조절하고 평형을 회복시키는 것에서 중요한 것은 인체가 정상 상태를 떠나간 방향이 허虛인가 실實인가, 한寒인가 열熱인가, 과인가 아니면 불급인가 등을 판단 분석하는 것이다. 그 다음 상응한 조치를 취하여 변화의 반대방향으로 운동하도록 촉진하여 음양평형을 회복시키는 것을 종지宗旨로 한다. '음과 양을 조절[調陰與陽]'하는 방법은 음양이 편성편쇠偏盛偏衰한 쪽에 직접 보사補瀉해도 되고, 음양이 편성편쇠偏盛偏衰한 반대쪽에 보사補瀉하여 인체 내의 음양 두 가지 방면의 상호제약작용을 이용하여 인체의 평형을 회복시키는 목적에 달할 수도 있다. 그것이 '양을 따라 음을 끌어당기고[從陽引陰]', '음을 따라 양을 끌어당기는[從陰引陽]' 것이다. 변증의 방면에서 보자면 보허사실補虛瀉實은 음양을 조절하는 구체적인 표현의 하나이다. 음양을 조절하는 방식의 우월한 점 한 가지는 인체가 정상상태를 벗어난 실체적인 원인을 고려하지 않아도 되고, 벗어난 과정과 교정과정에서 인체 내부에 어떠한 구체적인 변화가 발생했는가에 대하여도 밝혀내지 않아도 되며, 단지 치료수단과 인체의 증후 변화방향과의 관계에 대해 명확하면 된다는 것이다. 음양조절은 부정적 피드백 조절의 기초적인 형태이다. 한의학의 각종치료방법은 모두 이 기본원칙을 필히 따라야 한다.

앞의 내용을 종합해 보면 《내경(內經)》의 침구학설은 주로 기초적인 체계론의 방법을 응용하여 동태적인 자동제어시스템으로서의 인체의 규칙을 자발적으로 이용했음을 알 수 있다. 《내경(內經)》의 의학이론, 특히 침구학설은 인류 초기의 의학제어론이다! 조금의 과장도 없는 말이다.

제13장

오운육기 五運六氣에 관하여

오운육기五運六氣는 운기학설運氣學說이라고도 불리는데, 현존하는《내경內經》의 중요한 부분을 이룬다. 이 부분의 내용은 주로《소문素問》의〈천원기대론天元紀大論〉,〈오운행대론五運行大論〉,〈육미지대론六微旨大論〉,〈기교변대론氣交變大論〉,〈오상정대론五常政大論〉,〈육원정기대론六元正紀大論〉,〈지진요대론至眞要大論〉 등 7편의 '대론'과〈육절장상론六節藏象論〉,《영추靈樞》의〈구궁팔풍편九宮八風篇〉,〈세로론歲露論〉 및 기타 여러 장절章節에서도 운기에 관한 문제를 논하고 있다. '대론' 7편은 대부분 운기를 말하는데,《소문素問》전체의 약 1/4정도를 차지한다.

운기학설은 무엇을 연구하는 것일까? 간략히 말하자면 운기학설은 주로 당시의 소박한 기상학과 기상의학의 두 부분을 포함한다.《내경內經》에서는 신체의 생리적 활동은 자연계의 운동변화와 밀접한 관계를 유지하고 있다고 본다. 천지자연의 중요한 변화는 모두 인체 내에 상응한 반응을 일으키고, 일정한 영향을 끼친다. 인간의 음식과 거주는 자연을 떠날 수 없으며, 인간의 질병도 대부분 자연의 비정상적인 기후로 인한 것이다. 계절의 변화와 이상은 인체의 생리활동과 질병의 발생 및 변화 그리고 진단치료와 특정한 관계가 있다.

이 책의 앞부분에서 이미 풍風, 한寒, 서暑, 습濕, 조燥, 화火 6가지 기후가 때를 잃고 상도를 벗어나면, 질병을 일으키는 육음六陰의 사기邪氣가 됨을 언급했다. 예를 들어《소문素問·육원정기대론六元正紀大論》에는 이렇게 쓰여 있다. "풍이 승하면 병이 수시로 변하고 열이 승하면 종기가 나며 조기가 승하면 진액이 마르고 한기가 승하면 몸이 부으며 습기가 승하면 설사를 하고 심하면 물이 막혀서 몸이 붓는다. 사기의 종류에 따라 변화를 말할 뿐이다." [風勝則動, 熱勝則腫, 燥勝則乾, 寒勝則浮, 濕勝則濡泄, 甚則水閉胕腫, 隨氣所在, 以言其變耳.] 풍기가 승하면 변화가 많은 병에 걸리기 쉽고, 열기가 승하면 창양과 옹종의 병에 쉽게 걸린다. 조기가 승하면 정혈과 진액이 마르는 병에 걸리고 피부와 기육이 마른다. 한기가 승하면 복부가 차고 몸이 부으며 양기가 부족하다. 습기가 승하면 습설濕泄에 쉽게 걸리고 오줌이 배출되지 못하며 붓는다. 세시歲時의 사기가 있는 곳에 따라 신체에 상응하는 질병이 생긴다. 총괄하자면, 신체의 기혈활동은 천시절기天時節氣의 변화에 적응하면 건강을 유지하지만, 그렇지 않으면 병이 생긴다. 소위 "때의 기를 따르면 화하고 기를 어기면 병든다."[從其氣則和, 違其氣則病.] /《소문素問·지진요대至眞要》]는 것이 이것을 가리킨다.

하늘의 때와 절기 및 그것이 인체에 미치는 운동법칙을 파악하면 기후의 변화와 발병상황을 미리 예측하여 예방할 수 있다. 임상에서는 천시天時 기후의 요소를 정확하게 평가하여 진단과 치료의 효율을 높인다.《소문素問·육원정기대론六元正紀大論》에서는 "그러므로 다음과 같이 말한다. 하늘의 절기를 어겨서는 안 되고, 기의 적절함을 바꿔서는 안 되며, 과승한 기에 찬동해서도 안 되고, 보복의 기에 동의해서도 안 된다. 이것을 지극한 다스림이라고 한다."[故曰: 無失天信, 無易氣宜, 無翼其勝, 無贊其復, 是謂至治.]고 말한다. 그 뜻은 다음과 같다. "치료에서는 천시절기[天信]를 어겨서는 안 되고 한열온냉의 기의氣宜를 거역해서도 안 된다. "반드시 온溫을 쓰되 멀리해야 하고, 열熱을 쓰되 멀리해야 하며, 냉冷을 쓰되 멀리해야 하고, 한寒을 쓰되 멀리해야 하는"
[用溫遠溫, 用熱遠熱, 用冷遠冷, 用寒遠寒. /《소문素問·육원정기대론六元正紀大論》] 법칙을 따르되, 기상변화 중 '과승過勝'과 '보복報復'의 기에는 응하지 않도록 주의해야 한다. 그렇지 아니하면 계속 몸이 상할 것이다.' 천시절기의 진단과 치료에 대한 영향을 이해하면, 지극히 묘한 치료를 행할 수 있다. 때문에 고대의 의학자들은 기상의 변화법칙에 대한 연구와 기상과 의학의 관계에 대한 연구를 중시하여 진한秦漢 시대에 오운육기의 이론을 이루었다.

《내경內經》의 저자는 1년의 기상변화를 여러 유형으로 나누고, 이러한 기상유형의 변화규율과 구체적인 상황, 그리고 이들이 생물과 인체에 미치는 영향과 어떤 기상조건에서 어떤 질병이 쉽게 생길 수 있는지, 진단과 치료 시에는 어떤 점에 주의하여야 하는지에 관한 문제를 자세하고도 구체적으로 설명했다. 그러나 운기학설에 대한《내경內經》의 논술은 의학 원리에 대한 논술과 마찬가지로 분산적이다. 왜냐하면《내경內經》은 본래 여러 사람이 함께 만든 논문집이기 때문이다. 때문에 후대의 적지 않은 사람들이《내경內經》속의 운기학설을 정리, 가공, 연구하여 운기이론은 점차 체계를 갖추어 갔고, 설명도 더욱 상세해지기에 이르렀다.

운기학설의 내용은 아주 중요하다. 때문에 이곳에서 전면적으로 고찰할 수는 없고, 단지 내경의 기상변화의 주요한 규율에 관한 논술과 기상변화를 연구한 방법에 관해서만 후대의가의 연구 성과를 참조하여 조략하게 소개하고 분석할 수 있을 뿐이다.

1

기후의 변화는 질서 있는 순환

운기학설에서는 매일의 날씨 변화를 말하지 않는다. 운기의 목적은 미래의 어느 해 또는 어떤 시간대의 날씨의 변화법칙을 예측하는 것이다. 《내경內經》에서는 기상의 변화는 인체와 우주만물처럼 음양오행의 규율에 따른다고 본다. 운기학설은 음양오행 이론이 고대 기상학의 영역에서 구체적으로 운용된 것이다. 음양오행 이론에 따라 운기학설에서는 기상 변화를 구성하고 촉진하는 최종 요소를 기氣라고 본다. 기상변화는 기의 생화生化작용이다.

세계를 통일성이라는 관점에서 보자면, 세상만물은 기氣가 아닌 것이 없다. 그러나 음양오행의 작용에 의해 기氣는 다시 무한한 종류로 나뉜다. 《내경內經》에서는 기상 변화를 결정하는 기는 풍風, 열熱, 화火, 습濕, 조燥, 한寒 6가지라고 보았다. 《내경內經》에서는 이 6가지의 기를 음양 속성에 따라 분석했다.

《소문素問·천원기대론天元紀大論》에서는 다음과 같이 말한다. "음양의 기에는 각기 많고 적음이 있으므로 삼음삼양三陰三陽의 기라고 합니다."[陰陽之氣, 各有多少, 故曰三陰三陽也.], "궐음에서는 풍기가 주관하고, 소음에서는 열기가 주관하며, 태음에서는 습기가, 소양에서는 상화가, 양명에서는 조기가, 태양에서는 한기가 주관하니, 이것이 이른바 본本으로 육원이라고 하는 것입니다."[厥陰之上,

風氣主之, 少陰之上, 熱氣主之, 太陰之上, 濕氣主之, 少陽之上, 相火主之, 陽明之上, 燥氣主之, 太陽之上, 寒氣主之, 所謂本也, 是謂六元.]

육기는 음양의 두 기에서 유래한다. 육기의 음양 속성은 일치하지 않기 때문에 서로 다른 성질을 띠며 주로 삼음삼양으로 나뉜다. 즉 풍은 궐음을 주하고, 열은 소음을, 습은 태음을, 화는 소양을, 조는 양명을, 한은 태양을 주한다. 풍한열화습조 이 6가지 유형의 기는 각종의 기상 변화를 이루는 기본 요소다. 때문에 '본本' 혹은 '육원六元'이라고 하고, 일반적으로 육기라고 부른다.

육기는 삼음삼양으로 나뉜다. 이는 음양 모순의 관점에서 분석 관찰한 것이다. 《내경內經》에서는 이렇게 나누는 것만으로 부족하다고 여겨서, 다시 오행의 관점에서 오운五運의 기라는 개념을 제시했다. 즉 목기木氣, 화기火氣, 토기土氣, 금기金氣, 수기水氣가 그것이다. 정확히 해야 할 것은, 기본이 되는 기상요소인 오운의 기는 삼음상양의 육기 이외의 어떤 것이 아니라는 점이다. 본질적으로 상통하는 것이다. 바꾸어 말하면 같은 육원의 기라고 하더라도 음양의 관점에서 보면 삼음삼양육기이고, 오행의 관점에서 보면 오운의 기다. 때문에 삼음삼양의 육기는 오운으로 나뉜다.

궐음풍기厥陰風氣는 목木에 속하고, 소음열기少陰熱氣는 군화君火에 속하며, 소양화기少陽火氣는 상화相火에 속하고, 태음습기太陰濕氣는 토土에 속한다. 양명조기陽明燥氣는 금金에 속하고, 태양한기太陽寒氣는 수水에 속한다. 육기 중의 열기와 화기는 성질이 같지만, 약간의 차이가 있다. 오행의 관점에서 분석하면 모두 화火에 속하지만 쉽게 구분하기 위하여《내경內經》은 오행 중의 화를 군화君火와 상화相火로 나누어 육기 중의 열熱과 화火에 상응하도록 했다.《소문素問·천원기대론天元紀大論》에서는 "하늘에 오행이 있어 오위五位에 임해서, 한서조습풍寒暑燥濕風을 생성한다."[天有五行, 御五位, 以生寒暑燥濕風]고 말한다. 이곳의 '서暑'는 육기 중의 열기와 화기도 포함한다. 이 구절은 육기와 오운 사이의 밀접한 관계를 설명한다.

오운의 기와 삼음삼양의 기는 본질적으로 같다. 그런데 어째서 오운과 육기로 나뉘었을까? 이것은 《내경內經》에서는 서로 다른 성질의 기가 단독으로는 기후에 영향을 미치지 못하고 항상 일정한 구조를 가진 서로 다른 '기상 요소의 체계'로 결합되어 이 체계의 운동이 기상 변화를 결정한다고 보기 때문이다. 운기학설에 따르면 천기天氣는 위에 있고 지기地氣는 아래에 있으니, 천지의 사이, 즉 고공에서 지표면까지 크게 두 종류의 기상요소체계가 존재한다고 한다. 하나는 오운계통으로, 목, 화, 토, 금, 수의 오기로 구성되고 오행구조법칙에 따라 '오운'이라고 약칭한다. 다른 하나는 삼음삼양계통으로, 풍, 열, 화, 습, 조, 한의 육기로 이루어져 있다. 육기는 삼음삼양을 각각 주主하니 삼음삼양의 구조에 따라 조직되고 이는 '육기'라고 약칭한다. 이 두 계통 중 '오운'은 주로 오행의 특징을 표현하고 '육기'는 대체로 음양의 속성을 표현한다. 육기의 체계가 분포되어 있는 폭은 아주 커서 말한 바의 천기와 지기는 모두 그 안에 있다. 오운의 체계는 단지 천지의 사이, 기교의 나뉨에 있을 뿐이다. 《소문素問·육원정기대론六元正氣紀大論》에서는 다음과 같이 말한다.

"천기가 부족하면 지기가 따르고 지기가 부족하면 천기가 따라 운은 그 속에 거주하면서 항상 앞선다."[天氣不足, 地氣隨之, 地氣不足, 天氣隨之, 運居其中, 而常先也.]

운은 천지 속에 있으므로 천기가 부족하여 지기가 상승할 때면, 그 속에 있는 운기는 반드시 먼저 상승한다. 지기가 부족하여 천기가 하강할 때면 또 그 속의 운기는 반드시 먼저 내려간다. 이 구절은 오운체계의 공간적 특징을 설명한 것이다.

《내경內經》에서는 기상변화의 근본원인을 음양의 승강작용으로 본다.《내경內經》에서는 이렇게 말한다. "음양이 오르내림에 따라 한서가 그 조짐을 드러낸다." [陰陽之乘降, 寒暑彰其兆.] /《소문素問·오운행대론五運行大論》]

"기가 오르고 내림에 따라 천지가 번갈아 행한다. …… 올랐다가 내려가는데, 내려가는 것을 천이라고 하고, 내려갔다가 올라가니, 올라가는 것을 지라고 한다. 천기가 하강하여 땅으로 흘러내리고, 지기가 오름에 기가 하늘로 뛰어 오른다. 오르는 것을 땅이라고 한다. 그러므로 고하高下가 서로 부르고 오르고 내림에 서로에 의지하니, 이에 변화가 생겨난다." [升已而降, 降者謂天, 降已而升, 升者謂地. 天氣下降, 氣流于地, 地氣上升, 氣騰于天, 故高下相召, 升降相因, 而變作矣. /《소문素問·육미지대론六微旨大論》]

이것은 음양의 승강은 대기운동 중에서 주로 천기와 지기의 상호작용과 상호 유동으로 나타나니, '운이 그 속에 거하다가' 천지의 기의 오르고 내림을 따라 승강하는 것을 가리킨다. 이것은 대기운동의 기본 형식이자 기상변화의 근본원인이다.《내경內經》의 이 사상에는 합리적인 요소가 포함되어 있다. 이것은 현대의 기상과학의 원칙과 일치하는 점이 있다.

운기학설의 관점에서 보자면, 천지의 기가 승강하는 과정은 바로 '오운'과 '육기'의 두 체계가 상생상승하고, 서로 들이쉬고 내치면서 상호작용하는 과정이다. 이 과정에서 두 체계는 각각 특수한 기능을 발휘하여 자연계에 대해 각기 다른 영향을 미친다. 수많은 요인이 자연적으로 종합되는 과정 속에서 다양한 기상변화의 유형을 만들어낸다.

기상의 변화는 복잡다단하지만《내경內經》의 저자는 그것들을 하나의 규칙적이고 엄격한 질서가 있는 순환으로 규정한다. 사람들이 실제 생활 속에서 직접적으로 쉽게 느끼는 변화는 해마다 발생하는 추위와 더위의 교체다. 오운체계라는 관점에서 보자면 1년은 춘春, 하夏, 장하長夏, 추秋, 동冬의 다섯 계절로 되어 있다.

봄에는 바람이 많고, 여름은 무더우며, 한여름은 습도가 높고, 가을은 건조하고 차며, 겨울은 춥다. 육기의 관점에서 분석하자면 1년은 육보六步로 나뉜다. 각 보步는 4절기를 포함하니, 한 해는 총 24절기로 나뉜다. 매년이 이러하니, 1년은 하나의 기상주기가 된다.

《소문素問·육절장상론六節藏象論》에서는 이렇게 말한다. "오일五日을 후候라 하고, 삼후三候를 기氣라 하며, 육기六氣를 시時라 하고, 사시四時를 세歲라고 하여 각기 주치를 따른다. 오운은 서로를 이어서 모두 다스린다. 순환을 마치는 날에는 일주하여 다시 시작한다. 사계절이 자리를 잡고 기가 퍼지는 것이 마치 고리와 같아 끝이 없다. 후도 같은 모양이다. 그러므로 말하기를 특정한 해에 주기가 객기에 가해지는 것과 기의 성쇠, 그리고 허실의 발생을 알지 못하면 공이 될 수 없다." [五日謂之候, 三候謂之氣, 六氣謂之時, 四時謂之歲, 而各從其主治焉. 五運相襲, 而皆治之, 終朞之日, 周而復始, 時立氣布, 如環無端, 候亦同法. 故曰不知年之所加, 氣之盛衰, 虛實之所起, 不可以爲工矣.]

운기학설은 절기 변화의 구체적 상황에 따라 하나의 년 주기를 몇 개의 단계로 나눈다. 태양이 하늘을 운행하는 1도가 하루로 12개의 시진時辰을 포함한다. 5일은 태양이 하늘을 운행하는 5도로 총 60개의 시진으로 되어 있다. 이는 하나의 갑자주기이다. 《내경內經》 저자의 관찰에 의하면 60개의 시간을 지날 때마다 기상은 조금씩 바뀐다. 때문에 5일을 1후라고 한다. 3후는 15일로, 15일마다 기상은 비교적 뚜렷하게 바뀐다. 이를 하나의 절기[氣]라고 한다. 6개의 절기는 90일로, 이것이 하나의 계절[時]을 이룬다. 기상의 변화는 더욱 크다. 이렇게 1년은 4계절, 12개월, 24절기, 72후로 나뉜다. 세시와 절기의 변천, 1년 중 대소 단계의 구분은 삼음삼양의 육기와 오운의 기가 이어 받아서 다스리는 것으로부터 말미암아 주기적으로 같은 현상을 만들어낸다. 일 년이 지나면 또 일 년이 시작되고, 일회를 순환하면 다시 시작한다. 오행은 만물이 보편적으로 따르는 법칙이기에 1후라고 하더라도 그 속에는 하나의 오행순환구조가 포함되어 있다. 때문에 오행법칙을 이용해서 분석해야 한다.

매년의 계절변화모형은 대체로 같다. 그러나 또 꼭 같기만 한 것도 아니다. 때론 아주 큰 차이가 있을 수 있다. 운기학설에서는 이런 해와 해 사이의 기상 차이에서도 규칙을 찾아볼 수 있다고 여긴다. 그것들은 또한 60년에 하나의 변화주기를 이룬다. 즉, 일 년은 한 개의 작은 순환이며, 60년은 하나의 큰 순환이다. '오운'과 '육기'라는 두 체계의 운동을 통해서 모두 60종의 연간기상변화 유형이 형성된다. 또한 그로써 일 년과 육십 년의 변화규칙과 원인을 말할 수 있다. 의사가 운기학설의 이러한 법칙을 모른다면 인체기혈의 허실성쇠를 잘 알 수 없으므로, 훌륭한 의사가 될 수도 없다.

2

오운五運

    오운五運은 목화토금수木火土金水로 이루어져 있다. 각각의 기는 하나의 운을 이룬다. 즉 목운木運, 화운火運, 토운土運, 금운金運, 수운水運이 그것이다. 기후에 대한 오운의 영향은 각기 다르다. 그것은 오행상생의 순서에 따라 '일을 담당한다.' 하나의 운이 일을 담당할 때, 그 운의 상태는 기상의 변화에 결정적인 영향을 미친다. 기후에 대한 오운의 작용은 세 측면으로 나뉜다. 각 측면은 또 하나의 하위 체계를 이룬다.

중운中運

    대운大運이라고 하며 일 년의 기상변화를 주관한다. 《소문素問 · 천원기대론天元紀大論》에서는 "오기의 운행은 각각 기일을 마치니, 다만 때를 주관하는데 그치지 않는다."[五氣運行, 各終期日, 非獨主時也.]고 말한다. 이 글의 뜻은 오운의 기는 사시(혹은 오계)의 변화를 주도할 뿐만 아니라, 번갈아가면서 세歲를 주관하기도 한다는 것이다. '기期'는 일 년이다. 만일 일 년의 중운을 목운이 주관하면 일 년의 기상변화는 목운의 영향을 받는다. 오행상생의 순서에 의하면 이듬해의 중운은 화운이고, 그 다음은 토운에서 금운으로, 다시 수운으로 이어진 후에 또 목운이 된다. 5년에 한 번 순환하고 한 주기를 마치면 다시 반복된다.

1년에 대한 중운의 작용은 태과太過와 불급不及으로 나뉜다. 태과와 불급은 모두 중운의 음양 속성에 의해 결정된다. 원래 오운의 각 운은 다시 음양의 둘로 나뉜다. 즉 양운陽運은 태과가 되고 음운陰運은 불급이 된다. 예를 들어 중운이 토운이면 양토는 태과한 토운이고, 음토는 불급한 토운이다. 음양상생의 도리에 의하여 첫해가 태과의 해이면 이듬해는 불급의 해가 된다. 그 다음해는 다시 태과의 해가 된다. 태과와 불급은 계속해서 번갈아가며 진행된다. 그리고 오운은 오행상생에 의해 점차 진행된다. 어느 해에 양목陽木이 태과하면 이듬해에는 음화陰火가 불급하다. 그 다음은 양토陽土가 태과하고, 이어서 양금陽金이 불급한 해가 이어진다. 다시 양수陽水가 태과한 해를 지나 다시 양목陽木이 불급한 해가 된다. 이런 식으로 순환하며 왕복한다. 이와 같은 방식으로 태과와 불급의 구별을 따져보면 중운은 10년마다 일주한다.

중운이 태과한 해에는 해당 해의 중운의 본기가 유행하여 1년 내내 그 운의 기상 특징이 주로 나타난다. 중운이 부족한 해에는 그 기를 이기는 기가 유행하여 1년 동안 중운을 이기는 기운의 기상 특징이 나타난다. 예를 들어《소문素問・기교변대론氣交變大論》에서는 이렇게 말한다. "세운인 목이 태과하면 풍기가 유행하고, 비토가 사기를 받는다. 사람들은 손설飧泄, 식감체중食減體重, 번원煩冤, 장명腸鳴, 복지만腹支滿의 증상을 앓는다. 위로는 세성(목성)에 응한다."[歲木太過, 風氣流行, 脾土受邪, 民病飧泄, 食減體重, 煩冤, 腸鳴, 腹支滿, 上應歲星.]

세목태과歲木太過는 중운인 양목이 태과한 해이다. 그 해에는 풍기가 다소 왕성하여 "운물雲物¹⁾이 심하게 요동쳐서 초목이 편하지 못하고, 심하면 잎이 모두 떨어

---

1) 풍기가 심하다고 했으므로 운물은 구름이나 안개와 같은 것을 나타낸다고 보아야 할 것이다. - 역자

지기도 한다."[雲物飛動, 草木不寧, 甚而搖落. /《소문素問·기교변대론氣交變大論》] 이런 해에 인체는 비위계통의 질병에 걸리기 쉽다. 목이 토를 누르는데 비장은 토에 속하기 때문이다.

"세목이 불급하면 조기가 크게 유행한다. 생기인 목기가 시령에 응하지 못하고, 초목은 때늦게 번창한다. 숙살하는 기운이 심하면 굳은 나무도 잎사귀가 말라, 가지 끝에 매달리고 비쩍 쭈그러들어 푸른 채로 마른다. 위로는 태백성에 응한다. 사람들은 중청中淸, 거협통胠脇痛, 소복통少腹痛, 장명腸鳴, 당설溏泄을 앓는다."[歲木不及, 燥乃大行, 生氣失應, 草木晩榮, 肅殺而甚, 則剛木辟著, 柔萎蒼乾, 上應太白星. 民病中淸, 胠脇痛, 少腹痛, 腸鳴, 溏泄. /《소문素問·기교변대론氣交變大論》]

중운이 음목으로 불급한 해에는 목기가 부족하므로 목을 이기는 금[燥]이 유행하여 만물의 생장과 발전이 제약을 받아 초목의 생장발육이 지연되고, 심지어 금기에 의해 손상과 훼손마저 당하게 된다. 인체는 생기의 부족으로 비위가 차게 되는 일이 많으므로 장명腸鳴²⁾이나 당설溏泄³⁾의 증상이 나타난다. 목은 간을 주하므로 목운이 불급하면 간기가 부족하여 족궐음간경이 순행하는 옆구리나 아랫배의 부위에 통증이 생긴다.

《소문素問·기교변대론氣交變大論》에서 말하는 기타 나머지 네 개의 운이 태과하거나 부족한 기본적인 상황은 다음과 같다.

"세화가 태과하면 뜨거운 서기暑氣가 유행한다."[歲火太過, 炎暑流行.]

"세화가 불급하면 한기가 크게 유행한다."[歲火不及, 寒乃大行.]

"세토가 태과하면 습우의 기가 유행한다."[歲土太過, 雨濕流行.]

"세토가 불급하면 풍기가 크게 유행한다."[歲土不及, 風乃大行.]

---

2) 뱃속에서 꾸르륵거리는 소리가 나는 병증 – 역자
3) 때때로 묽은 변을 누는 증상 – 역자

"세금이 태과하면 조기가 유행한다."[歲金太過, 燥氣流行.]

"세금이 불급하면 염화가 유행한다."[歲金不及, 炎火乃行.]

"세수가 태과하면 한기가 유행한다."[歲水太過, 寒氣流行.]

"세수가 불급하면 습기가 유행한다."[歲水不及, 濕乃大行]

주운主運

오운체계에서는 1년을 춘, 하, 장하, 추, 동의 5계절로 나누고 주운主運은 5계절의 구분을 결정한다. 주운의 순서는 고정되어 변하지 않는다. 즉 초운初運 목木은 봄[春]을 주하고, 이운二運 화火는 여름[夏]을 주하며, 삼운三運 토土는 장하長夏를 주하고, 사운四運 금金은 가을[秋]을 주하며, 종운終運 수水는 겨울[冬]을 주한다. 매년은 대한大寒부터 기산하여 약 73일 5각(하루는 100각)을 한 계절로 삼는다. 이처럼 목운은 대한大寒부터 시작되고 화운은 춘분春分 후 13일부터 시작되며, 토운은 망종芒種 후 10일부터 시작되고, 금운은 처서處暑 후 7일부터 시작되며, 입동立冬 후 4일에 수운이 시작된다. 주운은 기상변화에서 1년 다섯 운계運季의 안정적인 측면을 결정한다. 즉 초운初運은 풍風을, 이운二運은 열熱을, 삼운三運은 습濕을, 사운四運은 조燥를, 종운終運은 한寒을 주관한다. 이것은 매년 똑같다.

그러나 주운에 속하는 5개의 운계運季에도 태과와 불급이 있다. 이 문제를 명료하게 하기 위해서는 '오음건운五音建運'과 '태소상생太少相生'의 두 개념을 이해해야 한다.

《내경內經》의 세계오행도식에 의하면 오음五音의 사이에도 오행 구조가 있으므로 세계의 전체적인 오행구조와도 어울린다.《소문素問·음양응상대론陰陽應象大論》에는 이렇게 적혀있다. "땅에서 목이면 음으로는 각角이고, 땅에서 화이면 음으로는 치徵이며, 땅에서 토이면 음으로는 궁宮이요, 땅에서 금이면 음으로는 상商이고 땅에서 수이면 음으로는 우羽이다."[在地爲木 …… 在音爲角, 在地爲火 …… 在音爲徵, 在地爲土 …… 在音爲宮, 在地爲金 …… 在音爲象, 在地爲水 …… 在音爲羽.] 이것은 오음은 각각 오행에 분속하니, 각음角音은 목에, 치음徵音은 화에, 궁음宮音은 토에, 상음商音은 금에, 우음羽音은 수에 속한다는 뜻이다. 이것이 바로 '오음건운五音建運'이다.

운기학설에 의하면 오운에는 음양의 구별이 있고, 오음에는 태소太少의 차이가 있다. 양은 태太이고 음은 소少다. 태太는 남음에 속하고 소少는 부족에 속한다. 음양과 오행상생의 기초와 오음대소의 사이에도 상생관계가 있다. 즉 태각太角은 소치少徵를 낳고, 소치少徵는 태궁太宮을 낳으며, 태궁太宮은 소상少商을 낳고, 소상少商은 태우太羽를, 태우太羽는 소각少角을 낳는다. 이것이 바로 '태소상생太少相生'이다. 때문에 주운 중 초운初運이 양목태각陽木太角이면 이운二運은 음화소치陰火小徵이고, 삼운三運은 양토태궁陽土太宮이며, 사운四運은 음금소상陰金小商, 종운終運은 양수태우陽水太羽다. 다음해의 초운은 음목소각陰木小角이다. 이런 방식으로 순환 반복된다. '오음건운'과 '태소상생'의 도리를 알면, 일 년 주운의 초운이 태太가 될지 소少가 될지 실제 따질 준비가 된 것이다. 이 점은 뒤에 다시 논할 것이다.

이상의 논의로부터 주운은 2년마다 한 번씩 바뀜을 알 수 있다. 이 과정 속에서 오운의 위치는 변하지 않고, 초운初運은 항상 각음목角音木, 종운終運은 항상 우음수羽音水가 된다. 다른 점은 각 운이 태太에 속하고 소少에 속하는 점만 바뀐다는 것이다.

객운客運

주운은 일 년 5계절의 안정성을 설명하고 객운客運은 일 년 5계절의 변동을 결정한다. 객운도 초운, 이운, 삼운, 사운, 종운 등의 다섯 개 운계로 구성된다. 각 하나의 운계는 약 73일 5각으로 시작일과 말일은 주운과 같다. 객운의 목화토금수木火土金水의 오운도 마찬가지로 오행상생의 순서에 따라 배열한 것이다.

그러나 객운의 초운은 주운처럼 목운에 고정된 것이 아니다. 객운은 해에 따라 변한다. 그것의 초운은 중운에 따라 결정된다. 즉, 매년의 중운이 어떤 것으로 특정되면, 그해 객운으로서의 초운도 그것이 된다. 초운이 결정된 후에는 오행태소상생五行太少相生의 법칙에 따라 나머지 네 개의 운이 생겨난다. 다섯 개의 객운은 순서대로 다섯 개의 주운 위에서 운행하여 매 계절의 기후에 변화를 일으킨다. 예를 들면 어느 해의 중운이 양화陽火이면 객운의 초운은 양화陽火 태치太徵이다. 양화는 음토陰土를 낳고, 태치太徵는 소궁少宮을 낳기 때문에 객운의 이운은 음토소궁陰土小宮이 된다. 이 규칙에 따라 삼운은 양금태상陽金太商, 사운은 음수소우陰水少羽, 종운은 양목태각陽木太角이 된다. 어느 해의 중운이 음화陰火이면 객의 초운은 음화소치陰火少徵가 된다. 음화陰火는 양토陽土를 낳고 소치少徵는 태궁太宮을 낳는다. 때문에 이운은 양토태궁陽土太宮이 된다. 이 규칙에 따라 미루어나가면 삼운은 음금소상陰金少商, 사운은 양수태우陽水太羽, 종운은 음목소각陰木少角이 된다.

같은 이치로 객운에도 태과와 불급이 있다. 양운이 지나치면 음운이 부족하다. 양운의 계절에는 본기의 기능 속성이 나타나고, 음운의 계절에는 그것을 이기는 기가 작용한다.

이로부터 기상변화에 대한 오운계통의 영향에 세 측면이 있음을 알 수 있다. 이 세 측면은 중운中運, 초운初運, 객운客運으로 표시된다. 중운은 1년을 주도하고 그 해의 기상 특징을 주도한다. 주운은 오계절의 기상변화 상태를 결정하고 객운은 오계절의 기상변화의 변태를 결정한다.

둘을 결합하면 일 년 오계절의 기상변화를 설명할 수 있다. 중운은 매 10년마다 일차 순환하여, 다섯의 태과한 해와 불급한 해를 포함한다. 주운이 혹 양목태각陽木太角을 초운으로 하고 혹은 소각음목少角陰木을 초운으로 하면 매 2년에 한번 바뀐다. 객운은 중운을 초운으로 하여 해에 따라 변한다. 때문에 중운과 마찬가지로 매 10년마다 일주한다.

3

육기六氣

육기六氣는 오운五運과 상대된다. 기후에 대한 육기의 영향은 주기主氣와 객기客氣 둘로 나뉜다. 각각에는 또 하나의 하위 체계가 있다. 주운과 객운처럼 주기主氣는 기상변화의 안정성을 결정하고, 객기客氣는 기상이 정상을 벗어나도록 해서 이변을 만든다.

주기主氣

주기는 일 년을 여섯 개의 보步로 나눈다. 보는 네 개의 절기를 포함하며, 약 육십일 팔십칠 각 반[1] 에 해당한다. 《소문素問·육미지대론六微旨大論》에서는 다음과 같이 말한다. "현명의 오른쪽은 군화의 자리이다. 군화의 오른쪽에서 뒤로 일보 물러난 곳은 상화가 다스린다. 일보를 더 가면 토기가 다스린다. 다시 일보 가면 금기가 다스린다. 또 일보를 가면 수기가 다스린다. 일보 더 가면 목기가 다스린다. 일보 더 가면 군화가 다스린다." [顯明之右, 君火之位也. 君火之右, 退行一步, 相

---

[1] 하루는 100각이다. 따라서 87각 반이라고 하면, 21시간에 해당한다. 뒤에 나오는 각도 같은 식으로 이해하면 된다.—역자

火治之, 復行一步, 土氣治之, 復行一步, 金氣治之, 復行一步, 水氣治之, 復行一步, 木氣治之, 復行一步, 君火治之.]

'현명顯名'의 본뜻은 해가 뜨는 곳이다. 하나의 원주로 일 년, 육보, 이십사절기를 표현하면 현명은 정동향의 묘위卯位에 있다. 그 곳은 바로 춘분春分의 위치에 해당한다. 원주의 우회전 방향을 시간이 앞으로 옮겨가는 방향이라고 하면, 현명의 위치에서 우측으로 육보 이동하면 다시 제자리로 돌아온다. 이것이 한 해의 주기이다. 소위 '일보 물러나는 것[退行一步]' 혹은 '다시 일보 가는 것[復行一步]'은 모두 우측으로 한 보씩 이동하는 것을 가리키며, 매 보步는 하나의 기상 변화단계를 나타낸다.

이로부터 춘분 전 60일 남짓이 첫 번째 기氣인 궐음풍목厥陰風木이고, 춘분 후 60일 남짓은 두 번째 기인 소음군화少陰君火이며(현명의 우측이 군화의 자리다), 그 뒤로 세 번째 기는 소양상화少陽相火, 소양상화의 옆, 즉 가운데에는 하지가 있고, 네 번째 기인 태음습토太陰濕土와 다섯 번째 기인 양명조금陽明燥金이 나뉘는 곳은 바로 추분임을 알 수 있다. 태양한수太陽寒水는 마지막 기로 동지 전후 각 30일 남짓을 주관한다. 이 여섯의 보를 합치면 모두 365일 6시간 즉, 1년이 된다.

주기主氣의 육보六步는 고정되어 변하지 않는다. 춘분 전 60일 20시간 전부터 시작하여 첫 번째 기인 궐음풍목이 된다. 그 아래 기는 오행상생의 순서에 따라 추정하면 된다. 화火는 두 개 있는데, 소음군화는 항상 소양상화 앞에 있다. 주기 육보의 특징은 다음과 같다. 첫 번째 기氣인 궐음풍목은 춘기가 발하기 시작하니, 만물이 소생한다. 두 번째 기인 소음군화는 늦봄 초여름에 해당하니, 더운 기운이 더욱 왕성해진다. 세 번째 기인 소양상화에는 무더위가 계속되고 불에 타는 듯하니, 1년 중 가장 더운 시기다. 네 번째 기인 태음습토에는 열기가 점차 누그러들고 습기가 만연하다. 다섯 번째 기인 양명조금에는 하늘이 높고 날씨가 시원하다. 마지막 기인 태양한수는 엄동설한으로, 만물이 움츠리는 1년 중 가장 추운 시기다. 육보주기가 주관하는 절기의 특징은 변하지 않는다.

객기客氣

객기客氣도 삼음삼양의 육기로 구성된다. 주기는 절기 변화의 안정성을, 객기는 절기 변화의 이상異常을 일으킨다. 때문에 객기는 절기운행의 변동을 나타낸다. 객기가 추이推移하는 절차는 주기와 다르다. 주기는 오행상생의 순서를 따르고, 객기는 삼음삼양의 선후순서를 따른다. 1 궐음厥陰, 2 소음少陰, 3 태음太陰, 4 소양少陽, 5 양명陽明, 6 태양太陽의 순서가 그것이다.

객기가 한 해의 기상 변화에 끼치는 영향에는 세 가지가 있다.

❶ 1년을 총괄하여 담당한다.

삼음삼양三陰三陽의 육기六氣에는 해마다 일종의 사령관인 객기客氣가 있다. 사령관으로서의 객기는 한 해 기상의 흐름에 영향을 미친다. 사령관인 객기는 사천司天의 기라고도 하는데, 한 해에 한 번씩 바뀐다. 예를 들면 어느 해에 소음의 기가 사천이라면, 이듬해에는 태음의 기가 사천司天, 후년은 소양의 기가 사천, 그 후로 양명, 태양, 궐음이 연속하여 사천이 된다. 일순하면 다시 소음의 기가 사천이 된다. 영원히 삼음삼양의 선후에 따라 배열된다. 6년을 일주로 하여 일순하면 다시 시작한다.

사천司天의 기는 기상 변화에 어떤 영향을 미치는가?《소문素問·지진요대론至眞要大論》에는 이런 구절이 있다. "궐음厥陰이 사천하면 바람으로, 소음少陰이 사천하면 열로, 태음太陰이 사천하면 습으로, 소양少陽이 사천하면 화火로, 양명陽明이 사천하면 조기로, 태양太陽이 사천하면 한기로 변화시킨다."〔厥陰司天, 其化以風, 少陰司天, 其化以熱, 太陰司天, 其化以濕, 少陽司天, 其化以火, 陽明司天, 其化以燥, 太陽司天, 其化以寒.〕

이 글의 뜻은 사천의 기가 궐음이면 그 해에는 바람이 많고, 사천의 기가 소음이면 그 해는 기온이 다소 높으며, 태음이면 강우량이 비교적 많고, 소양이면 그 해의 평균 기온이 다른 해보다 훨씬 높으며, 양명이면 그 해의 냉기가 다소 심하고, 태양이면 그 해 평균 기온이 다른 해보다 낮으며 겨울철은 아주 춥다는 것이다.

❷ 반년의 기상변화를 총괄함

삼음삼양의 기는 순서에 따라 오른쪽으로 돌아서 일주한다. 이것을 표현한 것이 '사천재천사보간기운행도司天在泉四步間氣運行圖'다. 이 그림에서 삼음과 삼양은 각각 상대된다. 즉 궐음은 소양과, 소음은 양명과, 태음은 태양과 상대한다. 만일 어느 해의 궐음이 사천司天의 기라면 그에 대립되는 소양은 재천在泉의 기이며, 태양이 궐음 사천의 우간기右間氣이면, 소음은 좌간기左間氣다. 양명이 소양 재천의 좌간기左間氣라면, 태음은 우간기右間氣다. 다음 해에는 사천의 기가 삼음삼양의 순서에 따라 소음에게 자리를 내준다. 소음의 기가 사천하면, 그와 대립되는 양명의 기가 재천한다. 궐음이 소음사천의 우간기이면, 태음은 좌간기다. 소양이 양명재천의 우간기이면 태양이 그 좌간기가 된다. 나머지도 이와 같다. 이는 《소문素問·오운행대론五運行大論》에서 말하는 것과 같다.

"궐음이 위에 있으면 소양은 아래, 좌측에는 양명, 우측에는 태음이 있다. 소음이 위에 있으면 양명은 아래, 좌측에는 태양, 우측에는 소양이 있다. 태음이 위에 있으면 태양은 아래, 좌측에는 궐음, 우측에는 양명이 있다. 소양이 위에 있으면 궐음은 아래, 좌측에는 소음, 우측에는 태양이 있다. 양명이 위에 있으면 소음은 아래, 태음은 좌측, 궐음은 우측에 있다. 태양이 위에 있으면 태음은 아래에 있고 좌측에는 소양, 우측에는 소음이 있다. 남쪽을 향하면 자리를 결정한다는 것을 이로부터 알아낼 수 있다."[厥陰在上, 則少陽在下, 左陽明, 右太陰, 少陰在上, 則陽明在下, 左太陽, 右少陽, 太陰在上, 則太陽在下, 左厥陰, 右陽明, 少陽在上, 則厥陰在下, 左少陰, 右太陽, 陽明在上, 則少陰在下, 左太陰, 右厥陰, 太陽在上, 則太陰在下,

左少陽, 右少陰. 所謂面南而命其位, 言其見也.]

'사천재천사보간기운행도司天在泉四步間氣運行圖'에서 위는 남쪽, 아래는 북쪽, 좌측은 동쪽, 우측은 서쪽이 된다. 사천은 위에 있고 재천은 아래에 있으며 사보간기四步間氣는 좌우로 분열한다. 위 단락의 경문에서 말하는 것은 북쪽에 있으면서 남쪽을 향할 때 볼 수 있는, 사천, 재천 그리고 재천의 좌우에 있는 간기의 분포상황이다.

"위에 궐음이 있으면 좌측은 소음, 우측은 태양이다. 소음이 있으면 좌측은 태음, 우측은 궐음이다. 태양이 있으면 좌측은 소양, 우측은 소음이다. 소양이 있으면 좌측은 양명, 우측은 태음이다. 양명이 있으면 좌측은 태양, 우측은 소양이다. 태양이 있으면 좌측은 궐음, 우측은 양명이다. 소위 북쪽을 마주하면 자리로 결정한다는 것은 이로부터 알아낼 수 있다."[諸上見厥陰, 左少陰, 右太陽, 見少陰, 左太陰, 右厥陰, 見太陰, 左少陽, 右少陰, 見少陽, 左陽明, 右太陰, 見陽明, 左太陽, 右少陽, 見太陽, 左厥陰, 右陽明, 所謂面北而命其位, 言其見也. /《소문素問·오운행대론五運行大論》]

여기서 견見은 제상諸上에서 보는 것으로 사천司天을 말한다. 이곳의 좌우는 남쪽에서 북쪽을 향했을 때 나뉘는 좌우로, 사천 좌우의 간기이다(그림 11 참조).

운기학설에서는 사천과 재천을 상대적으로 보아서, 사천의 기가 상반기의 기상흐름을 좌우하면 재천의 기는 후반기의 기상흐름을 좌우한다고 여긴다. 사천과 재천은 육보의 가운데서 정확히 마주한다. 때문에 만일 사천의 기가 양이면 재천의 기는 음이고, 사천의 기가 음이면 재천의 기는 양이다. 사천, 재천 및 사보의 간기는 해마다 삼음삼양의 순서에 따라 점차 변동하여, 6년에 일주하고 일주한 후에는 다시 시작한다.

❸ 일보一步를 맡는다.

객기客氣도 1년을 육보六步, 즉 여섯 개의 기상변화단계로 나눈다. 사천, 재천

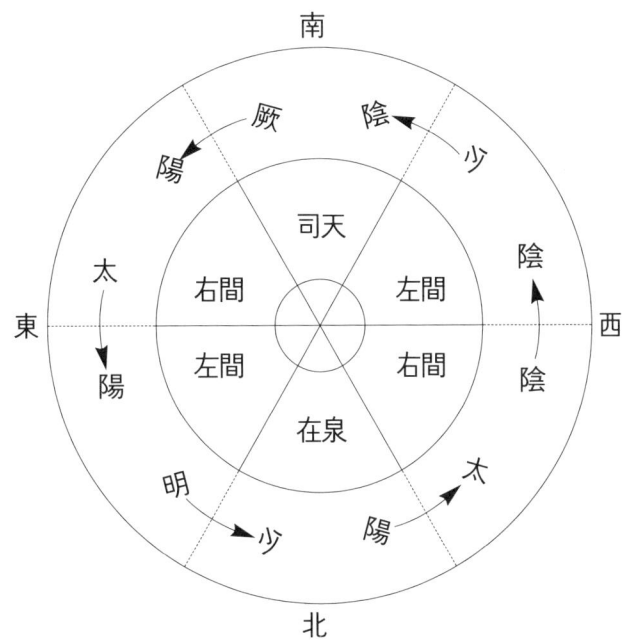

그림 11 사천재천사보간기운행도司天在泉四步間氣運行圖

과 좌우 네 개의 간기는 각각 일보一步를 주관한다. 이는 1년 기상변화의 순서에 따라서 본 것이다. 객기육보와 주기육보는 구조상 고정된 대응관계에 있다. 즉, 사천은 주기계통의 세 번째 기氣인 소양상화와 서로 대응하고, 재천과 마지막 기인 태양한수가 대응한다. 사천의 우측 간기와 두 번째 기인 소음 군화가 대응하고, 사천의 좌간기와 네 번째 기인 태음습토가 대응한다. 재천의 좌간기는 첫 번째 기인 궐음풍목과 대응하고 재천의 우간기와 다섯 번째 기인 양명조금이 대응한다. 이러한 대응관계는 영원히 변하지 않는다.

매년 객기는 재천의 좌측에서 시작하는데, 이를 객기의 초기初氣라고 한다. 차례대로 사천의 우간기는 객기의 두 번째 기고, 사천 자체는 객기의 세 번째 기다. 사전의 좌산기는 객기의 네 번째 기고, 재천의 우간기는 객기의 다섯 번째 기다. 재천在泉 자체는 객기의 마지막 기다. 이 순서도 변하지 않는다. 사천, 재천과 사보간기四步間氣의 시간상 분포는 객기 운동에서의 일종의 특수한 구조모형이다.

객기와 주기는 1년을 6개의 단계로 나눈다. 객기의 육보와 주기의 육보는 보조상 일치한다. 그들은 동시에 시작하여 동시에 끝나고, 한 보는 모두 60일 21시간이다. 하지만 주기에서 주사主司의 기는 고정되어 변하지 않는다. 그런데 객기에서는 어떤 기가 사천이고, 어떤 기가 재천이며, 어떤 기가 좌우에 있는 네 개의 간기인가 하는 것은 변동하는 것이다. 사천의 기는 삼음삼양의 순서에 따라 1년에 한 번씩 바뀌고 재천의 기와 좌우의 네 간기도 모두 그에 따라 바뀐다. 때문에 객기의 육보도 6년을 1주기로 한다.

《소문素問·지진요대론至眞要大論》에서는 이렇게 말한다. "세를 주관하는 것(사천과 재천)은 한 해를 주하고, 간기는 보를 다스리는 기강이 됩니다."[主歲者紀歲, 間氣者紀也.] 이것은 객기가 한 해 동안의 기상에 끼치는 영향은 일년, 반년, 일보의 셋으로 나뉜다는 것이다. 사천은 일년을 통주統主한다. 사천과 재천은 상대하니 각기 반년을 주한다. 사천, 재천과 네 개의 간기가 각각 일 보를 주관한다. 삼음삼양의 육기는 여섯 가지의 기상 요소로 주기계통 또는 객기계통에서 일년을 주관하든, 반년을 관장하든, 또는 일보를 주관하든 성질과 기능이 기상변화에 끼치는 영향은 모두 동일하다. 하지만 삼음삼양의 육기가 주객의 다른 체계에 영향을 미치는 시간과 순서는 같지 않다. 객기계통에는 일년, 반년과 일보를 주관하는 구분이 있는데, 이 때문에 기후의 변화는 복잡한 상황을 보인다.

객주가임客主加臨

객기客氣가 사천司天, 재천在泉 그리고 좌우의 사간기의 구조모형에 따라 차례로 육보주기에 가하는 것을 객주가임客主加臨이라고 한다. 주기육보는 해마다 같고, 객기육보는 한 해에 일주한다. 객기는 주기에 더해진다. 객기와 주기 이 두 계통의 작용을 종합한 것이 육기계통이 일 년 중의 기상변화에 끼치는 영향이다. 이러한 영향은 한 해에 한 번씩 변하여 6년에 1주한다.

객주가임에서 객기계통 중의 사천의 기는 주기계통 중의 세 번째 기인 소양상화에 더해지고, 재천의 기는 마지막 기인 태양한수에 더해진다. 좌우 네 칸은 각각 일정한 순서에 따라 나머지 사보주기四步主氣에 더해진다. 어느 해를 태양이 사천한다고 가정하면 재천의 기는 태음, 사천 우측은 양명, 좌측은 궐음, 재천 우측은 소음, 좌측은 소양임을 추정할 수 있다. 객주가임의 상황을 도표로 보자.

표 3 객주가임客主加臨 예시

객기客氣		주기主氣	시간時間		순역順逆
재천좌간 在泉左間	소양상화 少陽相火	궐음풍목 厥陰風木	초기 初氣	춘분 전 60일	역逆
사천우간 司天右間	양명조금 陽明燥金	소음군화 少陰君火	이기 二氣	춘분 후 60일	역逆
사천 司天	태양한수 太陽寒水	소양상화 少陽相火	삼기 三氣	하지 전후 각 30일	순順
사천좌간 司天左間	궐음풍목 厥陰風木	태음습토 太陰濕土	사기 四氣	추분 전 60일	순順
재천우간 在泉右間	소음군화 少陰君火	양명조금 陽明燥金	오기 五氣	추분 후 60일	순順
재천 在泉	태음습토 太陰濕土	태양한수 太陽寒水	종기 終氣	동지 전후 각 30일	순順

객기客氣가 주기主氣에 더하면 사천의 기가 한 해의 기상에 미치는 영향과 사천, 재천의 기가 각각 상반기와 하반기의 기상에 미치는 영향에 변화가 없다. 객주가임客主加臨은 일 년 육보의 기상 변화와 관련되어 있다. 《소문素問·지진요대론至眞要大論》에서는 "주기가 승하면 역하고, 객기가 이기면 순한다."[主勝逆, 客勝從.]고 한다.

이 말의 뜻은 다음과 같다. 오행속성의 관점에서 볼 때 어느 한 보의 객기가 주기를 낳거나 이기면 순順한다. 이 단계의 절기節氣는 비교적 정상이고, 주기에 대한 객기의 영향이 비교적 적어서 상규를 많이 벗어나지는 않는다. 만약 주기가 객기를 이기면, 즉 주기가 객기를 낳거나 이기면 역逆이 된다. 이 단계는 절기의 변동성이 비교적 커서, 객기가 가져오는 영향이 아주 뚜렷하여 비교적 큰 이상이 나타난다. 때로는 주기와 객기 중 하나가 군화이고 다른 하나는 상화인 경우에는 "객기가 주기 위에 더하면 순하고, 주기가 객기 위에 더하면 역하게 된다." [君位臣則順, 臣位君則逆.] /《소문素問·육미지대론六微旨大論》] 이 말은 객기가 군화이고 주기가 상화이면 객기가 주기 위에 가해진 군위신君位臣으로 순順에 속하고, 반대면 역逆이라는 뜻이다. 또한 때로는 주기와 객기의 오행 속성이 아주 똑같아서 '동기同氣'가 된다. 동기同氣의 보步에는 주시의 기가 지나치게 성해서 기상의 이상변화가 '역'일 때보다 더욱 심하다. 이에 따르면, 위 도표의 예시에서 초기와 이기는 역이고 나머지 네 기는 모두 순에 해당한다.

4

오운五運과 육기六氣의 종합

오운五運과 육기六氣는 각자 고립되어 있지 않다. 이 둘은 작용을 일으키는 과정에서 상호 침투하고 싸워서 자연스레 하나의 종합적인 결과, 즉 실제의 기상변화 과정을 만들어낸다.

오운과 육기가 다른 해에 나타내는 작용과 상황은 다르다. 해가 다르면 그들 사이의 구체적인 관계도 다르기 때문이다. 운기학설에서는 오운계통과 육기계통 사이에 오행의 속성에 따라 상승상생의 관계가 발생한다고 본다. 오운계통의 오행속성은 그 해의 중운中運을 대표로 한다. 육기의 오행속성은 당해 연도 사천司天의 기의 오행속성을 대표로 한다. 예를 들어, 어느 해에 중운의 오행속성이 그 해 사천의 기의 오행속성을 낳으면 즉, 운이 기를 낳으면 이를 '소역小逆'이라 부른다. 혹, 운이 기를 승하면 이를 '불화不和'라 한다. 만일 기가 운을 생성하면 이를 '순화順化'라 부른다. 기가 운을 이기는 것과 같은 것을 '천형天刑'이라 한다. 운과 기의 오행속성이 같으면 '천부天符'라 한다. 소역, 불화, 순화, 천형, 천부는 60년의 대주기에서 각각 12년을 차지한다.

소역과 불화의 해에는 운이 기를 생하거나 낳기 때문에 오운의 세력이 육기를 초과한다. 그러므로 이 해의 기상은 주로 오운의 작용에 따르고, 육기계통은 종속적인 위치에 머문다. 순화와 천형의 해에는 이와 반대로 주로 육기계통이 작용하고, 오운계통은 종속적인 위치에 머문다.

《소문素問·육미지대론六微旨大論》에서는 다음과 같이 말한다.

"토운土運의 해에는 위로 태음이 나타난다. 화운火運의 해에는 위로 소양·소음이 금운金運의 해에는 위로 양명이, 목운木運의 해에는 위로 궐음이, 수운水運의 해에는 위로 태양이 나타난다."[土運之歲, 上見太陰, 火運之歲, 上見少陽少陰, 金運之歲, 上見陽明, 木運之歲, 上見厥陰, 水運之歲, 上見太陽.]

이러한 해는 "하늘이 세운과 더불어 만난다. 그러므로 《천원책天元冊》에서는 이를 두고 천부라고 한다."[天之與會也, 故天元冊曰天符.] 앞에서 말한 '운運'은 중운中運을 가리키고 삼음삼양은 사천司天의 기를 가리킨다. 이 구절에서 열거한 것은 중운과 사천의 기의 오행속성이 서로 같은 경우다. 만일 토운의 해에 태음습토가 사천이고, 화운의 해에 소양상화 또는 소음군화가 사천인 경우 등이라면 이러한 해는 천부天符다. 천부의 해에는 운과 기의 오행속성이 서로 합하여 한 해의 기상변화를 이끄는 요소의 작용이 강해서 아주 왕성한 상황에 처하기 때문에 기후의 이상변화가 특히 심하다. 사천의 기가 오운의 위에서 운행하기 때문에 이를 '상견上見'이라고 한다.

이상으로 오운과 육기 및 그들 사이에 발생 가능한 관계를 소개했다. 그런데 오운과 육기는 실제로는 어떻게 결합하는가? 다시 말해서 특정한 해에 어느 운이 중운이고 어느 기가 사천의 기인지 어떻게 예측할 수 있을까? 이 문제를 해결해야만 오운과 육기가 실제로 어떻게 결합되는지 알 수 있다. 운기학설에서는 이것을 간지기년干支紀年으로 추산할 수 있다고 여긴다. 왜냐하면 간지기년과 오운육기 사이에는 고정적인 관계가 있기 때문이다.

간干은 천간天干이고 지支는 지지地支이다. 간과 지는 순서를 나타내는 두 부호다. 천간은 갑甲, 을乙, 병丙, 정丁, 무戊, 기己, 경庚, 신辛, 임壬, 계癸 열이고, 지지는 자子, 축丑, 인寅, 묘卯, 진辰, 사巳, 오午, 미未, 신申, 유酉, 술戌, 해亥 열둘이다. 간지기년은 천간과 지지의 조합으로 햇수를 계산해서 표기한다. 해마다 순서에 따라 하나씩의 천간과 지간을 더해서 그 해를 표시한다.

표 4 갑자甲子 주기표

천간天干	갑甲, 을乙, 병丙, 정丁, 무戊, 기己, 경庚, 신辛, 임壬, 계癸
지지地支	자子, 축丑, 인寅, 묘卯, 진辰, 사巳, 오午, 미未, 신申, 유酉
천간天干	갑甲, 을乙, 병丙, 정丁, 무戊, 기己, 경庚, 신辛, 임壬, 계癸
지지地支	술戌, 해亥, 자子, 축丑, 인寅, 묘卯, 진辰, 사巳, 오午, 미未
천간天干	갑甲, 을乙, 병丙, 정丁, 무戊, 기己, 경庚, 신辛, 임壬, 계癸
지지地支	신申, 유酉, 술戌, 해亥, 자子, 축丑, 인寅, 묘卯, 진辰, 사巳
천간天干	갑甲, 을乙, 병丙, 정丁, 무戊, 기己, 경庚, 신辛, 임壬, 계癸
지지地支	오午, 미未, 신申, 유酉, 술戌, 해亥, 자子, 축丑, 인寅, 묘卯
천간天干	갑甲, 을乙, 병丙, 정丁, 무戊, 기己, 경庚, 신辛, 임壬, 계癸
지지地支	진辰, 사巳, 오午, 미未, 신申, 유酉, 술戌, 해亥, 자子, 축丑
천간天干	갑甲, 을乙, 병丙, 정丁, 무戊, 기己, 경庚, 신辛, 임壬, 계癸
지지地支	인寅, 묘卯, 진辰, 사巳, 오午, 미未, 신申, 유酉, 술戌, 해亥

십천간十天干을 차례로 십이지지十二地支에 배합하면 60개의 간지干支 조합을 얻을 수 있다. 계속 아래로 배열하면 이 60개 간지 조합이 반복적으로 나타날 것이다. 이러한 천간과 지지의 배합을 '갑자甲子'라고 한다. 갑자는 60을 1주기로 하는데, 간지 배합의 상황은 표 4와 같다. 갑자 1주기에서 천간은 6회 반복, 지지는 5회 반복한다. 이것이 바로 《내경內經》에서 말하는 "하늘은 여섯을 단위로 하고, 땅은 다섯을 기준으로 하는 것"[天以六爲節, 地以五爲制. /《소문素問·천원기대론天元紀大論》]이다. 갑골문에 기재된 내용을 근거로 따져보면 늦어도 은상殷商 시대에는 이미 갑자에 따라 날을 세고 있다. 정식으로 갑자기년을 사용한 것은 동한東漢 시대다.

천간지지는 음양 속성이 다르다. 천간과 지지는 상대되어, 천간은 양에 속하고 지지는 음에 속한다. 십천간十天干에서도 갑甲, 병丙, 무戊, 경庚, 임壬은 양간陽

干에 속하고, 을乙, 정丁, 기己, 신辛, 계癸는 음간陰干에 속한다. 십이지지에서 자子, 인寅, 진辰, 오午, 신申, 술戌은 양에 속하고, 축丑, 묘卯, 사巳, 미未, 유酉, 해亥는 음에 속한다. 다시 말해서 간지의 순서에 따라 배열되어 기수를 만나면 양이고 우수를 만나면 음이 된다. 이는 팔괘八卦의 양효陽爻와 음효陰爻의 구분과 일치한다.

천간과 지지는 오행 속성도 지니고 있다. 운기학설에서 천간을 오행으로 나누면 갑기甲己는 토土, 을경乙庚은 금金, 병신丙辛은 수水, 병임丁壬은 목木, 무계戊癸는 화火에 속한다. 지지를 오행으로 나누면 인묘寅卯는 목木, 사오巳午는 화火, 신술축미辰戌丑未는 토土, 신유申酉는 금金, 해자亥子는 수水에 속한다.

운기학설에서는 간지기년의 천간과 지지는 각각 음양의 속성을 지니고 있기 때문에 오운, 육기와는 따로 특정한 관계가 있다고 여긴다. 때문에 천간과 지지의 배합을 통해 오운과 육기의 종합적인 변화 상황을 알 수 있다.

《소문素問·천원기대론天元紀大論》에서는 다음과 같이 말한다.

"갑기甲己의 해에는 토운土運이 (중운中運이 되어 그 해의 기상을) 통괄하고 을경乙庚의 해에는 금운金運이, 병신丙辛의 해에는 수운水運이, 정임丁壬의 해에는 목운木運이, 무계戊癸의 해에는 화운火運이 통괄한다."[甲己之歲, 土運統之, 乙庚之歲, 金運統之, 丙辛之歲, 水運統之, 丁壬之歲, 木運統之, 戊癸之歲, 火運統之.]

십천간에서 갑기甲己는 토에 속하니 갑년과 기년에는 지지를 따지지 않고 토운이 중운이 된다. 갑자주기표를 통해 토운이 중운인 해로는 갑자년, 갑술년, 갑신년, 갑오년, 갑신년, 갑인년, 기사년, 기묘년, 기축년, 기해년, 기유년, 기미년의 총 12년이 있음을 알 수 있다. 갑은 양토陽土, 기는 음토陰土이기에, 갑년은 토운이 태과하고 기년에는 토운이 불급하다. 나머지도 이와 같다. 하나의 갑자주기에서 각각의 운에는 모두 12개의 해가 있고 태과와 불급이 그 절반을 점유한다. 오운의 법칙에 따르면 중운은 객운의 초운이다. 중운이 결정되면 객운의 변화도 알 수 있다.

주운은 5단계로 나누는데, 초운은 항상 목운木運(각음角音)이고 종운은 항상 수운水運(우음羽音)이다. 그러나 초운인 목이 양인지 음인지, 태각太角인지 소각小角인지는 알 수 없다. 이 문제는 연간年干으로 알 수 있다. 그 판정 방법은 다음과 같다. 그 해 연간의 음양오행 속성으로부터 오행과 태소상생의 법칙에 따라 따져 나가서 목木(각角)에까지 이른다. 만약 그것이 양[太]이면 그 해의 초운은 태각太角이고, 음[少]이면 그 해의 초운은 소각少角이다. 예를 들어, 천간이 병丙인 해에는 병이 양수태우陽水太羽므로 태우太羽로부터 앞으로 미루어나간다. 소상少商은 태우太羽를 낳고, 태궁太宮은 소상少商을, 소치少徵는 태궁太宮을, 태각太角은 소치少徵를 낳는다. 이로부터 병년丙年 주운主運의 초운은 양목태각陽木太角, 종운은 양수태우陽水太羽임을 알 수 있다. 나머지도 같은 방법으로 산정한다. 정丁, 임壬의 두 해는 그 자체가 각운角運이므로 다시 또 추산할 필요가 없다. 정년은 소각기운少角起運이고, 임년은 태각기운太角起運이다. 정은 음에 속하고 임은 양에 속하기 때문이다.

십이지와 삼음삼양의 관계를 보면 자오子午는 소음少陰 군화君火(열熱), 축미丑未는 태음太陰 습토濕土, 인신寅申은 소양少陽 상화相火(화火), 묘유卯酉는 양명陽明 조금燥金, 진술辰戌은 태양太陽 한수寒水, 사해巳亥는 궐음厥陰 풍목風木에 속한다. 아래 표를 보도록 하자.

표 5 **지지地支와 삼음삼양三陰三陽의 배속관계**

자오子午	축미丑未	인신寅申	묘유卯酉	진술辰戌	사해巳亥
소음少陰 군화君火[열熱]	태음太陰 습토濕土	소양少陽 상화相火[화火]	양명陽明 조금燥金	태양太陽 한수寒水	궐음厥陰 풍목風木

십이지지에서 자오는 소음군화에 속한다. 자오년이 되면 천간이 무엇이든, 사천의 기는 소음군화(열)다. 이런 해는 갑자甲子, 병자丙子, 무자戊子, 경자庚子, 임자

壬子, 갑오甲午, 병오丙午, 무오戊午, 경오庚午, 임오壬午의 총 10년이다. 나머지도 같은 방법으로 산정한다. 《소문素問·천원기대론天元紀大論》에 있는 내용과 같다.

"자오의 해에는 소음이 보이고 축미의 해에는 태음이, 인신의 해에는 소양이, 묘유의 해에는 양명이, 신술의 해에는 태양이, 사해의 해에는 궐음이 보인다."[子午之歲, 上見少陰. 丑未之歲, 上見太陰. 寅申之歲, 上見少陽. 卯酉之歲, 上見陽明. 辰戌之歲, 上見太陽. 巳亥之歲, 上見厥陰.]

인용문은 특정 해의 연지年支가 자오이면 소음이 사천司天이다. 축미면 태음이 사천, 인신이면 소양이 사천, 묘유면 양명이 사천, 신술이면 태양이 사천, 사해면 궐음이 사천함을 말한다. 하나의 갑자주기에서 각각의 육기는 모두 10년 동안 사천의 지위에 있다. 사천이 확정되면 재천과 좌우 네 칸의 기는 추산할 수 있다.

오운의 변화는 10년에 한 번, 육기의 변화는 6년에 일순한다. 때문에 이 둘이 서로 결합하면 60가지의 서로 다른 기상변화유형이 나타난다. 이것은 흡사 갑자 1주기의 숫자와 일치한다. 위에서 설명한 운기와 간지의 관계에 근거해서 산정하면 각각의 간지는 각각 하나의 기상변화유형을 고정적으로 대표하는 것 같다. 《내경內經》에서는 다음과 같이 말한다.

"천기를 일주하는 것은 육 년이고, 지기를 다하는 것은 오 년입니다. 군화로 밝게 빛나고 상화로 자리합니다. 오와 육이 서로 서로 결합하여 칠백이십 기를 일 주로 하니, 삼십 년이요. 천사백사십기이면 모두 육십 세로 일 주가 됩니다. 불급과 태과가 이에 모두 나타납니다."[周天氣者, 六朞爲一備, 終地紀者, 五歲爲一周. 君火以明, 相火以位, 五六相合, 而七百二十氣爲一紀, 凡三十歲, 千四百四十氣, 凡六十歲而爲一周, 不及太過, 斯皆見矣. /《소문소문·천원기대론天元紀大論》]

이 글에서 천기는 음양육기를, 지기는 오운을 가리킨다. 육기는 6년에 일순하고 오운은 오년에 일순한다(태과와 불급은 따지지 않는다). 오운과 육기를 하나로 통합하면 60년이 1주기, 매년은 24절기, 총 1440개의 기가 60년을 이루게 된다. 30년 720기가 1기紀다. 일체의 다른 기상변화유형은 이 60년의 주기에서 모두 한 번씩 나타난다. 때문에 《내경內經》에서는 또 이렇게 말한다. "천기는 갑甲에서 시작하고 지기는 자子에서 시작한다. 자와 갑이 서로 결합하는 것을 일러서 세립歲立(한 해의 기상이 결정된다는 의미—역자)이라고 한다. 삼가 그 때를 살펴보면 기를 더불어 기대할 수 있다(때를 살핌으로써 기상을 예측할 수 있다는 뜻—역자)." [天氣始于甲, 地氣始于子, 子甲相合, 命曰歲立, 謹候其時, 氣可與期. /《소문素問·육미지대론六微旨大論》] 천간은 오운에 속하고, 지지는 삼음삼양에 속한다. 때문에 이곳에서는 천기로 오운을 대체하여 천간의 기가 되고, 지기로 오운을 대신해서 지지의 기가 된다. 천간과 오운, 지지와 육기가 각각 고정되어 있으므로, 단지 간지의 연호만 정하면 어떤 기상변화유형에 속하는지 추정할 수 있다. 때문에 《내경內經》에서는 기상변화는 예측할 수 있는 것이라고 분명하게 지적했다.

하나의 갑자주기에서 《내경內經》은 또 천부년天符年과 세회년歲會年, 동천부년同天符年, 동세회년同歲會年, 태을천부년太乙天符年, 평기년平氣年 등 몇 가지의 특수한 기상에 관해 말했다. 이 몇 가지의 기상은 소역小逆, 불화不和, 순화順化, 천형天刑, 천부天符의 5가지 유형에 속하지만, 그들의 기상이 드러나는 것은 일반과 아주 다르므로 각별한 주의를 요한다.

❶ 천부天符란 앞에서 이야기한 소역小逆, 불화不和 등과 병렬되는 천부를 말한다. 갑자주기에서 기축己丑, 기미己未, 무인戊寅, 무신戊申, 무자戊子, 무오戊午, 을묘乙卯, 을유乙酉, 정사丁巳, 정해丁亥, 병진丙辰, 무술丙戌 등 총 열두 해가 천부년天符年이다. 천부년의 기후는 아주 특이하다.

❷ 동천부同天符에 대해. 《소문素問·육원정기대론六元正紀大論》에서는 이렇게 말한다. "갑신, 갑술년은 (토운태과인) 태궁太宮년으로 아래로 (재천의 기인) 태음에 가하고, 임인, 임신년은 (목운태과인) 태각太角년으로 아래로 재천의 기인 궐

음에 가하며, 경자, 경오년은 태상太商년으로 양명에 가한다."[甲辰, 甲戌, 太宮下加太陰, 壬寅, 壬申, 太角下加厥陰, 庚子, 庚午, 太商下加陽明.] 이것이 '태과하면서 지화地化와 같은 것 셋으로[太過而同地化者三]', '태과하여 가하는 것은 천부와 마찬가지[太過而加, 同天符]'라는 것이다. 천부년天符年은 중운과 사천이 서로 일치하는 해이고 동천부년同天符年은 중운이 태과하여 재천의 기와 상합하는 해를 말한다. 이것이 '태과하면서 지화와 같다는 것'의 의미다. 이러한 해는 세 가지가 있다. 하나는 중운이 양토태궁陽土太宮, 재천의 기가 태음습토太陰濕土인 갑진년과 갑술년이다. 다른 하나는 중운이 양목태각陽木太角, 재천의 기가 궐음풍목厥陰風木인 임인년과 임신년이다. 마지막은 중운이 양금태상陽金太商, 재천의 기가 양명조금陽明燥金인 경자년과 경오년이다. 갑진년과 갑술(세회歲會와 동일하기에)을 제외하면 4년이 있을 뿐이다. 사천의 기가 오운의 위에서 행하면, 재천의 기는 오운의 아래에서 행하므로 '하가下加'라고 부른다. 동천부년과 천부년의 기후 변화도 마찬가지로 특이하다.

❸ 세회歲會에 대해. 《소문素問・육미지대론六微旨大論》에서는 이렇게 말한다. "목운은 묘卯에, 화운은 오午에, 토운은 사계四季에, 금운은 유酉에, 수운은 자子에 임하는 것으로, 이른바 세회歲會라는 것이니 이때는 기가 안정됩니다."[木運臨卯, 火運臨午, 土運臨四季, 金運臨酉, 水運臨子, 所謂歲會, 氣之平也.] 십이지지 중 묘의 오행 속성은 목, 오의 오행 속성은 화, 유의 오행 속성은 금, 자의 오행 속성은 수로, 이것이 각각의 정위正位다. 하지만 진辰, 술戌, 축丑, 미未는 모두 토의 기왕지위寄王之位로 '사계四季'라 한다. 그들과 오행 속성이 같은 중운이 만나는 해가 소위 세회년이다. 세회년은 정묘丁卯, 무오戊午, 갑진甲辰, 갑술甲戌, 기축己丑, 기미己未, 을유乙酉, 병자丙子 등 8년인데, 그 가운데 을유, 무오, 기미, 기축은 천부天符와 같으므로 4년만 남는다. 이 4년의 기후는 정상에 가깝다.

❹ 동세회同歲會에 대해. 《소문素問・육원정기대론六元正紀大論》에서는 이렇

게 말한다. "계사년과 계해년은 (화운불급인) 소치少徵년으로 아래로 소양에 가하고, 신축년과 신미년은 (수운이 불급한) 소우少羽년으로 아래로 태양에 가한다. 그리고 계묘년과 계유년은 (화운불급인) 소치少徵년으로 아래로 (재천의 기인) 소음에 가한다."[癸巳, 癸亥, 少徵下加少陽, 辛丑, 辛未, 少羽下加太陽, 癸卯, 癸酉, 少徵下加少陰.] 이것이 바로 '불급한데 지화와 같은 것이 또한 셋이고[不及而同地化者亦三]', '불급한데 가하는 것은 세회와 다름없다[不及而加, 同歲會也.]'는 것이다. 무릇 중운이 부족하여 재천의 기와 서로 결합하는 해가 동세회년이 된다. 이러한 해에도 세 가지가 있다. 하나는 중운이 음화소치陰火少徵, 재천의 기가 소양상화少陽相火인 계사년과 계해년이다. 다른 하나는 중운이 음수소우陰水少羽, 재천의 기가 태양한수太陽寒水인 신축년과 신미년이다. 세 번째는 중운이 음화소치陰火少徵, 재천의 기가 소음군화少陰君火인 계묘년과 계유년, 총 6년이다. 동세회년의 기후 변화는 세회년과 마찬가지로 정상에 가깝다.

❺ 태을천부太乙天符에 대해. 《소문素問·육미지대론六微旨大論》에서는 이렇게 말한다. "천부이면서 세회이면 어떠합니까? 태을천부太乙天符입니다."[天符歲會何如? 曰: 太乙天符之會也.] 천부와 세회가 서로 교차하는 해 즉, 천부와 세회의 조건을 모두 갖춘 해를 가리켜 태을천부라고 한다는 뜻이다. 기축己丑, 기미己未, 을유乙酉, 무오戊午 4년이 그것이다. 태을천부년의 중운과 사천의 기, 연지年支의 오행 속성이 서로 일치하기에 또한 "세 가지가 부합하는 것은 다스림이다."[三合爲治/《소문素問·천원기대론天元紀大論》]라고도 한다. 태을천부년에는 아주 심한 이상 기후가 나타난다.

❻ 평기平氣에 대해. 중운이 지나치지만 사천의 기가 이를 누르는 작용을 하거나 중운의 기가 부족하지만 연지의 오행 속성이 이를 지원하는 작용을 하는데, 이 두 상황은 모두 태과도, 불급도 없는 평기平氣의 기후를 이룬다. 예를 들면 계사癸巳년에는 계癸는 음화陰火에 속하고 중운은 음화가 부족하다. 그런데 사巳의 오행

속성은 화火로, 부족한 화운이 연지지화年支之火의 보조를 받아서 평기로 변한다. 또한 경신庚申년도 그렇다. 경庚은 양금陽金에 속하는데, 중운은 양금이 태과하다. 그런데 신申은 소양에 속하고, 이 때 사천의 기는 소양 상화다. 화는 금을 이기므로 지나친 금운은 사천상화司天相火의 제약을 받아 평기로 변한다. 평기의 기후는 가장 안정적인 정상상태를 보이며, 이상 현상은 극히 적다. "목은 화기를 펼치고 화는 올라가고 밝게 드러나며 토는 두루 갖추어 화하며 금은 살펴서 평정한다. 수는 고요하게 따른다."[木曰敷和, 火曰升明, 土曰備化, 金曰審平, 水曰靜順. / 《소문素問·오상정대론五常政大論》] 이는 평기의 해에 대한 《내경內經》의 묘사다. 갑자주기에서 계사, 신해, 을미, 을축, 정묘, 을유 및 경신, 경인, 경오, 경자, 무술, 무신 등 열두 해가 평기에 속한다. 장개빈張介賓의 표현에 따르면 앞의 여섯 해는 '운이 불급하여 도움을 받는 경우[運不及而得助]'이고, 뒤의 여섯 해는 '운이 태과하여 억제를 받는 상황[運太過而被抑]'에 속한다.

운기학설의 창시자들은 갑자기년과 기상변화법칙의 관계를 찾아내려고 시도했다. 그들은 갑자주기와 대기운동에 대한 이해를 통일시켰는데, 이는 기상변화를 산정하는 데 매우 편리한 것이었다. 그들은 의사가 이 방법을 파악하면 과거 또는 미래의 기상 특징을 추론해 낼 수 있는 바, 병세를 진단하고 병인을 찾아내며 치료 방법을 결정하는 것과 질병의 예방 조치에 아주 필요한 것이라고 보았다.

5

운기학설 인식방법의 특징

운기학설은《내경內經》의 전체 의학이론과 마찬가지로 소박한 시스템이론을 뚜렷하게 표현해낸다. 이는 방법론에서 운기학설의 가장 두드러진 특징이다.

운기학설의 토대는 음양오행이론이다. 음양오행의 내용은 운기학설의 모든 측면을 관통한다고 말할 수 있다. 이는 운기학설이 소박한 체계론을 자신의 이념으로 삼게 만드는 원인이다. 왜냐하면 음양오행이론에는 풍부한 체계론이 포함되었기 때문이다.

오행은 일종의 원시적인 일반 체계론이다. 이 점은 제4장에서 이미 말했다. 음양학설의 응용범위는 오행보다 더욱 넓어, 우주의 가장 근본적이고 보편적인 연관을 설명하려고 한다. 그러나 음양의 대립통일도 일종의 가장 일반적인 전체 구조 모형이라고 볼 수 있다.

《내경內經》의 이론에 따르면 음양의 대립호근對立互根, 소장평형消長平衡은 우주의 만사만물이 가진 구조의 가장 기본적인 내용이고, 모든 체계운동의 토대다. 음양모순에서 파생된 삼음삼양이론은 오행구조와 짝지을 수 있는 비교적 구체적인 체계모형이다.

운기학설은 기상운동을 구체적으로 분석할 때 대기 중의 기상변화를 오운과 육기 둘로 나눈다. 이들 내부에는 얼마간의 하위 체계가 들어있다. 예를 들면 중운中運, 주운主運, 객운客運, 주기主氣, 객기客氣 등이 그것이다. 모든 체계는 상대적인 평형능력을 유지하는 구조체다. 각 체계의 운동은 모두 끊임없이 반복 순환하기 때문이다.

오운五運은 목, 화, 토, 금, 수 오기로, 오행과 같은 구조를 이룬다. 육기六氣는 풍風, 열熱, 화火, 습濕, 조燥, 한寒 육기로, 삼음삼양식의 구조법칙에 따르는 하나의 총체다. 삼음삼양 구조관계는 육기 자체에 특정한 순서가 있어서, 이 순서에 따라 차례로 맡아서 관리하고 끝나면 다시 시작한다.

삼음삼양은 둘씩 대립된다. 궐음은 소양과, 소음은 양명과, 태음은 태양과 대립되어 서로 사천과 재천, 좌우의 간기間氣가 된다. 동시에 육기와 오운 사이에 서로 통하고 호응하는 관계도 있다. 즉, 궐음은 목에, 소음은 군화에, 태음은 토에, 소양은 상화에, 양명은 금에, 태양은 수에 속한다. 《내경內經》의 저자는 기상변화를 연구할 때 항상 기상요소의 구조관계와 '기상요소계통'의 내외통일에 착안해서 기상요소의 구조평형과 '기상요소체계' 사이의 연관을 분석했다. 거기에는 소박한 체계론의 정신이 들어있다.

운기학설은 기상변화를 항상 시간, 공간과 밀접하게 통일시켜 고찰한다. 이것도 체계론의 특징 중 하나다. 주운, 객운, 주기, 객기에 관한 것이나 간지기년과 60여 종의 연간기상변화의 유형관계에 관한 분석을 막론하고 모두 일정한 시간 과정에 대한 연구임을 한눈에 알 수 있다. 운기학설에서는 항상 이와 같은 변화 과정에 대한 연구를 공간방위의 변화와 관련짓는다.

예를 들면 《영추靈樞·구궁팔풍편九宮八風篇》에서는 이렇게 말한다. "태일太一은 늘 동짓날부터 협칩궁叶蟄宮에 46일간 머문다. 이후 순서대로 천류궁天留宮에 46일, 창문倉門에 46일, 음락陰洛에 45일, 천궁天宮에 46일, 현위玄委에 46일, 창과倉果에 46일, 신락新洛에 45일을 머문다. 다음날에는 다시 협칩궁叶蟄宮에 머무는데 이를 동지冬至라 한다."[太一常以冬至之日, 居叶蟄之宮四十六日, 明日居天留四十六日, 明日居倉門四十六日, 明日居陰洛四十五日, 明日居天宮四十六日, 明日居玄委四十六日, 明日居倉果四十六日, 明日居新洛四十五日, 明日復居叶蟄之宮, 曰冬至矣.]

태일太一은 북극성이고, 협칩叶蟄, 천류天留, 창문倉門, 음락陰洛, 천궁天宮, 현위玄委, 창과倉果, 신락新洛 등 팔궁八宮은 팔괘와 대응하는 8개 방위다. 북극성의 위치는 팔궁의 중앙이다. 북두표성北斗杓星은 북극성을 회전한다. 동짓날에 두표斗杓[1]는 정북正北에 있는 협칩叶蟄을 가리킨다. 동지, 소한, 대한 세 절기의 총 46일이 지나면 두표는 천류天留를 가리킨다. 이때는 입춘, 우수, 경칩 세 절기에 해당한다. 46일 후 두표는 창문궁倉門宮을 가리킨다. 이때는 춘분, 청명, 곡우 세 절기에 해당한다. 아래로 가면서 순서대로 음락궁陰洛宮은 입하, 소만, 망종을 주관하고, 천궁天宮은 하지, 소서, 대서를 주관하고, 현위궁玄委宮은 입추, 처서, 백로를 주관하며, 창과궁倉果宮은 추분, 한로, 상강을 주관하고, 신락궁新洛宮은 입동, 소설, 대설을 주관한다. 두표성은 각 궁에서 46일을 머문다. 오직 음락陰洛과 신락新洛 만이 45일로 세 절기를 포함한다. 〈구궁팔풍편九宮八風篇〉의 내용은 운기학설이 바로 24절기의 바뀜을 팔궁의 공간방위 변화와 관련지어 설명한 것임을 알려준다.

이것은 또한 《소문素問・천원기대론天元紀大論》에서 말한 바와 같다. "하늘의 오행이 오위五位에 임해 한寒, 서暑, 조燥, 습濕, 풍風을 낳는다."[天有五行御五位, 以生寒暑燥濕風.] 오행이 교대로 다섯 방위에 임한다는 뜻이다.

동쪽이면 바람을 낳으니, 이때는 봄이다. 남쪽이면 서暑를 낳으니, 여름이다. 중앙은 습濕을 낳는 한여름이다. 서쪽은 조燥를 낳는다. 이때는 가을이다. 북쪽은 한

---

[1] 여기서는 북두칠성의 꼬리별을 가리킨다. - 역자

寒을 낳는다. 시기는 겨울이다.

이곳에서 오시와 오방 그리고 다섯 종류의 기상요소를 통일하여 고찰했다.

기상변화의 원인을 설명할 때 운기학설은 다인론多因論의 관점을 견지한다. 운기학설은 기상변화를 구성하는 요소가 단순하지 않고 복잡하다고 본다. 우선 여섯 가지의 기본적인 기상요소가 있는데, 이들은 각기 다른 작용을 한다. 즉 "조기로 말리고, 서기로 찌고, 풍기로 요동치게 하고, 습기로 적시며, 한기로 굳게 하고, 화기로 따뜻하게 한다."[燥以乾之, 暑以蒸之, 風以動之, 濕以潤之, 寒以堅之, 火以溫之. /《소문素問・오운행대론五運行大論》] 이 여섯 가지의 기상요소는 고립적으로 작용하지 못하고, 크고 작은 다른 체계를 이룬다. 현실 속에서 발생한 어떤 기상변화도 모두 단일한 기상요소 또는 '기상요소계통'으로 완성되는 것이 아니다. 그 이유는 모든 기상요소와 '기상요소계통'은 늘 규칙적으로 상호작용하기 때문이다. 그러므로 모든 기상 변화는 모두 여러 개의 '기상요소계통'이 중첩되어 자연의 종합을 거치면서 형성된 것이다.

《소문素問・오운행대론五運行大論》에는 "위아래가 서로 만나고 한서가 서로 임함에 기가 서로 일치하면 화하고, 일치하지 못하면 병이 된다."[上下相遘, 寒暑相臨, 氣相得則和, 不相得則病.]는 내용이 있다. 이것을 장개빈張介賓은 다음과 같이 해석했다. "헤어지고 만나는 것이 교交이다. 임한다는 것은 물러남이다. 사천은 위에 있고, 오운은 가운데 있고, 재천은 아래에 있어 삼기三氣가 교통하니 이것은 상하가 서로 만나고 한서가 서로 임함이다. 만나는 기가 피차간에 상생의 관계이면 서로 조화되어 편안하고, 서로가 상극의 관계이면 조화롭지 못해서 병든다."[遘遇, 交也. 臨, 退也. 司天在上, 五運在中, 在泉在下, 三氣之交, 是上下相遘而寒

暑相臨也. 所遇之氣彼此相生者, 爲相得而安. 彼此相剋者, 爲不相得而病矣. /《유경류경類經·이십삼권二十三卷 운기류사運氣類四》]

《내경內經》의 관점에 따르면 실제의 기상변화는 조화로운 화和이든 조화롭지 못한 재변災變이든 모두 대기 중의 여러 '기상요소체계'가 상호작용한 결과이다. 이 사상은 원칙적으로 현대의 기상과학과 서로 부합하는 정확한 것이다. 이런 다인론多因論과 여러 체계가 서로 종합된다는 관점은 그것으로 복잡한 현상을 해석하는 데 보편적인 가치가 있다.

운기학설의 창시자들은 대기운동과정 중의 정상과 이변의 대립통일을 아주 깊이 있게 파악했다. 그들은 '기상요소체계'에는 주운, 주기 등 정상을 유지하는 작용을 하는 요소도 있고, 객운, 객기 등의 이상을 촉진하는 작용을 하는 요소도 있다고 보았다. 기상의 실제 변화는 이 두 가지 요소의 상호작용으로 결정된 것이다. 《소문素問·육절장상론六節藏象論》에서는 다음과 같이 말한다. "창천의 기는 항상됨이 없을 수 없습니다. 기가 정상적으로 서로를 계승하지 못하는 것을 일러 비상非常이라고 합니다. 비상하면 변고가 생깁니다." [蒼天之氣, 不得無常也. 氣之不襲, 是謂非常, 非常則變矣.]라고 한다.

《내경內經》의 저자는 기상의 변화에 정상적인 법칙[常規]이 있다고 보았다. 그렇지 않다면 어째서 1년 사시의 변화가 매년 이와 같고, 태과하고 불급하여 60년을 기준으로 일주할 수 있다는 말인가? 그러나 상규를 위반하는 수많은 현상이 상규의 위에서 발생한다. 그것은 '기상요소체계'에는 안정성과 변동성이 동시에 있기 때문이다.

소위 '기지불습氣之不襲'이란 오운의 기가 정상적인 시간의 순서에 따라 시간과 세월을 주도하지 않는 것이다. 이것이 바로 상규에 반하는 반상反常 현상이다. 반상은 반드시 재변災變을 가져온다.

"아직 이를 때가 되지 않았는데 이르는 것을 태과라 하니, 태과하면 이기지 못하는 것을 핍박하고, 이기는 것은 능멸합니다. 이기지 못하는 것을 핍박하는 것을 일러 기음氣淫이라 합니다."[未至而至, 此謂太過, 則薄所不勝而乘所勝也, 命曰氣淫.], "때가 되지 않았는데 이르지 않은 것을 불급이라 하니, 이기는 것이 멋대로 행하고, 낳은 것이 병을 받으며, 이기지 못하는 것이 핍박합니다. 이를 기박氣迫이라 합니다."[至而不至, 此謂不及, 則所勝妄行, 而所生受病, 所不勝薄之也, 命曰氣迫. /《소문素問・육절장상론六節藏象論》] 계절이 아직 되지 않았는데, 이 계절을 주관하는 운기가 먼저 오면 태과의 이상 변화가 발생한다. 이를 기음氣淫이라고 한다. 때가 되었는데도 그 계절을 좌우하는 운기가 늦어지면 불급의 이상 변화가 발생한다. 이를 기박氣迫이라고 한다.

자연계에서 상규를 위반하는 변동성은 홀시할 수 없다. 왜냐하면 계절병의 유행, 농업의 흉작은 모두 기후의 이상과 관련되어 있기 때문이다. 그러나《내경內經》의 이론을 근거로 하여 총체적인 기나긴 운동의 흐름에서 보자면 '기상요소계통' 중의 안정적인 힘은 변동성을 초과하여 주도적인 위치에 있고, 변동성은 종속되어 2위의 자리에 있다.

하나의 갑자주기 내에서도 매년의 기상에는 아주 큰 차이가 있는데, 이는 기상변화의 불안정성, 즉 변동성이다. 그러나 더욱 큰 시간의 범위에서 관찰하면, 즉 연주기를 비교 단위로 하지 않고 60년의 대주기를 관찰과 비교의 단위로 하면, 각 갑자주기의 기상변동은 모두 같은 것이다. 때문에 기후의 정상과 이상은 상대적이다. 기후의 변화는 결국 규율에 부합하고 정상적인 상태를 유지하게 된다.《소문素問・육원정기대론六元正紀大論》에서는 이렇게 말한다. "운에 남음이 있으면 먼저 이르고, 운이 부족하면 늦게 이른다. 이것이 하늘의 도요, 기의 법이다."[運有餘, 其至先. 運不及, 其至後. 此天之道, 氣之常也.]

《내경內經》은 '기지불습氣之不襲'을 언급할 때 태과불급한 것을 '비상非常'이라고 한다. 그러나 운기가 남거나 부족한 것도 천지운행의 법칙이다. 이런 관점에서 보자면 또 그것을 '기지상氣之常'이라고 할 수 있다. 이것은《내경內經》의 저자가 보기에 태과太過와 불급不及은 평기平氣에 비해서는 이상 현상이지만, 규칙성과 주기성이 있다는 점에서 말하자면 정상적이고 안정적이며 상규적인 것임을 말하는 것이다.

이로부터《내경內經》의 운기학설에는 정상 속에 변화가 있고 변화 속에 정상이 있지만, 정상적인 면이 결정적인 역할을 한다는 사고가 있음을 알 수 있다.

《내경內經》에서는 왜 '기상요소계통' 중 상규작용을 하는 요소를 '주운主運', '주기主氣'라 하고 이상 현상을 촉진하는 요소를 '객운客運', '객기客氣'라 했을까? 그 이유는 바로《내경內經》은 상규에 부합하는 순환운동은 근본적이고 영원한 것이며, 상규에 부합되지 않는 '비상非常' 현상은 표면적이고 일시적인 것이라고 여겼기 때문이다.

《내경內經》의 저자는 모든 사물은 근본적으로 모두 규칙적이기 때문에, 변화와 현상이 아무리 다양하고 복잡할지라도, 그것들을 모두 하나의 반복적으로 운행하는 엄격한 공식으로 귀납할 수 있다고 보았다. 이것이《내경內經》의 기본적인 관점이다. 이 관점에는 정확한 측면이 있기 때문에 물질운동의 규칙성과 필연성, 그리고 세계만물은 질서적인 존재라는 점을 긍정한다. 이는 체계성의 원칙을 인정하고 파악하는 토대이다. 그러나《내경內經》의 저자는 우연적인 요소가 사물이 변화 발전에 끼치는 역할과 가치의 중요성을 몰랐다. 또 일체의 규칙성도 상대적이고 조건적임을 알지 못했다. 그들은 필연성과 규칙성을 과대평가했고, 규칙성과 주기적인 반복을 혼동해서, 모든 규칙이 있는 사물은 반드시 엄격하고 일정한 시간의 질서에 따라 반복적으로 나타난다고 보았다. 이러한 것은 잘못된 것이다.

이런 사상과 《내경內經》에서 말하는 음양오행의 전체적인 평형이라는 관점은 서로 관련되어 있다. 《내경內經》에서는 오행계통에 전체적인 동태평형을 유지하는 메커니즘(상승상생相勝相生, 승기복기勝氣復氣)이 있고, 음양모순은 전체적으로 평형을 지향하는 능력이 있으므로 기상변화에는 끊임없는 이상 현상이 발생하지만, 각 '기상요소계통'의 내부와 서로 다른 '기상요소계통' 간에 서로 제약하고 조절함으로써 정상을 회복한다고 보았다. 정상이 끊임없이 이상에 의하여 파괴되고, 이상은 조절을 거쳐 다시 정상으로 돌아간다. '기상요소계통'과 '기상변화주기'는 이러한 반복적인 순환과정에서 영원히 본래의 상태를 유지한다.

앞에서 이미 지적한 것처럼 체계의 전체적인 평형에 관한 《내경內經》의 사상에는 합리성이 있다. 때문에 충분히 긍정해야 할 만한 것이라는 점에는 의심할 것이 없다. 왜냐하면 평형을 잃으면 어떤 체계도 존재하지 않고, 따라서 오색찬란한 세계도 없을 것이기 때문이다.

평형의 관점은 모든 시스템적 원리의 전제이고, 평형은 체계를 구성하고 건립하는 으뜸 조건이다. 체계의 평형은 물질의 영원한 발전이라는 관점에서 보자면 절대적인 것이 아니다. 이것은 평형이 필요 없거나, 평형이란 게 없다는 뜻이 아니다. 평형은 모두 구체적인 평형이고, 평형의 유지와 회복은 결코 한 번 이루어지면 변하지 않는 순환이 아니라는 뜻이다.

일반적으로 말하자면, 체계의 운동에는 일정한 주기성이 있다. 그러나 각각의 운동주기 중, 체계운동의 내용에는 모두 실질적으로 어느 정도의 변화가 발생한다. 이런 변화가 어느 정도까지 축적되면 과거의 체계는 해체되고, 다시 일정한 조건 하에서 새로운 체계가 구축된다.

《내경內經》에서는 체계운동의 주기성을 절대 변하지 않는 순환으로 보고 있는데, 이는 체계의 안정성을 과대평가하고 비안정성을 과소평가한 것이다. 《내경內經》 저자의 견해에서 보자면 계통과 평형만 인정하면 바로 영원한 순환을 인정해야 한다. 이러한 오해는 그들이 정확한 발전관을 세우는 것을 심각하게 방해하고, 대기운동에 대한 그들의 깊은 연구에 영향을 미쳤다.

운기학설의 창시자들은 역사적인 수준의 제한 때문에 현대인들처럼 기술과 수단을 이용하여 고공의 기상변화를 직접 관찰할 수 없었고, 세계 각지의 기상자료를 전면적으로 파악할 수도 없었다. 오운육기에 대한 그들의 관념은 대부분 황하와 양자강 유역 지면에 대한 기상관찰을 근거로, 음양오행이론의 도움을 얻어서 이끌어낸 것이다.

장상학설藏象學說의 방법론을 논할 때 《소문素問·오운행대론五運行大論》 중의 한 구절을 인용한 일이 있다. "땅은 생성된 유형의 것들을 싣고 있다. 허공은 줄지어 하늘의 정기에 응하는 바이다. 형과 정의 움직임은 마치 뿌리와 지엽의 관계와 같다. 그 상을 살피면 비록 멀리 있다고 해도 알 수 있다."[地者, 所以載生成之形類也. 虛者, 所以列應天之精氣也. 形精之動, 猶根本之與枝葉也, 仰觀其象, 雖遠可知也.] 이처럼 세계의 보편적인 연관을 이용하고, 이것을 가지고 저것을 아는 간접적인 인식방법은 《내경內經》의 중요한 방법 중 하나다. 옛사람들은 직접적인 경험의 누적 위에 앞의 것과 같은 간접적인 유도를 통해 높은 하늘의 기상변화를 이해하고 오운육기의 이론을 설립했다.

운기학설은 기상규칙을 전면적으로 파악하기 위한 시도로, 고대 기상학사에서 아주 중요한 위치를 차지한다. 동시에 운기학설은 기상변화와 인체질병의 연관에 관한 대량의 소중한 자료를 제공했는데, 이는 가치가 높다. 하지만 위에서 이미 제기한 잘못 외에도 운기학설에 들어 있는 억측을 지적할 수 있다. 예를 들면 천간지지는 본래 일종의 순서를 표시하는 부호인데, 억지로 음양오행의 속성을 부여하고 자연의 풍風, 열熱, 화火, 한濕, 조燥, 한寒 육기六氣와 관련지었다. 여기에서는 과학적인 근거를 찾을 수 없다. 또 오운계통을 오보五步로 나누고, 육기계통을 육보로 나눈 것은 이미 형성된 오행과 삼음삼양이라는 일반 체계 모형을 만족시키기 위한 필요 때문임을 알 수 있다. 여기에는 어느 정도 주관적인 요소가 담겨있다. 운기이론에는 수많은 합리적 요소가 포함되어 있지만, 고대 기상학의 이론체계일 뿐으로, 현대의 기상과학과 비교하면 이미 너무 시대에 뒤떨어진 것이다.

제14장

논리와 모형

어떤 과학도 모두 논리를 사용한다. 우리는 《내경內經》이라는 책을 통해 다음과 같은 것을 알 수 있다. 즉, 《내경內經》의 저자는 객관세계를 인식하는 과정에서 비교·유비·연역·분석·종합 등의 논리적인 방법과 소박한 모의 模擬방법(모형을 이용한 인식방법-역자)을 응용하고 있다는 점이다. 《내경內經》은 이러한 인식방법에 관해 개괄적인 설명을 하기도 한다. 또 때로는 비록 전문적인 논술은 아니라고 해도, 구체적인 응용들을 볼 때 앞에서 말한 인식방법들에 관하여 어느 정도 이해하고 있었다고 할 수 있다.

1
비교법比較法의 응용

비교란 대상들 사이의 같은 점과 다른 점을 고찰하는 것이다. 객관세계의 사물들에는 같은 점도 있고, 다른 점도 있다. 또 같은 점들에도 차이점이 있으며, 다른 점들에도 같은 점이 있다. 이것이 객관세계의 본성이며, 비교방법의 객관적인 근거이기도 하다. 비교방법은 객관세계에 관한 인식활동을 진행하는 기초가 되며, 또 논리규칙이나 각종 과학방법론의 전제이기도 하다. 따라서 비교하지 않는다면 객관세계에 대한 인식을 말할 수 없다.

같음[同]과 다름[異]의 문제는 선진 제자백가가 격렬하게 다투던 문제다. 이 문제에 대한 당시 학자들의 태도는 크게 둘로 나뉜다. 하나는 합동이파合同異派이고, 다른 하나는 별동이파別同異派다. 합동이파의 뛰어난 대표는 장자莊子다. 그는 사물의 상대성을 강조하여 같음과 다름[同異]을 구별하지 않고 옳고 그름[是非]을 나누지 않는다는 결론에 도달함으로써 상대주의의 함정에 빠졌다.

그는 말한다. "그렇지 않은 것도 없고, 옳지 않은 것도 없다. 이렇게 보자면 도道는 풀줄기나 큰 나무, 문둥이와 서시西施, 넓음, 근심, 속임, 괴이함 등의 모든 것을 하나로 통일한다. 그것을 나누는 것은 곧 (편견의) 이루어짐이고, (편견의) 이루어짐은 또한 (본연의 것이) 망가짐이니, 무릇 사물에 이룸과 망가짐이 없다면 다시 하

제14장 논리와 모형 • 261

나가 된다."[無物不然, 無物不可. 故爲是擧莛與楹, 厲與西施, 恢恑憰怪, 道通爲一. 其分也, 成也. 其成也, 毁也. 凡物無成與毁, 復通爲一. /《장자莊子·제물론齊物論》] 조악한 것이나 세밀한 것이나, 아름다운 것이나 추한 것이나, 거대한 것이나 작은 것이나, 이룸이나 망가짐에는 본래 어떠한 차이도 없다. 그래서 그의 결론은 이렇다. "다르다는 것에서 보자면, 간과 쓸개도 초楚나라와 월越나라만큼 떨어져 있고, 같다는 점에서 보자면 만물은 모두 하나다."[自其異者視之, 肝膽楚越也., 自其同者視之, 萬物皆一也. /《장자莊子·덕충부德充符》], "이것도 저것이고, 저것도 이것이다. 저것도 나름의 시비是非가 있고, 이것도 역시 나름의 시비가 있다. 저것과 이것의 (나뉨이) 있는가, 없는가? 저것과 이것이 짝을 얻지 못하는 것을 도의 지도리[道樞]라 한다."[是亦彼也, 彼亦是也. 彼亦一是非, 此亦一是非. 果且有彼是乎哉? 果且无彼是乎哉? 彼是莫得其偶, 謂之道樞. /《장자莊子·제물론齊物論》]

다름의 관점에서 보자면 간과 쓸개의 차이는 초나라와 월나라만큼 크다. 같다는 점에서 보면 천하의 만물은 모두 같아서 차별이 없다. 따라서 같음과 다름, 이것과 저것, 시是와 비非는 근본적으로 대립이 없으며 차별도 없어 하나로 통일되는데, 이점을 알아야 비로소 '도道'의 관건이 있는 곳을 파악하게 된다.

반대로 묵가墨家는 별동이파別同異派의 대표로서 "시비를 구분하고, 치란治亂이 일어나는 원인을 통찰하며, 같고 다름을 밝히고, 명실名實의 이치를 살핀다."[明是非之分. 審治亂之紀. 明同異之處, 察名實之理. /《묵경墨經·소취小取》]고 주장했다. 묵가는 같음과 다름, 같은 유와 다른 유 그리고 같음과 다름의 관계 등에 관해 매우 가치 있는 탐구를 했다.

분명한 것은 '합이동[合同異]'의 견해에서는 필연적으로 비교를 부정하고, 과학적 결론을 무시하는 결과에 도달한다는 것이다. 세계를 인식하기 위해서는 반드시 '별이동[別同異]'의 주장을 견지해야 한다. 따라서 《내경內經》의 저자는 자연과학자로서 매우 자연스럽게 별동이파別同異派의 편에 서게 되었고, 인체 생리와 병리의 법칙을 연구하는 중에 자각적이고 보편적으로 비교 방법을 택하게 되었다.

《내경內經》은 "맥을 잘 보는 자는 반드시 이를 유추하므로 기항寄恒도 저절로 알 수 있다."[善爲脈者, 必以比類, 奇恒從容知之. /《소문素問·소오과론疏五過論》]고 말한다. 또 "다름을 구별하고 유추해서 완전한 판단에 이르지 못한다면 또한 어찌 밝힐 수 있겠는가?"[別異比類, 猶未能以十全, 又安足以明之?], "유추하지 않는다면 지식이 드러나지 못한다."[不引比類, 是知不明也. /《소문素問·시종용론示從容論》]고 말한다. '같음과 다름', '유추[比類]' '기항寄恒' 등은 《내경內經》의 궁극적인 인식 방법이며, 모두 같고 다른 것을 비교한다는 의미를 함축한다. 《내경內經》은 비교를 포기하고, 같고 다름을 구분하지 않는다든가, 혹은 비교방법이 익숙하지 않아 불완전할 경우, 사물을 분명히 인식하고 진단을 내리는 것이 어려울 것이라고 본다.

같음과 다름은 대립의 통일이다. 같음은 다름에 상대되는 말이다. 같음이 없다면 다름을 말할 수 없고, 다름이 없다면 같음을 말할 수 없다. 따라서 같음은 결국 다름 중의 같음이고, 다름은 결국 같음 중의 다름인 것이다. 과학의 발전이란 바로 인식 대상의 같고 다름을 부단히 연구하는 것이다. 같은 점과 차이점을 더욱 많이 파악할수록 사물에 대한 인식이 더욱 정밀해지며, 사물의 본질을 탐색하는 지식의 촉각도 더욱 깊어지므로 사물에 대한 같고 다름의 인식과정은 끝이 없게 된다.

같고 다름의 변증법에 관하여 헤겔은 다음과 같이 기술하고 있다. "가령 어떤 사람이 뚜렷이 쉽게 알 수 있는 차이, 비유컨대 펜과 낙타의 차이 같은 것을 발견한다고 해서 우리는 그 사람이 특별히 총명하다고 말하지 않는다. 마찬가지로 어떤 사람이 두 가지의 유사한 것, 예를 들어 상수리나무와 홰나무 혹은 교회와 성당을 비교하여 그 비슷한 점을 알 수 있다 해도, 우리는 그가 매우 뛰어난 비교 능력을 가지고 있다고 말하지는 않는다. 우리들이 요구하는 것은 다름 속의 같음과 같음 속의 다름을 살피는 것이다."(《소논리학》 상무인서관商務印書館, 1980년, 253쪽) 헤겔의 이런 생각은 정확한 것이다. 선진묵가학파도 일정 정도 동同과 이異의 변증통일관계를 인식한다.

《묵경墨經·대취大取》에서는 다음과 같이 말한다. "다름이 있는 것은 같기 때문이고, 같음이 있는 것은 다르기 때문이다." [有其異也, 爲其同也, 有其同也, 爲其異也.] 사물의 같음과 다름은 서로 침투하고 서로 포함하는 것이고, 사람의 인식은 곧 '같음과 다름을 밝히는 것'이다.

《내경內經》과 묵가학파는 기본적으로 같음과 다름에 대한 이해가 같다. 《소문素問·음양응상대론陰陽應象大論》에서는 다음과 같이 말한다. "알면 강해지고, 모르면 노쇠하므로 같이 나왔으나 이름이 다를 뿐이다. 지혜로운 이는 같음을 보고, 어리석은 이는 다름을 본다. 어리석은 자는 부족하고, 지혜로운 자는 남음이 있다." [知之則强, 不知則老, 故同出而名異耳. 智者察同, 愚者察異, 愚者不足, 智者有餘.] 사람의 몸은 본래 같은 모양이지만, 섭생의 도리를 알고 모름의 차이로 인해 결과가 다르다. 섭생을 아는 사람은 건강하고, 알지 못하는 사람은 늙기도 전에 쇠약해진다. 처음의 같음과 뒤의 다름을 비교함으로써 지知와 무지無知의 큰 차별을 설명했고, 건강관리법칙 연구의 중요성을 논증했다. 이것은 발전과정 안에 있는 사물을 연구한 것이니, 시간에서의 같음 가운데 다름이고, 다름 가운데의 같음이다.

이른바 '지혜로운 사람은 같음을 보고, 어리석은 사람은 다름을 본다'는 말에는 중층적인 의미가 들어 있다. 하나는 지혜로운 자는 다양한 현상 가운데서 공동의 규율인 음양을 체험하고 관찰할 수 있다는 것이다. 어리석은 자의 눈에는 단지 하나 하나의 각기 다른 사례만 보인다. 그는 그들 사이의 같은 점에는 도달하지 못한다. 때문에 지혜로운 자는 같음을 자신의 섭생의 기준으로 삼고, 어리석은 자는 맹목적인 행동에 빠지게 된다. 또 다른 의미는 다음과 같은 것이다. 지혜로운 이는 지식이 있기 때문에 차이가 분명하지 않을 때 비교방법을 운용할 수 있어서 예민하게 문제의 소재를 발견한다. 어리석은 자는 지식이 없기 때문에 차이가 충분하게 드러나고 모순이 격화된 후에야 비로소 깨달아 알게 되지만, 그 때는 늦음을 후회할 뿐이다.

《영추靈樞·옥판편玉板篇》에서는 이렇게 말한다. "그러므로 성인은 아직 형태가 드러나지 않은 것을 스스로 다스리고, 어리석은 이는 이미 완성된 것을 만난다." [故聖人自治於未有形也, 愚者遭其已成也.] 의술이 고명한 사람은 같음 가운데에서 다름을 관찰하는 데 능숙하여 병환의 초기, 아직 병이 형성되지 않았을 때에 유기체의 이상을 포착해서 신속하게 고칠 수 있다. 그러나 어리석은 사람은 큰 병으로 키워서 치료를 어렵게 한다. 이 둘은 모두 사물의 서로 같은 가운데서 미세한 차이점을 발견하도록 노력해야 하고 매우 많은 차이 가운데 힘을 다해서 같은 점을 찾아내야 하는 것이 과학의 임무임을 설명한 것이다. 이 점에 이르러야 예견해서 능동적으로 움직일 수 있다. 그렇지 못하면 수동적으로 좌절을 겪을 수밖에 없으니, 이른바 '어리석은 자는 부족하며, 지혜로운 자는 남음이 있다'는 것이 이것이다.

비교방법은 《내경內經》에서 다음과 같은 측면으로 응용된다.

❶ 사물의 정상과 이상에 대한 확인

의학에서는 빠르게 환자의 증상을 발견하거나 증상의 성질과 경중輕重을 확정하는 것, 즉 병이 있는 사람의 유기체가 정상상태에서 벗어난 방향과 정도를 파악하는 것이 매우 중요하다. 빠르고 정확한 진단을 위해 《내경內經》에서는 하나의 방법을 제시하고 있는데, 이를 '규탁기항揆度奇恒'이라고 한다. 《소문素問·옥판요론편玉版論要篇》에서는 다음과 같이 말한다. "황제가 물었다. 내가 듣기로 규탁揆度과 기항奇恒은 가리키는 바가 같지 않다고 하는데, 쓰임이 어떠하오? 기백이 대답했다. 규탁揆度이라는 것은 병의 깊고 얕음을 헤아리는 것이요, 기항奇恒이라는 것은 정상에서 벗어난 것을 말합니다. 도道의 지극함에서 말하자면, 오색五色과 맥변脈變을 보는 것이 곧 규탁揆度과 기항奇恒이니, 도道는 하나입니다."[曰: 余聞揆度奇恒, 所指不同, 用之奈何? 對曰: 揆度者, 度病之淺深也, 奇恒者, 言奇病也. 請言道之至數, 五色脈變, 揆度奇恒, 道在於一.]

규탁揆度이라는 것은 곧 정상인의 어떤 지표를 확정하여, 이것을 척도로 다른 사람을 헤아려 보는 것이다. 비교해서 정상적인 지표와 같을 경우 무병한 것이며, 정상의 지표를 넘어선 것은 '태과太過'로, 일반적인 상황에서는 양陽, 열熱, 실증實證에 속한다. 정상적인 지표에 못 미치는 것은 '불급不及'이며, 일반적으로 음陰, 한寒, 허증虛證에 속한다. 규탁의 방법을 통해서 병변의 소재와 경중의 정도를 헤아린다.《내경內經》에서는 "항상 병들지 않은 평인을 기준으로 병든 사람을 조절한다."[常以不病調病人. /《소문素問·평인기상론平人氣象論》], "반드시 먼저 원칙이 되는 경맥常脈을 안 연후에야 병맥을 알 수 있다."[必先知經脈, 然後知病脈. /《소문素問·삼부구후론三部九候論》]고 했다. 이러한 것이 규탁揆度의 구체적인 응용이다.

기항奇恒은 정상적인 상황[恒]과 특이상황[奇]을 비교하는 것이며, 두 상황의 다른 점을 찾아서 차이점을 확인하는 것이다. 건강한 경우에 말하면 질병은 기奇이고, 건강은 항恒이다. 병을 앓고 있을 경우에는 일반과 다르면 기奇가 되고, 일반적으로 보이는 것이 항恒이 된다.

《내경內經》은 규탁과 기항의 방법을 여러 경우에 응용할 수 있다고 본다. 즉, 비교를 통하여 이상한 현상을 발견하거나, 확정하거나, 고찰하는 방법을 모두 '규탁기항揆度奇恒'이라고 한다. 이 방법은 어디에 사용하든 모두 사물의 객관적 규율인 '도道'를 따라야만 한다. 예를 들자면 안색을 살피거나 맥박을 관찰할 때는 반드시 병든 사람이 '신神'과 '기氣' 등이 있는지 없는지를 주목해야 한다.

《소문素問·병태론病能論》에서는 다음과 같이 말한다. "규탁揆度은 맥을 보고 헤아리는 것이다. …… 이른바 규揆라는 것은 맥을 살피는 것이니, 맥을 보아서 그 맥의 이치를 구하는 것이고, 탁도라는 것은 그 병이 있는 곳을 파악하여 사시四時에 따라 헤아리는 것이다."[揆度者, 切度之也. …… 所謂揆者, 方切求之也, 言切求其脈理也. 度者, 得其病處, 以四時度之也.] 인체에 대하여 관찰하고 추측할 때에 우리는 반드시 맥박의 메커니즘과 질병이 사시四時와 관계가 있다는 것을 근거로 삼아야 한다.

《내경內經》은 건강한 사람의 호흡을 기준으로 병든 사람의 맥박을 측정하는 방법을 사용하는데, 이것은 일종의 규탁방법이다. 《소문素問·평인기상론平人氣象論》에서는 다음과 같이 말한다.

"사람이 한 번 숨을 내쉴 때 맥은 두 번 뛰고, 한 번 들이쉴 때 맥이 또 두 번 뛰며, 호흡이 한 번 이루어짐에 맥은 다섯 번 뜁니다. 그리고 크게 숨 쉬어 여유롭게 합니다. 이를 평인이라고 합니다. 평인은 병들지 않은 사람입니다. 항상 병들지 않은 평인을 기준으로 병든 사람을 조율해야 합니다. 그러므로 평식平息을 환자를 조율하는 기준으로 삼습니다. 숨을 한 번 내쉴 때에 맥이 한 번 뛰는 것을 소기少氣라 하고, 숨을 한 번 내쉴 때 맥이 세 번 뛰고 한 번 들이마실 때 맥이 세 번 뛰면서 급하고 척맥尺脈의 자리가 뜨거운 경우, 온병溫病을 앓는다고 합니다. 척맥의 부위가 뜨겁지는 않지만, 맥이 매끄러운 경우, 풍병風病을 앓는다고 합니다. 맥이 껄끄러운 것을 비痹라고 합니다. 숨을 한 번 내쉴 때 맥이 네 번 이상 뛰는 것과 맥이 끊어져 이르지 않는 것, 또 성글게 뛰다가 빨리 뛰다가 하는 것을 사맥死脈이라고 합니다."
[人一呼脈再動, 一吸脈亦再動, 呼吸定息脈五動, 閏以太息, 命曰平人. 平人者, 不病也. 常以不病調病人, 醫不病, 故爲病人, 平息以調之爲法. 人一呼脈一動, 一吸脈一動, 曰少氣. 人一呼脈三動, 一吸脈三動而躁, 尺熱曰病溫, 尺不熱脈滑曰病風, 脈濇曰痹. 人一呼脈四動以上曰死, 脈絶不至曰死, 乍踈乍數曰死.]

《내경內經》에서는 먼저 비교방법을 사용하여 건강한 사람의 호흡과 맥박이 뛰는 횟수의 관계를 확정한 후, 이것을 기준으로 환자의 맥박을 살핀다. 《내경內經》에서는 정상인은 한 번 내쉬고 한 번 들이마시는 것을 한 번 숨 쉰다고 할 때 맥박이 네 번 혹은 다섯 번 뛴다고 본다. 의사는 병이 없는 사람이기 때문에 자신의 호흡을 기준으로 삼을 수 있다. 한 번 숨 쉬는 사이에 환자의 맥박이 겨우 두 차례 뛰는 것을 '소기少氣'라 한다. 여섯 차례 뛰고 급한 증상이 있으면서 피부에 열이 나는 것을 온병溫病이라 하고, 그 피부에 열이 나지 않고 맥상이 뚜렷하고 매끄러운 것을 풍병風病이라 하며, 맥이 껄끄러운 것을 비병痺病이라 한다. 한 번 숨 쉬는데 맥박이 여덟 번 이상 뛰거나, 혹 맥박이 정지하거나, 혹은 갑자기 빨라지거나 느려지면 병이 엄중한 것이다. 《내경內經》의 시대에는 해시계와 구리로 만든 물시계로 시간을 측정했는데, 사용하는 데 불편했을 것이다. 《내경內經》의 지은이는 비교의 방법으로 맥박의 빠르기를 측정하는 호흡 측정법을 만들었다. 이것은 확실하고 간편하고 쉬워서 현재에도 여전히 그 의의를 잃지 않고 있다.

❷ 같은 특징을 지녔지만 본질적으로 서로 다른 사물에 대한 구별

세상에는 본질적으로 다르지만, 오히려 밖에서 보기에는 서로 같은 특징을 가지고 있는 사물들이 매우 많다. 《내경內經》의 '별이비류別異比類', '종용지지從容知之'라는 것은, 이처럼 표면은 유사하지만 실질이 다른 사물을 조용한 가운데 급하지 않게 상세히 고찰하여 다른 점과 같은 점을 변별해서 구분하기 위한 것이다. 《내경內經》에서는 늘 나타나지만 분별이 어려운 병증들을 적지 않게 열거하고, 그것들이 어떤 점에서 같고 다른지, 어떻게 구별해야 하는지를 설명한다. 예를 들면 《소문素問·해론咳論》에서는 서로 다른 유형의 해수咳嗽증을 변증하는 요점에 관해 이렇게 말한다.

"황제가 물었다. 폐가 사람으로 하여금 기침을 하게 하는 것은 어째서요? 기백이 대답했다. 오장육부가 모두 사람으로 하여금 기침을 하게 만드니, 폐뿐이 아닙

니다. …… 오장은 각기 병을 얻을 수 있는 때가 있으니, 자신의 때가 아니면 다른 장臟에 전하여 줍니다. 사람은 천지와 더불어 서로 관련되어 있기 때문에, 오장은 각기 때에 따라 다스립니다. 때로 한사에 감하면 병을 받는데, 미미하면 기침을 합니다. …… 황제가 말했다. 어떻게 구별하오? 기백이 답했다. 폐해肺咳의 증상은 기침을 하면서 숨이 가쁘고 숨소리가 나며 심하면 피를 뱉는 것입니다. 심해心咳의 증상은 기침을 하면 가슴이 아프고 목구멍이 칼칼한 것이 가시가 걸린 듯하고 심하면 목구멍이 붓고 저린 것입니다. 간해肝咳의 증상은 양쪽 옆구리 아래가 아프고 심하면 몸을 돌릴 수 없는 것으로, 몸을 돌리면 양쪽 겨드랑이 아래에 그득한 느낌이 있습니다. 비해脾咳의 증상은 오른쪽 옆구리 아래가 아프면서 은근하게 어깨와 등이 땅기는 것으로, 심하면 움직일 수 없을 정도인데 움직이면 기침이 아주 심해집니다. 신해腎咳의 증상은 허리와 등이 서로 땅기면서 아픈 것인데, 심하면 기침을 하면서 침을 흘립니다."[黃帝問曰: 肺之令人欬, 何也. 岐伯對曰: 五藏六府皆令人欬, 非獨肺也. …… 五藏各以其時受病, 非其時, 各傳以與之. 人與天地相參, 故五藏各以治時感於寒則受病, 微則爲欬 …… 曰: 何以異之? 岐伯曰: 肺欬之狀, 欬而喘息有音, 甚則唾血. 心欬之狀, 欬則心痛. 喉中介介如梗狀, 甚則咽腫喉痺. 肝欬之狀, 欬則兩脇下痛, 甚則不可以轉, 轉則兩胠下滿. 脾欬之狀, 欬則右脇下痛, 陰陰引肩背, 甚則不可以動, 動則欬劇. 腎欬之狀, 欬則腰背相引而痛, 甚則欬涎.]

변증론치의 관점에서 보자면 해수咳嗽는 결코 단순히 폐병에서만 야기된 것이 아니다. 오장은 오행의 특성에 따라 자신이 주도하는 시령時令에 경미한 한사寒邪의 침입을 받더라도, 예를 들면 폐가 한사를 받으면 직접 기침의 증상으로 나타나며, 만약 다른 네 개의 장이 한사를 받으면 병이 폐장으로 옮겨가서 기침을 유발한다. 오상 외에 육부가 병사를 받아도 해수咳嗽를 야기할 수 있다. 사기邪氣를 받는 장부가 다르기 때문에 비록 모두 기침을 한다고 해도, 그 구체적인 표현과 기침과 함께 나타나는 기타의 증상은 같지 않다. 그러므로 법칙을 파악하기 위해서는 비교분석해야 한다. 여기서 기침은 단지 일종의 증상의 표현에 불과하고, 본질은 어떤 장부가 병사를 받았는가 하는 것이다. 이 예를 통해서 사물에 대해 같은 것 속에서 다른 것을 찾아내는 분석을 하는 것은 각 사물의 다른 본질을 구분하는 중요한 방법임을 알 수 있다. 《내경內經》에서는 이미 이러한 점을 주의하고 있었다.

❸ 본질은 서로 같지만 정도가 같지 않은 사물을 감별하는 방법

어떠한 사물들은 서로 본질이 같지만, 수량이나 정도에 차이점이 있으므로 그것들을 구분해야 한다. 다음은 앞에서 변증을 기술할 때 인용한 일례다.

"경옹頸癰을 앓는 사람을 혹자는 폄석으로 치료하고, 혹자는 침뜸으로 치료하는데 모두 낫소. 참된 것은 어디에 있소? 기백이 말했다. 이는 이름은 같되 병의 정도는 다른 것입니다. 무릇 옹의 기가 자라기 시작하는 것은 마땅히 침으로 열어 제거해야 하고, 기氣가 성하여 혈이 몰려있는 것은 마땅히 폄석으로 빼내야 하니, 이것이 이른바 같은 병에 치료를 달리한다[同病異治]고 하는 것입니다."[有病頸癰者, 或石治之, 或鍼灸治之, 而皆已. 其眞安在? 岐伯曰: 此同名異等者也. 夫癰氣之息者, 宜以鍼開除去之. 夫氣盛血聚者, 宜石而寫之, 此所謂同病異治也. /《소문素問·병태편病能篇》]

똑같은 목의 종기이지만 '옹기癰氣가 자라는 것'과 '기가 치성하고 혈이 모인 것' 두 가지로 나뉜다. 앞의 것은 기가 뭉쳐서 머물러 있으면서 흩어지지 않는 것이고, 후자는 기가 치성하게 뭉쳐서 피가 뭉친 것이다. 병을 판단하는 관점에서 보자면 두 가지는 모두 목덜미에 생긴 옹으로, 본질에는 별 차이가 없다. 그러나 전자는 가볍고 후자는 중하니, 서로 다른 등급에 속한다. 이는《소문素問·지진요대론至眞要大論》에서 "그러므로 본질本質은 같지만 정도는 다른 것이다."[故質同, 而異等也.]라고 말한 것과 같다.

❹ 서로 다른 사물의 공통된 본질과 본원을 찾음

자연계에는 보기에는 완전히 다르지만, 공통된 본원과 원인 혹은 본질을 지니고 있는 것이 많이 있다. 다른 것 속에서 같음을 찾는 방법이 그들을 발견하고 인식하는 데 도움이 된다. 내경의 이른바 '이명동류異名同類'라는 현상의 이해가 곧 이러한 경우에 속한다. 예를 들면《영추靈樞·사기장부병형편邪氣藏府病形篇》에서는 다음과 같이 말한다. "음과 양이라는 것은 이름은 다르나 같은 유로, 위아래로 서로 만납니다. 경락이 서로 통하는 것은 마치 고리와 같아서 끝이 없습니다."[陰之與陽也, 異名同類, 上下相會, 經絡之相貫, 如環無端.] 인체의 음경과 양경은 다른 특성이 매우 많지만, 모두 기혈의 통로로서 유기체의 표리와 상하를 연결하는 작용을 한다. 이것이 경맥의 공통된 본질로, 음경과 양경이 완전히 일치하는 것이다. 따라서 '음과 양은 이름은 다르나 같은 것'이라고 하는 것이다. 다른 것 가운데서 같은 것을 비교하는 것이 사람들이 경맥의 본질을 파악하는 것을 촉진한다. 인체의 기혈은 동원동류同源同類라는 인식도 다른 것 속에서 같음을 찾는 방법을 구현한 것이다.《영추靈樞·영위생회편營衛生會篇》에서는 다음과 같이 말한다.

"대저 혈과 기는 이름은 다르나 같은 것이라는 말은 무슨 말이오? 기백이 답했다. 영위營衛라는 것은 정기요, 혈은 신기神氣입니다. 그러므로 혈과 기는 이름은 다르나, 본래는 같은 것입니다."[夫血之與氣, 異名同類, 何謂也? 岐伯答曰: 營衛者, 精氣也. 血者, 神氣也. 故血之與氣, 異名同類焉.]

영위의 기는 모두 수곡水穀의 정밀하고 미세한 것이 변화한 것이고, 혈액은 수곡의 정미한 기가 중초의 기화氣化작용을 거치면서 생긴 것이다. 비교를 통해 기혈의 뿌리가 같다는 인식에 이르고, 이로써 기혈은 본래 동류로 인체에 같은 작용을 한다고 단정하게 될 것이다.

또한 질병에 대한 인식에서도《내경內經》은 다른 병증으로 표현되는 질병의 공통된 본질을 찾으려고 한다. 왜냐면 이와 같아야 "요약되면서도 넓고, 작으면서도 커서 하나로 온갖 병의 해를 알 수 있다고 말할 수 있다."[要而博, 小而大, 可以言

一而知百病之害. /《소문素問·지진요대론至眞要大論》]는 경지에 이를 수 있기 때문이다.

《내경內經》은 옛 의서인《대요大要》의 한 구절을 인용한다. "서투른 의사가 기뻐하며 알 수 있다고 하나, 열熱이라는 말이 끝나기도 전에 한병寒病이 다시 시작하니, 감촉되어 받은 사기는 같으나 병의 형증은 다르고, 진찰함에 헷갈리고 원칙을 어지럽힌다는 것은 이를 말한다."[粗工嘻嘻, 以爲可知, 言熱未已, 寒病復始, 同氣異形, 迷診亂經, 此之謂也. /《소문素問·지진요대론至眞要大論》] 의술의 수준이 높지 않은 의사들은 동일한 병원이 다른 상황에서 다른 모양으로 드러날 수 있다는 것을 이해하지 못하고, 다른 현상의 공통된 본질을 파악하지 못한다. 때문에 확정되지 않은 현상에 미혹된다.

❺ 새로운 영역과 원인을 발견하고 인식하는 것을 촉진함

사람들은 늘 다른 상황에서 같은 원인이 다른 결과를 일으키는 것을 보아왔다. 이처럼 사람들은 원인이 같지만 결과가 다른 것을 비교하여 새로운 영역을 찾고, 결과에 영향을 끼칠 수 있는 다른 요인을 찾아왔다. 내경 속에는 비교방법의 이런 인식작용이 표현되어 있다. 예를 들면《영추靈樞·오변편五變篇》에서는 다음과 같이 말한다.

"같은 때에 풍사를 만나 동시에 병에 걸렸는데도, 그 병은 각각 다르오. 그 까닭을 듣고자 하오."[一時遇風, 同時得病, 其病各異, 願聞其故.]

같은 때에 똑같이 풍사의 상해를 받았는데, 사람들이 얻은 병은 다르다. 이것은 왜인가?《내경內經》의 답은 사람마다 체질이 다르므로 같은 병사에 대한 반응도 다르다는 것이다. 사람들은 발병의 원인이라는 문제에서 이처럼 원인은 같지만 결과가 다른 것을 비교하여 단순히 외부에 대한 주의에서 내부로 주의를 기울이게 되었고, 이에 따라서 몸 자체의 상황과 발병의 중요 관계를 연구하게 되었다.

《내경內經》의 저자는 이러한 사상을 가지고《영추靈樞》의〈오변편五變篇〉이나

〈본장편本藏篇〉에서 인체의 장부와 기혈, 피육과 근골이 발병에 미치는 영향 관계를 고찰했다. 거기서는 다음과 같이 말한다. "늘 병을 달고 있는 사람은 골절 피부 주리가 견고하지 않아 사기가 머물기 때문에 항상 병이 있다."[人之有常病也, 亦因其骨節皮膚腠理之不堅固者, 邪之所舍也, 故常爲病也. /《영추靈樞 · 오변편五變篇》] 또 "오장에는 본디 크기, 높이, 단단함과 무름, 단정함과 기울어짐이 있고, 육부에도 또한 크기, 길이, 두께, 뭉침과 곧음, 완급이 있다. 무릇 이 25가지는 각각 달라서 혹은 좋고 혹은 나쁘다. 혹은 길하고 혹은 흉하다."[五藏者, 固有小大高下堅脆端正偏傾者, 六府亦有小大長短厚薄結直緩急. 凡此二十五者, 各不同, 或善或惡, 或吉或凶. /《영추靈樞 · 본장편本藏篇》]고 말한다. 이것은 늘 병을 달고 다니는 사람은 외사가 침입한 것 외에도 그 자신의 피부나 주리 골절과 같은, 쉽게 외사의 침입을 받는 곳이 단단하고 건장하지 않기 때문임을 말하는 것이다. 사람의 장부臟腑는 그 크기와 자리 및 건강한 정도에 각각 어느 정도의 차이가 있으므로 발병에도 좋거나 나쁜 영향을 끼친다.

2

유비법類比法의 응용

유비법은 과학의 인식과정에서 새로운 지식을 획득하는 일종의 중요한 방법으로, 옛날부터 과학자들이 중시해왔다. 수많은 과학사의 중대한 발명은 유비법에 의한 것이었다. 유비법은 두 개의 특수한 사물(혹은 두 종류의 사물)을 비교하고, 둘이 공통으로 가진 공통점을 근거로 그들의 또 다른 특성과 규율에서 서로 같은 점을 추론하고 증명하는 것이다. 이러한 추리의 형식은 다음과 같은 공식으로 표시할 수 있다.

갑은 a, b, c, d 등의 속성이 있음
을은 a, b, c 등의 속성이 있음

이것을 통해 추론하면, 을은 d의 속성을 가질 수 있음

a, b, c는 갑, 을 두 종류의 사물이 공통으로 가진 속성 혹은 규칙이라는 점과 d는 갑의 속성이라는 것을 알지만, 을이 d의 속성을 가지고 있는지는 아직 모를 때, 갑과 을이 a, b, c의 세 가지 공통점을 가지고 있는 것을 근거로, 을도 아마 d의 속성을 가지고 있다고 추론할 수 있다. 그러나 이러한 추론은 개연적이다. 다시 말하자

면 을이 d라는 속성을 가지고 있을 것이라는 결론이 참일 수도 있고, 거짓일 수도 있어서 한발 더 나아간 검증이 필요하다. 두 사물이 공통점을 가지고 있다 해도, 그들 사이에 여전히 많은 차이점이 발견될 수 있기 때문이다. 따라서 유비추리는 개연적인 추리이다. 그러나 이런 종류의 추리방법은 사람들이 새로운 지식을 발견하도록 인도하고 새로운 문제를 탐색할 수 있도록 도움을 줄 수 있다. 유비추리를 응용할 때는 이미 알려져 있는 공통의 속성 a, b, c와 추론하여 알게 된 속성 d 사이에 일정한 관계가 있고, 그런 관계가 밀접할수록 추리의 신뢰도가 높아진다는 점에 주의해야 한다.

유비로 세계를 인식하는 것은 아주 오래전에 시작되었다. 선진先秦 제자諸子들은 사물을 인식하고 논변을 진행하는 중에 유비를 많이 사용했으며, 논리학에서도 어느 정도 성취를 이루었다. 예를 들면《공손룡자公孫龍子·적부迹府》편에서는 다음과 같이 말한다. "사물을 빌려서 비유함으로써 수백守白의 변론(백마비마白馬非馬의 변론-역자)을 했다."[假物取譬, 以守白辯.] 이른바 '사물에 가탁해서 비유하는' 것은 유사한 사물에 의거해서 비유함으로써 그와는 다른 사물의 도리를 설명하고 논증하는 것이다. 또 다른 예를 들면《묵경墨經·소취小取》편에서는 다음과 같이 말했다. "원援이라는 것은 '그대가 그렇다고 하면, 나 혼자 어찌 그렇지 않을 수 있겠는가?'라고 하는 것이다."[援也者, 曰: 子然, 我奚獨不可以然也?] 이것은 묵가의 유비추리에 대한 표현이다. 즉 '원援'이라는 것은 갑을 끌어들여서 을이라는 사물에 유비하는 것이다. 갑과 을이 서로 비슷한 점이 있기 때문에 갑이 가지고 있는 '기타의 속성[子然]'은, 을도 가질 수 있다('내가 어찌 혼자 그렇지 않을 수 있겠는가?').[1] 또《역전易傳·계사繫辭》편에서는 다음과 같이 말한다. "이끌어서

---

[1] 전체적으로 틀린 말은 아니지만, 정확하지도 않다. 원은 쉽게 말하자면 '너도 그랬잖아, 그러므로 나도~'와 같은 식의 논쟁술을 말한다. 묵가에서는 유비를 논증의 형식이라기보다는 논쟁술로 다루고 있기 때문에 저자와 같이 그것을 논증의 형식으로 파악하는 데에는 약간의 어려움이 따른다.-역자

펴고, 유類를 확대하여 나아가면 천하의 능사를 다할 수 있다."[引而伸之, 觸類而長之, 天下之能事畢矣.] 이것도 또한 유사한 사실의 유비를 통해 새로운 지식을 얻어 내는 방법이다.

《내경內經》에서도 인체 병리의 법칙을 탐색하고 논증할 때 유비의 방법을 사용했다. 《소문素問 · 시종용론示從容論》에서는 다음과 같이 말한다. "대저 성인이 병을 치료하는 것은 법을 따르고 방도를 지키되, 사물을 끌어들이고 비류해서 화함이 그윽하고 그윽하다."[夫聖人之治病, 循法守度, 援物比類, 化之冥冥.] 이곳의 '사물을 끌어들여 유類를 비교하는 것'과 《묵경墨經》의 '원援', 《역전易傳》의 '이끌어서 펴고, 유類를 확대하여 나아가는 것'은 대체로 같은 의미이다. 《소문素問 · 음양응상대론陰陽應象大論》에서는 다음과 같이 말한다. "나로써 저를 알고, …… 과불급過不及의 이치를 본다."[以我知彼, …… 以觀過與不及之理.] '나로써 저를 안다'는 것은 좁은 뜻으로 이해하면, 의사가 자기를 환자와 유비함에 모두 사람이므로 생리와 병리의 기제가 서로 같고, 때문에 나의 상황(이미 아는 것)에 근거하여 저쪽의 상황(아직 모르는 것)을 미루어 알 수 있다는 것이다. 넓게 보면 여기에서 말한 '나'와 '저'는 반드시 의사와 환자만을 가리키는 것은 아니고, 공통점을 가지는 모든 사물을 지적한다고 할 수 있다. 다음 《내경內經》의 예를 보자.

❶《영추靈樞 · 오변편五變篇》에서는 장인이 칼을 가지고 나무를 베고 깎는 것과 "동시에 같이 풍風을 맞았다 해도 그 병이 사람마다 다른 것"[一時遇風, 同時得病, 其病各異.]을 설명한다. 이러한 유비는 '똑같이 칼로 나무를 깎더라도 그 결과가 달리 나타나는 원인은 나무의 본질이 각각 다름에 있음'을 근거로 '외래하는 병인이 같다고 해도 발병상황이 각각 다른 까닭이 각각의 유기체 내부의 차이에 있

음'을 추론해내는 것이다. 앞의 결론은 유추를 통해서 얻은 새로운 지식이다.

❷《영추靈樞·자절진사편刺節眞邪篇》에서는 이렇게 말한다.

"추우면 땅과 물이 얼고, 인체의 양기도 내부에 있으므로 피부가 조밀하고 주리가 닫히며, 땀이 나오지 않고 기혈이 강해지며 기육이 커집니다. 이러한 엄동설한에는 배를 타는 데 능한 사람도 물로 갈 수 없고, 땅을 잘 파는 사람도 굴착을 할 수 없으며, 침에 능한 사람도 역시 사지四肢가 궐역厥逆하는 증상에 침을 놓지 못합니다. …… 그러므로 물길을 이용하는 사람은 반드시 기후가 따뜻해져 얼음이 녹기를 기다려야 물길을 갈 수 있습니다. (그리고 땅을 파는 사람은) 땅을 뚫을 수 있습니다. 인체의 경맥도 이와 같으니 궐역을 치료할 경우에는 반드시 먼저 온위법溫熨法을 사용하여 그 경맥이 조화를 이루게 하고……"[寒則地凍水冰, 人氣在中, 皮膚緻, 腠理閉, 汗不出, 血氣强, 肉堅濇. 當是之時, 善行水者, 不能往冰, 善穿地者, 不能鑿凍. 善用鍼者, 亦不能取四厥. …… 故行水者, 必待天溫, 冰釋凍解, 而水可行, 地可穿也. 人脈猶是也. 治厥者, 必先熨調和其經……]

날씨가 추워서 물이 얼면 배를 운행할 수 없고, 땅이 얼면 쉽게 뚫리지 않는다. 이때는 사람의 기혈 또한 뭉쳐서 펴지지 않아 침을 놓아도 쉽게 효과가 나지 않는다. 왜냐하면 침구요법은 수혈(경혈)에 자극을 주어 기혈의 운행에 영향을 주고, 조절하여 정상을 회복시키는 것이기 때문이다. 궐증은 기혈이 역상하고, 사지가 한랭하게 되는 증상이 있는 것이므로 날이 춥고 땅이 어는 상황에서는 훨씬 치료하기가 어렵다. 때문에 침으로 궐증을 치료하기 전에 먼저 위법熨法을 사용하여 사지 기혈운행 상황을 개선해야 한다. 이러한 유비는 기후가 배의 운행과 땅을 파는 것에 미치는 영향을 예로 들어 기온과 체온의 침자 요법에 대한 영향을 설명하는 것이다.

❸ 앞에서 제시했듯이《영추靈樞·역순편逆順篇》에는 다음과 같이 쓰여 있다.

"병법에서 말한다. 적군의 밀려오는 기세가 맹렬하면 맞이하지 말고, 적군의 진

제14장 논리와 모형

용이 당당하면 공격하지 말라. 침법에서는 말한다. 열의 형세가 왕성하면 침을 놓지 말고, 땀이 줄줄 흐르면 침을 놓지 않는다. 맥상이 혼란하면 침을 놓지 않고, 병세와 맥상이 상반되면 침을 놓지 않는다."[兵法曰: 無迎逢逢之氣, 無擊堂堂之陣. 刺法曰: 無刺熇熇之熱, 無刺漉漉之汗, 無刺渾渾之脈, 無刺病與脈相逆者.]

《내경內經》에서는 전투와 침자치료는 모두 대립하는 쌍방이 힘을 비교한다는 점에서 유사하다고 보아, 두 가지를 유비했다. 전투에서는 적군의 사기가 매우 왕성하고 진영이 엄정한 경우라면 쉽게 공격할 수 없다. 《내경內經》은 이것을 가지고 환자가 크게 열나거나 땀을 흘리는 것은 병사가 몸 안에서 밀려오는 상황으로, 그 기세가 왕성하므로 침을 놓아서는 안 되고, 반드시 쇠퇴하기를 기다려 침을 놓아야 한다고 논증했다. 이 원칙은 12장에서 이미 논했다. 이곳에서는 다만 《내경內經》에서 운용한 유비가 매우 광범위하다는 것을 지적하고자 한다. 그것은 서로 다른 사물들 속에서 비슷한 점을 찾아낸 후 유비를 진행하여 새로운 지식을 탐색하는 것보다 뛰어나다.

표면적으로 보자면 인체와 하천, 땅, 수목, 그리고 침자鍼刺와 전투는 같은 유類의 사물이 아니다. 때문에 황하와 토지, 수목의 변화로 인체의 변화를 설명하는 것이나 전투 원리로 침자원칙을 설명하는 것은 일종의 형상形象적인 비유와 흡사하다. 어떤 관점에서는 이런 추리방법은 유비추리에 속하지 않고, 다른 항목에 속하므로 그것을 비유추리比喩推理로 보아야 한다고 말한다. 그 이유로는 주로 다음과 같은 것이 있다고 말한다. 우선 이런 추리방법으로는, 두 가지의 사물이 어떤 특성은 서로 같으므로 다른 속성도 서로 같다고 추론한다. 그것은 단지 두 개의 사물은 한 가지 속성, 즉 도출된 속성만 서로 같기 때문이다.

이런 관점을 견지하는 이들은 '비유와 비유를 당하는 것은 두 종류의 완전히 나른 유類에 속한다. 그러므로 유비를 진행할 수 없고, 단지 비유추리를 할 수 있을 뿐'이라고 말한다. 그러나 이런 비유추리가 성립할 수 있는 까닭은 이런 두 종류의 다른 사물의 사이에 하나의 공통된 일반적 원리가 들어 있기 때문이다. 비유되는 사리事理와 이런 일반적 원리 사이에는 일반과 특수의 관계가 있으므로 일반성 원리의 참은 반드시 특수한 결론의 참을 보증한다.

'비유하는 것'과 '비유되는 것' 사이에 하나의 공통적인 일반적 원리가 있다고 인정하고, 두 가지를 서로 비교할 수 있다고 간주한 이상, 추리를 진행할 수 있다. 그렇다면 사실상 '비유하는 것'과 '비유되는 것'은 완전히 같은 사물이 아니라는 것을 인정하는 것과 같다. 동류同類와 부동류不同類의 경계선은 원래 상대적인 것이다. 비교적 협소한 범위 내에서 다른 류類에 속한 사물도 넓은 범위에서 관찰하면 동류가 될 수 있다. 구체적으로 말해서 우리들이 '비유하는 것'과 '비유되는 것'을, 그것들이 공통적으로 포함하고 있는 일반적 원리가 작용하는 범위 안에 둔다면 둘은 동류同類의 사물이다.

이러한 범위 안에서 분석하면 그것들 사이에 있는 서로 비슷한 속성이 전제가 되고, 연후에 비유하는 것의 속성을 근거로, 비유되는 것도 이런 속성을 가지고 있을 수 있다는 것을 미루어 판단할 수 있다. 문제는 '비유하는 것'과 '비유되는 것'이 같은 종류에 속하지 않는 점에 있지 않고, 그들이 어떤 의미에서 같은 종류에 속하는지를 분명히 해야 한다는 점에 있다. 유비추리는 반드시 그것들이 동일한 유에 속한다는 맥락에서 진행해야 하기 때문이다. 결론은, 비유추리라는 것은 비록 어떤 나름의 특성을 가지고 있다고 하더라도, 본질의 측면에서 말하자면 유비추리에 속한다는 것이다. 앞에서 열거한 첫 번째 예로 설명해보자.

A. 신체와 수목은 모두 생명이 있다.

B. 풍사와 도끼는 각각 신체와 나무에 해를 끼친다.

C. 똑같은 풍사風邪가 신체를 상해도, 사람이 병을 받아들이는 양상은 다르다. 마찬가지로 같은 도끼로 나무를 친다 해도, 나무가 다르면 해를 입는 정도도 각각 다르다.

앞의 세 가지는 두 사물의 공통된 속성이다. 주지하듯이 같은 모양의 칼과 도끼로 나무를 베어도, 그 결과가 다르게 되는 원인은 나무의 본질이 다른 데 있다. 이것을 근거로 '같은 풍사風邪를 만나서 병을 얻어도 그 병은 각기 다르게' 되는 원인은 사람의 체질이 다름에 있음을 알 수 있다. 이것은 유비추리의 규칙에 완전히 부합한다.

유비추리의 결론은 개연적이다. 《내경內經》에서는 유비방법을 논술할 때 결코 이 점을 명확하게 언급하지 않았다. 그러나 《내경內經》은 유비방법으로 문제를 설명할 때에 이것을 유일한 근거로 삼지도 않는다. 전체적으로 그 외의 직접적인 사실을 긴밀하게 사용하여 결론에 대하여 진일보한 증명을 내놓는다. 예를 들어 앞에서 인용한 첫 번째의 예에서는 수목이 도끼의 피해를 입는 것을 유비로 사용한 후, 바로 사람의 각기 다른 장부조직의 차이와 그것이 발병에 끼치는 영향을 구체적으로 분석하고 있다.

유비추리의 철학적 근거는 물질의 통일성 원칙이다. 자연계에서 비록 다양한 영역에 속하는 각기 다른 층위의 현상이 천차만별로 일어난다고 해도, 또 물질의 운동형식이 각양각색이라고 해도, 그들은 서로 같은 특징을 가지고 있다. 세계는 이런 공통점과 개성의 대립 통일체다. 게다가 각기 다른 사물과 현상 속에는 다양한 종류의 필연적 관계가 존재한다. 이런 것들이 유비의 객관적 토대다.

《내경內經》의 저자는 세계의 물질적 통일성, 운동형식과 규율의 통일성에 대해서 소박하지만 매우 깊은 관념을 가졌다. 바로 이 때문에 《내경內經》은 유비방법을 특별히 중요하게 여긴다. 예를 들면 《내경內經》에서는 여러 번 이렇게 말한다. "비류比類하지 못하면, 앎이 밝지 않다."[不引比類, 是知不明.], "비류로 도리에 통합할 수 있거든 …… 그대는 힘써 밝혀 완전할 수 있다."[及於比類, 通合道理, …… 子務明之, 可以十全. /《소문素問·시종용론示從容論》] 《내경內經》에서 말하는 '비류比類'는 비교하여 같고 다름의 함의를 지니고 있을 뿐 아니라, 유비방법을 가리키기도 한다.

그러나 《내경內經》에는 세계의 통일성을 과장하는 경향이 있고, 자연계에 대한 깊은 이해가 부족하므로, 어떤 때에는 두 사물의 표면적인 유사점을 겨우 붙잡아서 추리의 전제로 삼아 황당한 논리에 이르기도 한다. 예를 들면 《소문素問·이합진사론離合眞邪論》에서는 다음과 같이 말한다. "무릇 성인이 치료원칙을 제정할 때에는, 반드시 천지(음양의 변화)에 응하도록 했다. 이에, 하늘에는 수도宿度가 있고 땅에는 경수가 있고 사람에게는 경맥이 있다."[夫聖人之起度數, 必應於天地, 故天有宿度, 地有經水, 人有經脈.] 또 《영추靈樞·경별經別》에서는 이렇게 말한다. "음양의 여러 경맥이 십이월十二月, 십이진十二辰, 십이절十二節, 십이경수十二經水, 십이시十二時, 십이경맥十二經脈에 합치하는 까닭은 오장육부가 천도에 상응하기 때문이다."[陰陽諸經, 而合之十二月十二辰十二節十二經水十二時十二經脈者, 此五藏六府之所以應天道.]

《내경內經》에서는 인체와 천지자연계에 통일성이 있다고 여겨서 유비를 한다. 이 원칙에는 잘못이 없다. 그러나 유비는 두 사물이 반드시 동류同類의 현상이 되는 수준에서 진행해야 한다. 바꿔 말하면 유비되는 두 사물 사이에 전제가 되는, 서로 같은 속성과 장차 도출할 서로 같은 속성은 반드시 같은 유별類別의 범위 내에서 같은 논리의 계열에 속해야 한다. 앞에 열거한 예에서 《내경內經》은 실제로 신체와 자연계의 추상적인 통일성에서 출발하면서도, 구체적으로 정확하게 규정하지는 않는다. 도대체 그것들이 어떤 범위 내에서, 어떤 경우에 어떤 공통점이 있은 연후에야 추리를 진행할 수 있을까.

자연계에는 '수도宿度'가 있고 (옛 천문학은 28개의 별자리를 근거로 하늘 둘레를 삼백육십오도三白六十五度로 구분한다), '경수經水'(즉 강과 하천)가 있으니, 인체에는 경맥이 있다. 자연계에는 십이월十二月, 십이진十二辰(석목析木, 현효玄枵 등 28개 성수星宿), 십이절十二節(일 년 중 12개 중요한 절기), 십이경수十二

經水(청수淸水, 위수渭水 등 12개 하천), 십이시十二時(계명鷄鳴, 평단平旦 등, 하루를 열둘로 나눈 시간)가 있으므로 사람의 경맥에도 12가닥이 있다. 이런 추리는 앞에서 말한 규칙에 위배되며, 추리의 형식으로 보아도 정확하지 않다. 비록 사람에게 열두 가지의 중요한 경맥이 있다는 이러한 결론이 참이라고 해도, 그것은 결코 상술한 유비를 통해서 얻어낸 것이 아니고 임상경험을 총결한 것이다. 만약 이러한 '유비'로 십이경맥十二經脈을 논증하고 설명한다면 추호도 설득력이 없다. 그것은 순전히 잘못된 이론체계의 필요에 따른 것일 뿐이다.

3

삼단논법三段論法의 응용

연역추리 중의 삼단논법은 일반적인 성질의 전제로부터 특수성을 유추하는 추리형식이다. 두 개의 전제를 근거로 하나의 결론을 내는 형식인데, 두 개의 전제는 하나의 공통적인 개념으로 서로 연결되는 관계에 있다. 두 개의 전제가 참이고 믿을 만하다면, 그리고 추리과정이 삼단논법의 규칙에 부합한다면, 결론은 반드시 참이고 믿을 만한 것이 된다. 부호로 표시하면 다음과 같은 식으로 나타난다.

M ─ P   M류의 사물이 P속성을 가지고 있다면,
S ─ M   S는 M류 사물에 속한다,
─────────────────────────
S ─ P   그러므로 S는 P의 속성을 가진다.

삼단논법이 의거하는 공리는 다음과 같다. 어떤 류類의 사물에 대해 긍정적이거나 부정적인 것은, 동시에 그 유類에 해당하는 속하는 사물 중 어떠한 개별 대상도 긍정적이거나 부정적인 것이다.

삼단논법의 이런 연역추리 형식과 작용은 기원전 4세기에 아리스토텔레스가 자

세히 논술했다. 그리고 귀납추리는 16세기가 되어서야 베이컨이 과학적 형태로 제시했다. 때문에 고대 그리스 시대에 연역추리는 이미 상당히 광범위하게 사용되었지만, 귀납은 나름의 논리방법을 아직 이루지는 못했으리라고 추정할 수 있다. 이런 상황과 고대와 근대의 인식 발전의 수준, 그리고 인식방법의 총체적 특징과 추세는 서로 관련이 있다. 그러나 상세히 설명하려 한다면 반드시 진일보한 연구를 해야 한다. 여기서는《내경內經》에서도 마찬가지로 연역추리의 형식을 비교적 많이 볼 수 있지만, 귀납추리의 흔적을 발견하기는 쉽지 않다는 상황을 보여줄 수 있을 뿐이다.

《내경內經》에서 볼 수 있는 삼단논법에 관한 몇 개의 실례를 들어본다.

❶ 음양을 밀어나간 연역

《내경內經》에서는 음양을 우주의 총체적인 법칙이라고 여긴다. 이처럼 지극히 크고 보편성이 있는 결론은 비교, 분석, 종합 그리고 귀납 등 여러 방법으로 오랜 시간을 지나면서 총결해낸 것이다. 그러나 애석하게도 음양의 형성과정은《내경內經》에 기록되어 있지 않다. 그러나《내경內經》이 음양을 대전제로 삼아 삼단논법을 대량으로 이용해서 이론체계를 구축했다는 것은 분명하다.《내경內經》에서는 이렇게 말한다. "음양이라는 것은 자연계의 도이며, 만물의 기강이다."[陰陽者, 天地之道也, 萬物之綱紀. /《소문素問·음양응상陰陽應象》], "음양이라는 것은 세면 열이 될 수 있고, 미루어나가면 백이 될 수도 있다. 세면 천이 될 수도 있고, 미루어 나가면 만이 될 수도 있다. 만의 크기는 이루 다 셀 수 없다. 그러나 그 요체는 하나다."[陰陽者, 數之可十, 推之可百, 數之可千, 推之可萬, 萬之大, 不可勝數, 然其要一也. /《소문素問·음양이합陰陽離合》]

《내경內經》에서는 세계의 사물은 한없이 다양하나 음양의 이치를 따르지 않음이 없고, 이 때문에 '헤아리고[數]', '미루어 생각하는[推]' 방법으로 각종의 구체적인 사물의 음양 속성 및 음양의 대립 통일 관계를 확인할 수 있다고 본다. 이곳에서

'헤아리고[數]', '미루어 생각하는 것[推]'은 실제로는 연역추리를 뜻한다.《소문素問·음양이합론陰陽離合論》에서는 다음과 같이 말한다.

"음양의 변화로 인체에서 발생하는 것은 역시 수를 헤아릴 수 있습니다."[陰陽之變, 其在人者, 亦數之可數.]

신체의 각 측면과 관련이 있는 음양의 속성과 음양 관계에 대한《내경內經》의 논술은 어느 정도 음양개념을 대전제로 하고, 신체의 실제 상황을 소전제로 해서 삼단논법의 형식으로 연역적으로 도출한 것이다. 예를 들면, 음양개념에 따라 밖으로 향함, 위로 향함, 개방 등의 속성을 지닌 사물은 양에 속한다. 신체의 외부는 밖을 향하고, 등은 위를 향하며, 육부는 소화된 것을 전화시키면서 저장하지 않으니, 이것은 개방적인 것이다. 때문에, 그것들은 모두 양에 속한다. 무릇 안으로 향함, 아래로 향함, 저장 등의 속성을 지닌 사물은 음에 속한다. 인체 내부는 안으로 향하고, 복부는 아래로 향하며, 오장은 정기를 저장하지만 쏟아내지 않는다. 이것은 저장하는 것이다. 때문에 그것들은 모두 음에 속한다. 이런 종류의 추리형식은 곧 '인체에서 발생하는 음양의 변화를 헤아릴 수 있다'는 말이 구체적으로 가리키는 것이다.

❷ 오행을 추론한 연역

음양과 마찬가지로 오행개념은 일단 형성되면, 도리어 연역추리를 진행할 수 있는 대전제가 된다.《내경內經》에서는 '일체의 사물은 모두 오행 구조를 갖추고 있으며, 무릇 오행 구조를 갖춘 사물은 모두 오행의 법칙에 따라서 움직인다'고 본다. 인체의 오장은 오행에 분속分屬한다. 따라서 오장도 오행의 법칙에 따라서 운동변화한다. 때문에 오행 법칙에 따라 오장병五臟病의 변화발전추세를 추론할 수 있다.《소문素問·장기법시론藏氣法時論》에서는 다음과 같이 말한다.

"오행이라는 것은 금金, 목木, 수水, 화火, 토土이다. (이들은) 번갈아 왕성해졌다가 쇠약해지므로 이로써 (질병의) 생사를 파악하고, (치료의) 성패를 결정할 수 있으며, 또한 이로부터 오장의 기氣의 성쇠와 질병이 가벼워지고 심해지는 시기 및 사망 시기를 추측할 수 있다."[五行者, 金木水火土也, 更貴更賤, 以知死生, 以決成敗, 而定五藏之氣, 間甚之時, 死生之期也.]

예를 들면 간이 지나치게 항성亢盛한 것으로부터 비脾의 운화기능이 억제를 받아 식욕부진의 증상이 나타날 수 있다는 것을 추론할 수 있다. 추리 과정은 다음과 같다. 오행의 승모법칙에 따르면,

무릇 목木이 태과太過하면 반드시 토土가 불급不及하게 된다.

간肝은 목木에 속하며 태과太過하다.

이로 인해 간이 태과太過하면 반드시 비脾가 불급不及하게 된다(비脾는 토土에 속한다).

《내경內經》의 저자는 임상경험 중에서 이러한 추리와 실제의 상황이 서로 일치한다는 것을 발견했으며, 때문에 그것을 하나의 의학 원리로 확정했다. 그러므로 《소문素問·옥기진장론玉機眞藏論》에서는 다음과 같이 말한다.

"간은 심장에서 기氣를 받아 그것을 비脾에 전한다."[肝受氣於心, 傳之於脾.]

오장 사이의 생리와 병리에 관한 《내경內經》의 많은 논술은 이런 방법으로 이루어진 것이다.

오행법칙은 일반시스템 모형으로서는 결코 과학적이지 않다. 때문에 오행을 삼단논법의 대전제로 삼아서 추리하면, 비록 추리의 형식이 정확하다 하더라도 결론은 종종 참이 아니게 된다. 예를 들면 오행법칙에 따르면 금은 목을 누를 수 있다. 그러나 오장 사이에서는 폐[金]가 간[木]을 이기는 현상을 볼 수 없다. 《내경內經》에서는 어느 정도 이런 점을 의식하고 있다. 그래서 《내경內經》에서는 결코 완전히 오행에 따라서 추론하지 않는다. 전체적으로 본다면, 오행의 연역은 《내경內經》이 의학이론체계를 구축하는 데 사용한 도구의 하나에 불과하다. 그러나 역사적인 한

계 때문에《내경內經》은 오행의 힘을 빌어서 황당한 결론을 내놓기도 했다.

총괄하자면, 음양오행은《내경內經》에서 가장 일반적인 이론구조이다. 이 이론구조와 구체적 의학의 문제가 연관되어 일으킨 중요한 길 가운데 하나가 바로 삼단논법이다.

❸ 기타

음양오행에 따라 연역적으로 추론한 외에《내경內經》은 다른 문제에서도 삼단논법을 사용했다. 예를 들면《소문素問 · 통평허실론通評虛實論》에서는 다음과 같이 말한다.

"그러므로 (촌구맥과 척부의 피부가) 매끄러우면 (기혈이 왕성함을 반영하는 것이므로) 순한 것이고, 껄끄러우면 역한 것입니다. 무릇 허실은 모두 그 물류에서 비롯되므로 오장, 골骨, 육肉이 매끄러우면 장수할 수 있습니다."[故曰, 滑則從, 濇則逆也. 夫虛實者, 皆從其物類始, 故五藏骨肉滑利, 可以長久也.]

《내경內經》에서는 일체의 생물이 살아있을 때에는 매끄럽다가 죽으면 껄끄럽기 때문에 맥이 껄끄러우면 기혈이 허한 것을 나타내므로 역이 되고, 맥이 매끄러운 것은 기혈이 왕성한 것을 나타내므로 순이 된다고 본다. 맥상을 통해서 오장과 골육이 매끄러운 사람은 그 생명이 장구할 수 있음을 알아낸 것이다. 이 말은 두 개의 삼단논법을 포함한다.

A. 일체의 생물 중 몸이 매끄러운 것은 생명력이 강함

　　사람은 일종의 생물이다.

이 때문에, 신체가 매끄러운 사람의 생명력은 강하다.

B. 일체의 생물 중 몸이 껄끄러운 것은 생명력이 약함

　　사람은 일종의 생물이다.

이 때문에 몸이 껄끄러운 사람의 생명력은 약하다.

4

《내경內經》 속의 분석分析과 종합綜合

분석은 전체를 각 부분으로 나누고, 각 부분을 따로 연구하는 방법이다. 분석의 목적은 객체가 어떤 부분과 측면으로, 또 어떤 요소에 의해 구성되어 있는가를 설명하는 것에 있는 것만이 아니다. 더욱 중요한 것은 현상을 뚫고 들어가서 본질을 파악하는 데 있다. 사물은 원래 복잡하게 상호 연계된 통일체이다. 그러나 본질을 인식하기 위해서는 사물의 다양한 측면과 각종의 연관을 실험이나 사유 속에서 끊어내고, 그들을 추상화시켜 잠시나마 독립적으로 고찰해야 한다. 만일 연속적인 물건들을 끊어내지 않고, 생생한 것들을 단순화시키지 않으며, 더욱 쪼개지 않는다면 운동을 묘사할 수 없다. 오직 분석을 통해서만 저렇게 끊임없이 변하는 현상과 다양한 연관이 통일되어 사물에 일으키는 결정 작용의 토대를 인식할 수 있다.

종합은 분석과 반대방향으로 움직이는 사유다. 그것은 객체의 각 구성부분, 방향, 원소를 사물의 본래 모습과 내부의 관계에 따라 전체로 연결하는 사유 활동이다. 종합의 목적은 대상의 다양한 측면이 서로 연결된 과정 속에서 드러내는 규칙성을 발견하는 데 있다. 그리고 대상을 구성하는 기초가 어떻게 그 각각의 서로 다른 측면과 각종각양의 현상을 통일시키는가를 설명하는 데 있다. 종합을 통해서 대상의 전체적인 특성을 나타낼 수 있다.

분석과 종합은 서로에게 의존하고 서로를 자극하는 사유 방법이다. 분석의 결과는 종종 종합의 시작이 된다. 분석을 통해 파악한 사물의 본질은 사물을 종합적으로 개괄할 수 있게 하는 강력한 방향을 제공한다. 종합은 또한 분석으로는 파악할 수 없는, 사물이 분할된 상태에서는 나타나지 않는 본질을 보여줄 수 있다. 종합은 더욱 깊이 들어가서 분석을 준비할 수 있는 좋은 조건이기도 하다. 분석과 종합은 변증적인 통일이다.

분석과 종합의 두 가지 사유방법은 오랜 역사를 가지고 있다. 고등동물의 두뇌에는 분석과 종합할 수 있는 능력이 있다. 과일 씨를 해부하는 것은 분석의 시작이며, 동물의 영악한 재주는 간단한 종합을 의미한다. 사람은 더욱 높은 수준의 분석과 종합을 진행하는 것일 뿐이다. 고대 그리스인들은 이미 상당한 수준의 분석과 종합의 능력을 갖추고 있었으며, 동시에 자발적으로 두 가지를 변증적으로 통일했다. 《내경內經》시대의 학자들도 마찬가지였다. 그들은 모두 소박하고 직관적인 수준에서 분석과 종합의 방법을 사용했다. 예를 들면 《내경內經》의 진단 과정은 곧 분석과 종합의 통일이다.

《소문素問·방성쇠론方盛衰論》에서는 다음과 같이 말한다.

"진단에는 십도十度가 있어 사람을 헤아린다. 맥도脈度와 장도藏度, 육도肉度와 근도筋度, 그리고 수도兪度가 그것이다. 음양의 기가 다하면 사람의 병은 저절로 갖추어진다. 맥동脈動이 항상됨이 없고, 음陰이 흩어지고 양陽이 깨져서 맥이 탈脫하여 갖추어지지 못하면 진단함에 한 가지 진법에 얽매여서는 안 되다. 진단을 함에도 반드시 위아래로 평민인지, 임금인지, 경卿인지를 살펴야 한다. 스승에게서 수학이 끝나지 않으면, 의술이 밝지 못해서 역종逆從을 살피지 못한다. 이를 어지러이 행함이라고 한다. 암컷만 간직하며 수컷을 잃어버리고, 음陰을 버리고 양陽에만 붙어서 병합을 알지 못하기 때문에 진단이 밝지 못하다."[診有十度, 度人脈度, 藏度, 肉度, 筋度, 兪度. 陰陽氣盡, 人病自具, 脈動無常, 散陰頗陽, 脈脫

不具, 診無常行, 診必上下, 度民君卿, 受師不卒, 使術不明, 不察逆從, 是爲妄行, 持雌失雄, 棄陰附陽, 不知並合, 診故不明.]

《내경內經》은 건강상태에 대한 판단기준을 열 가지로 본다. 즉, 맥상脈象, 장부臟腑, 기육肌肉, 근건筋腱, 수혈腧穴 등이 그것이다. 측량하는 항목으로 말하자면, 이는 다섯 항이다. 그러나 신체의 좌우 양쪽으로 나누어 진행하면 모두 10개 측면이다. 의사가 '십도十度'를 진행할 때는 마음속으로 환자의 몸과 그 증상을 열로 나누고 분별하여 인식하니, 이것이 분석의 과정이다. 의사가 진단할 때에는 반드시 환자의 열 가지 측면을 두루 조사해야 비교적 전체적으로 병의 상태를 파악할 수 있다. 이 열 가지 측면의 정황을 파악한 후에는 음양陰陽, 기화氣化 등의 지도하에 이러한 정황에 대해 더욱 더 종합적으로 고찰해야 한다. '병합을 알지 못하니, 진단이 밝지 못하다'는 구절은 곧 의사가 분석을 통해 얻은 재료를 종합해서 그들 상호 간에 연결된 본질을 찾기를 요구한다. 이 분석과 종합의 인식 활동에 대해서《소문素問 · 방성쇠론方盛衰論》에서는 다음과 같이 말한다.

"그러므로 성인은 진단의 도를 견지하되, 음양의 선후(양이 선행하고 음기가 뒤따르는 것)를 원칙으로 한다. 기항지세 육십수六十首는 진찰을 통해 얻은 미세한 정황을 종합적으로 분석하여 음양의 변화를 궁구하고 오장의 실정을 밝히는 내용인데, 그 속에 들어 있는 이론은 허실의 요체를 취하고, 오도五度에 관한 내용을 정하는 것이니, 이를 알아야만 족히 질병을 진단할 수가 있다."[是以聖人持診之道, 先後陰陽而持之, 奇恒之勢, 乃六十首, 診合微之事, 追陰陽之變, 章五中之情, 其中之論, 取虛實之要, 定五度之事, 知此, 乃足以診.]

사진四診을 할 때는 반드시 각종 정상적이거나 비정상적인 미세한 상황을 철저히 분석해서 명확히 한 후에 (기항지세의 육십수六十首), 이러한 미세한 증상을 종합적으로 연구해야[診合微之事], 비로소 정확한 결론을 낼 수 있음을 강조한 것이다. 이러한 두 단락의 글을 통해, 《내경內經》에서는 진단과정을 묘사할 때에 그것을 전후의 두 부분으로 나눈다는 것을 알 수 있다. 대체로 설명하자면, 앞 단계는 사진四診으로 완성해야 하는 임무로 분석에 중점을 둔다. 뒤의 단계는 변증과정에 속하고, 종합에 중점을 둔다.

또 장상藏象학설의 건립을 예로 들 수 있다. 사람들의 인체에 대한 최초의 인식은 혼란스러운 전체로, 하나의 감성적이고 어지러운 현상의 총체였다. 시체를 해부하는 과정을 통해 사람들은 점차로 인체 내부의 심心, 간肝, 비脾, 폐肺, 신腎, 위胃, 방광膀胱, 담膽, 흉胸, 골骨, 근筋, 수髓, 맥脈, 혈血, 진액津液 등의 기관과 조직이 있다는 것을 인식할 수 있었다. 본체의 표면에 대한 관찰을 통해서 사람들은 오관, 구규九竅, 머리, 목, 몸통, 사지四肢를 구분할 수 있었을 뿐 아니라, 동시에 임상 경험의 많고 적음에 따라 점점 신神, 색, 형태, 맥상, 성음, 기미, 땀, 변 등의 다양한 표현과 형형색색의 병증을 하나하나의 단일한 요소로 구별해 내었다. 이것이 인체에 대한 분석 과정이다.

《내경內經》 시대의 의학자들은 인체에 대한 분석을 진행하는 동시에 종합을 진행하면서 저런 직관적으로 분별할 수 있는 요인간의 내재관계를 찾아냈을 것이다. 이 책의 제 7장에서 언급한 인체의 표징에 관한 여섯 개 조합의 형성과 이 여섯 개 표징조합을 여섯 개의 장부기관과의 연계 속에서 건립하는 것은 주로 종합방법을 근거로 한 것이다. 그러나 종합의 가운데에, 또 분석을 포함하고 있다. 여섯 개의 조합 사이에도 다양한 연계가 있으므로 분석을 통해서만 중요한 연계와 중요하지 않은 연계를 구분할 수 있기 때문이다. 그렇게 해야, 어지럽게 교직된 연계망을 여섯 개로 나누고, 아울러 최종적으로 오장육부 각각의 기능을 명확하게 파악할 수 있다.

오장육부의 개념이 처음으로 형성된 이후에는 장臟과 장臟 사이, 부腑와 부腑 사이, 장臟과 부腑사이의 상호관계가 사람들이 주의해서 연구해야 하는 대상이 되었다. 따라서 종합 방법이 또한 중요한 방법이 되었다. 장상학설이 수립되는 과정에 분석과 종합이 상호 침투하고 교대로 진행되어 긴밀하게 통일되었음을 알 수 있다. 전체를 각종 요소와 부분, 측면으로 분할하든, 각 부분과 측면, 요소를 전체로 종합하든, 어느 것도 주관적이고 임의적인 것이 아니다. 반드시 인체의 본래 모습에 따라서 진행해야 하며, 때로는 임상실험의 검증을 받아야 한다. 《내경內經》시대의 의학자들은 장상학설을 형성하는 과정에서 기본적으로 실제로부터 출발하는 원칙을 견지했다.

이 책 앞부분에서 이미 밝혔듯이 《내경內經》의 시대는 인류의 인식사認識史에서 직관이 종합보다 편중되어 있던 단계였다. 앞에서 열거한 실례로부터 또한 과학적인 수단의 한계로 인해 당시의 분석수준이 낮음을 알 수 있다. 신체해부와 체표에 나타난 증후의 인식 등은 모두 성글고 간단한 것이었고, 분석을 통해서는 결코 실천에 가치가 큰 지식을 얻을 수가 없었다. 유기체 표면에 나타난 것과 인체에 대한 성근 해부지식을 근거로 내용이 풍부하고 구조가 치밀한 장상경락이론을 도출해내고, 사진四診에서 변증논치에 이른 것에는 그 종합적인 개괄 활동이 분명 큰 역할을 했다. 그 의의도 분석활동보다 훨씬 중요하다. 물론 인체 기관과 각종의 표징분석에 대해서는 장상이론과 변증시치의 종합을 완성할 수 없지만, 《내경內經》에서 인체를 인식하는 중요점은 주로 그들 각 측면의 관계와 구조를 파악하고, 아울러 이로써 인체를 관리하거나 제어하는 효과에 이르는 데 있다. 이 때문에 《내경內經》의 이론은 종합의 위력을 충분히 드러낸다.

당연히 《내경內經》의 이론에서 낮은 수준의 분석은 종합을 제어했다. 왜냐하면 분석의 결과는 종합을 진행하는 시작점이고, 종합은 분석으로 획득한 성과를 기초로 진행하는 것이기 때문이다. 그러나 옛날 사람들은 당시에 분석이 제공할 수 있는 한정된 성과를 기초로 소박한 변증사유와 계통관념의 장점을 충분히 발휘하고, 최선의 노력을 다해서 감성직관으로 얻은 자료 사이의 상호관계를 발견하고 이용했다. 바꿔 말하면, 과학기술의 한계로 사람들이 분석을 통하여 사물을 더욱 깊이 이해할 수 없는 조건하에서, 실천적인 필요 때문에 자연스럽게 주의력을 각종 현상 사이의 전체 연관과 관계에 집중한 것이다. 이것이 사유 방법에서《내경內經》이 종합에 편중한 객관적인 원인의 하나다. 자발적으로 종합방법의 장점을 발휘해서 분석 방법의 부족한 점을 보충한 것, 이것이 고대 과학의 특징이자《내경內經》의 특징이다.

《내경內經》의 소박한 모형방법

모형방법은 쓰임이 아주 넓은, 중요한 인식방법이다. 20세기 이래로 복잡한 객체를 연구하고, 거대한 공정을 시행할 필요가 생겨났다. 또, 자연과학과 사회과학이 부단히 강화시킨 종합적 발전추세 및 대상의 전체적인 특성을 파악할 필요가 있었다. 이런 다양한 요인이 모형방법의 발전을 재촉했다. 그래서 현재는 '상사이론相似理論(유사한 것은 서로 통한다는 이론-역자)'이라는 새로운 분과가 생겨나서 모형방법의 이론 기초가 되었다.

모형방법의 논리적 기초는 유비이다. 모형인식법은 주로 모형과 원형의 유사점을 근거로 하여 모형에 대한 연구를 통해 원형의 속성과 법칙을 추측하는 것이다. 그러므로 유비추리가 없으면 모형방법도 있을 수 없다고 단언할 수 있다. 그러나 일종의 인식방법으로서 모형법은 단순한 유비에 비해 많은 내용을 포함한다. 현재 상사이론相似理論과 모형방법은 참신한 전문 과학의 하나가 되었다.

모형방법과 유비방법은 모두 세계물질의 통일성을 객관적인 기초로 여긴다. 레닌은 다음과 같이 말했다. "자연계의 통일성은 다양한 현상 영역에 관한 미분방정식의 '놀랄만한 유사성'에서 드러난다."(《레닌선집》제2권, 인민출판사人民出版社, 1972년, 295쪽) 세계의 이런 통일성은 설령 전혀 다른 사물과 현상 사이라 해도 어떤 측면에 상사성相似性이 있다면 동류同類, 동태同態 혹은 같은 구조로 드러난다. 이런 유사성이 우리가 인식 과정 중에서 모형을 만들어 이용할 수 있는 객관적인 물질적 근거다.

모형은 그 표현 형식을 기준으로 실물모형과 이론모형으로 나눌 수 있다. 실물모형은 사람들이 제조한 것일 수도 있고, 천연의 실물을 선택해서 모형으로 삼은 것일 수도 있다. 이론 모형은 개념의 형식으로 표현되는 것으로, 반드시 실물형식으로 바꿀 필요는 없다. 모형은 원형과 비교하면 모두 간략화된 것으로, 단지 어느 정도 특정한 측면에서만 원형과 유사할 뿐이다. 만약 완전히 다르거나 같다면 모형은 의미를 잃어버린다. 과학의 모형법을 운용함으로써 유비를 통해 도출해낸 결론의 진실성을 높일 수 있다. 어떠한 모형이라도 모형작용을 발휘할 때에는 모두 원형을 반영할 수 있는 기능을 가지고 있다. 이것은 인류의 인식활동의 중요한 수단이자 길이다.

중국의 소박한 모형법은 오랜 역사를 가지고 있다. 《묵자墨子·공수公輸》편에 따르면 묵자는 공수반과 성을 공격하는 기계와 성을 방어하는 기계를 겨룬 적이 있다. 공수반은 성을 공격하는 기계를 아홉 종류 내놓았고, 묵자는 방어용 기계 아홉 종류를 내놓았다. 대결 결과는 공수반의 패배였다. 두 사람이 공방연습을 진행할 때 사용한 것은 기계의 실물 모형이었다. 그 외에 중국철학사와 의학의 발전에 지대한 영향을 끼친 《역경易經》은 팔괘를 써서 세계 변화의 규율을 설명했다. 《역경易傳·계사繫辭》에서는 다음과 같이 말한다.

"성인이 천하의 오묘한 비밀을 보고, 그 모양을 본뜸에 그것과 비슷한 모습으로밖에 나타낼 수 없었다. 그래서 그것을 상象이라 한다. 성인이 천하의 움직임을 살펴 그 회통會通을 보아 전례를 행했다. 말을 이어 붙여 그 길흉을 단정했기에 이를 두고 효爻라고 한다. [聖人有以見天下之賾, 而擬諸其形容, 象其物宜, 是故謂之象. 聖人有以見天下之動, 而觀其會通, 以行其典禮. 繫辭焉, 以斷其吉凶, 是故謂之爻.]"

《역경易經》의 64괘와 384효는 옛사람이 자발적으로 모형방법을 사용해서 만든 세계의 반영이다. 그러므로 괘와 효는 인류의 역사에서 이른 시기에 출현했던 세계에 관한 부호모형이라고 말할 수 있다. 《내경內經》은 인체와 자연계를 인식하는 과정에서 고대의 소박한 모형방법을 채택했다. 《내경內經》에서 세운 주요 모형에는 네 가지가 있다.

 A. 인체의 국부적인 현상에 관한 천연실물모형

 B. 인체 전체에 대한 혼합 이론 모형

 C. 육음 병사의 혼합이론 모형

 D. 오행의 일반 체계 모형

여기서 이 네 종류의 모형을 간단히 분석해본다.

❶ 인체의 국부적인 현상에 관한 천연실물모형

 객관 세계에는 대개 유사성이 있기 때문에, 한 영역의 현상을 선택해서 또 다른 현상의 모형으로 삼을 수 있다. 앞에서 유비방법을 논할 때 열거한 몇 가지 예들은 모두 객관 사물을 골라서 신체의 한 측면을 본뜬 것으로 볼 수 있다. 이외에 이 책 제 6장에서 '사람은 천지와 함께한다.[人與天地相參]'는 사상을 소개할 때 짧은 경문을 일찍이 인용한 적이 있다. 이 경문은 하천이 풍風이나 한寒, 서暑 등의 작용을 만났을 때의 형태 변화로써 인체 경맥에서 기혈이 육음六淫이나 사기邪氣를 만나서 상할 때 나타나는 각종의 상황을 비유했다. 전자는 후자에 대한 전형적인 천연실물모형이다.

 하천에 대한 풍風, 한寒, 서暑의 작용으로 경맥 기혈의 이상 변화를 묘사한 것은 당연히 지극히 간단하고 소박한 방식이다. 그러나 그것은 어느 정도 인식 대상을 반영하고 재현했으니, 그것에 대한 관찰과 연구는 우리들에게 인식대상 즉, 경맥과 기혈운동의 규율에 관한 새로운 지식을 제공해 줄 수 있다. 때문에 그것이 지극히 간단하더라도, 그것이 모형으로서 작용했던 기능을 부인할 수는 없다. 내경에서는 하천 관찰을 통해 경맥 기혈의 운동을 이해하지만, 이것은 결코 인체의 생명운동과 하천의 운동이 같다는 뜻은 아니다. 단지 그들의 기능관계에서의 유사점을 이용하고, 유비의 방법을 통해 새로운 지식을 얻었을 뿐이다. 현재의 술어로 말하자면, 그들은 기능과 행위에 서로 관계가 있기 때문에 전자를 가지고 후자를 본뜰 수 있었을 뿐이다. 여기에서는 복잡한 생명운동 형식을 간단한 그 외의 운동형식으로 귀결하는 문제는 존재하지 않는다.

《내경內經》은 이러한 실물모형을 응용해서 인체를 연구했는데, 이는 체계론의 구체적인 표현 중 하나다. 왜 이렇게 말하는가? 체계론을 사용해서 인체를 연구하는 것의 전제는 인체의 전체적인 구조와 정상적인 생명활동을 파괴하지 않는 것이다. 이러한 실물모형에 의지하는 것은(원숭이, 개 등으로 그 전체 특성을 손상시키는 실험을 진행하는 것이 아니다) 해부로는 획득할 수 없는, 인체의 전체적인 규율을 찾아낼 수 있기 때문이다. 살아 움직이는 유기체의 경맥 기혈이 육음六淫, 사기邪氣의 자극에 대해 일으키는 반응은 해부방법으로는 직접 관찰할 수 없는 것이다. 《내경內經》에서는 '이표지리以表知里'[1]를 통해 알아내는 외에도 실물모형을 사용했는데, 이는 인체의 전체적인 특성을 알아낼 수 있는 또 하나의 길이다.

《내경內經》에서는 '인체와 천지가 서로 참여한다'는 사상하에 자연현상을 이용해서 인체를 모방한 실례가 적지 않다. 예컨대 앞에서 인용한《소문素問·음양응상대론陰陽應象大論》에서는 다음과 같이 말한다. "그러므로 맑은 양은 하늘이 되고, 탁한 음은 땅이 되며, 지기地氣는 위로 올라가 구름이 되고, 천기天氣는 아래로 내려와 비가 됩니다. 비는 지기地氣를 내고, 구름은 천기天氣를 냅니다. 그러므

---

[1] 겉으로써 속을 아는 것 – 역자

로 맑은 기는 상승하여 상부의 구멍으로 배출되고, 탁한 기는 하강하여 하부의 구멍으로 배출되며, 맑은 기는 주리腠理에 퍼지고 탁한 기는 오장으로 갑니다. 맑은 기는 사지四肢를 충실하게 하고, 탁한 기는 육부六腑를 거쳐 배출됩니다."[故淸陽爲天, 濁陰爲地, 地氣上爲雲, 天氣下爲雨, 雨出地氣, 雲出天氣. 故淸陽出上竅, 濁陰出下竅, 淸陽發腠理, 濁陰走五藏, 淸陽實四支, 濁陰歸六府.]

《내경內經》은 천지 사이에 있는 대기의 구름과 비가 승강하는 것이 인체 안에 있는 맑고 탁한 정기가 승강하는 것과 유사하다고 보았다. 따라서《내경內經》에서는 천지 사이의 구름과 비, 대기의 운동과정을 가지고 인체의 음양형기의 변화를 살피는 모형으로 삼았다. 앞에서 열거한 예를 통해《내경內經》이 이런 실물 모형을 빌어서 얻을 수 있는 것은 인체의 물질 재료에 관한 지식이 아니고, 인체의 구조와 행위 방식에 관한 모종의 특성을 이해하기 위한 것임을 알 수 있다. 때문에 원형과의 관계를 토대로 말하자면, 그것들은 구조기능모형에 속한다. 후대의 의사들은 '취류비상取類比象'[2] 또는 '취상비류取象比類'[3]를 말했는데, 그 실질은 이러한 소박한 모형방법이다.

❷ 이 책의 제 7장과 8장에서 이미 말한 장상경락학설과 육음六淫 개념은 인체와 외부의 병인에 관한 기능모형으로, 그들과 원형의 한 측면 즉, 기능은 서로 일치한다. 장상경락학설은 인체의 구조에 대해 언급하기 때문에 구조 기능 모형이라고 부를 수 있다. 그러나 인체구조에 대한 장상경락학설의 묘사는 대체로 기능으로부터 도출된 것이다. 따라서 구조에서 단지 원형과 같은 의의意義가 있을 뿐이다. 육음 개념은 근본적으로 병인의 구조 문제를 언급하지 않는다. 인체와 병인을 이루는 물질 실체라는 측면에 이르러서는, 그것들은 결코 상세히 탐구하지 않는다. 이러한 모형은 이론의 형식으로 표현되며, 일반적으로 물질의 형식으로 표현될 필요

---

2) 유類를 골라 선택해서 상象을 비유하는 것 – 역자
3) 상象을 골라 선택해서 유類를 비유하는 것 – 역자

가 없다. 때문에 이론 모형에 속한다.

그러나 앞의 소개에 근거하자면 장상경락학설은 동시에 해부학의 기초가 되며, 원형의 실체와 형상을 얼마간은 직접 묘사하고 있다. 육음 개념도 여섯 종류의 기후요소에 대하여 약간의 내용을 포함하고 있다. 때문에 우리는 그것을 혼합이론모형이라고 부른다. 이런 혼합이론모형의 본질과 특성에 대해 내경의 지은이는 알지 못한다. 두 개의 모형인 장상과 육음은 저절로 형성된 것이다.

❸ 오행에 대해서는 앞에서 이미 《내경内經》의 지은이가 생각하지 않았던 일체의 체계에 보편적으로 적용되는 구조모형임을 밝혔다.

모형방법의 각도에서 살펴보자면, 오행이라는 일반 체계모형의 형성은 다음과 같은 하나의 역사적인 과정을 거쳤을 수 있다. 처음에 사람들은 금金, 목木, 수水, 화火, 토土가 만물을 구성하는 다섯 종의 원초적인 재료라고 보았고, 아울러 그들 사이에는 상승상생의 관계가 있음을 발견했다. 후에 사람들은 그 사이의 이런 상승상생관계를 써서 자연계에 존재하는 수많은, 서로 번식[滋生]하고 억제[克制]하는 현상을 설명했다. 이때 다섯 가지 재료의 속성과 그들 사이의 관계는 일종의 천연실물모형의 작용이다. 다섯 가지 재료를 써서 설명하는 현상이 많아질수록 이런 모형의 보편적 의의는 한층 강해진다. 그 보편적인 의의가 일정한 정도로 높아졌을 때, 다섯 가지 재료의 속성과 그 상호관계는 추상되는 것이다.

더욱 많은 자연현상을 설명할 필요에 맞추기 위해 추상해낸 다섯 재료의 속성과 그 상호관계는 이미 다섯 재료의 본모습과는 많이 다르다. 이것이 곧 오행의 생生, 승勝, 승乘, 모侮의 이론이다. 이때에 이르러서야 구체적인 다섯 재료는 추상적인 오행이 되었으며, 천연의 실물모형은 인공적인 이론모형으로 바뀌게 된다. 그것은 어떤 한 종류 혹은 몇 종류의 구체적인 사물을 본뜬 모형은 아니고, 모든 체계의 내부구조와 그 기능속성을 본뜬 일반모형이다. 그것은 비록 어느 정도는 관념의 형식으로 금, 목, 수, 화, 토라는 오재五材의 특성을 여전히 지니고 있지만, 그 주요한 측면에서 보자면 오행은 이미 다섯 가지 일반적인 속성과 그 상호관계를 대표하는 부호가 되었다. 《내경內經》의 저자는 이를 기초로 오행이론모형을 더욱 가공하여 더욱 체계화했으며, 아울러 이런 모의 방법으로 천문과 기상, 특히 인체의 변화법칙을 탐구했다. 오행은 사람들이 인식과정 중에 천연실물모형에서 뽑아서 인공이론모형으로 발전시킨 것이며, 형상모형으로부터 부호모형에 이른 하나의 실례이다. 오행역사에 대한 연구는 이러한 인식 수단을 모형화하는 발전법칙을 탐구하는데 도움을 준다.

앞에서 말한 것으로부터 《내경內經》은 인체와 자연을 인식하는 중에 광범위하게 자발적으로 소박한 모형방법을 채택했음을 알 수 있다. 그러나 《내경內經》은 그 자신이 응용한 모의방법의 특징과 본질에 대해 도대체 이해하지 못했으며, 모형과 원형에 대한 각종 유비관계에 대해서도 전문적이고 과학적인 분석을 하지 못했다. 《내경內經》은 모형을 이해하지 못했으며, 특히 이론모형과 원형모형 사이에 어떤 차이가 있는지 알지 못했다. 또한 모형에 관한 지식을 토대로 원형을 알고자 할 때 모름지기 그들의 유사관계에 근거하여 일정한 규칙을 제정해야 함을 알지 못하고, 단지 실물모형을 근거로 원형을 인식할 수 있음을 모호하게 인식했을 뿐이다. 이것이 바로 인체를 직접 관찰하여 얻은 지식과 모형에 관한 지식이 나눌 수 없을 정도로 뒤섞여 한 덩어리가 된 원인 중 하나다.

보론 １

일본인에 의해 이루어진 중국 과학사 연구[1]

조남호

    일본의 중국 과학사 연구의 역사는 19세기부터 20세기에 걸친 시기에 걸쳐 약 백 년에 이른다. 그리고 그 사이 1930년대와 1970년대 두 번의 큰 연구의 방법 혹은 시점의 전환을 경험하였다. 이 논문에서는 개척기(약 1900년경에서 1930년경까지), 충실기(약 1930년경부터 1970년경까지), 현재(1970년 이후)로 구분하여 일본의 중국 과학사 연구의 추이를 추적해보고자 한다.

    이 논문을 쓴 목적은 두 가지다. 하나는 일본인에 의해서 이루어진 중국 과학사 연구 발전의 여러 측면을 요약하는 것이고, 또 하나는 일본의 중국과학사 연구의 골격을 이룬 여러 방법에 역사적 분석을 가하는 것이다. 연구 주제나 연구자를 전체적으로 소개하는 것은 이 논문이 의도하는 바가 아니다.

개척기의 연구

    일본에서 의학사 연구는 19세기 말경 일본의학의 역사적 해명을 제일의 목적으로 하고 그것에 부수해서 시작됐다. 그곳에 역사의 거대한 흐름이 심각하게 작용했던 것은 확실하다. 메이지明治 초년은 한방의학(중국으로부터 전해져 일본에서

---

1) 이 글은 가와하라 히데키川原秀城의 〈日本における中國科學史研究の動向〉《中國—社會と文化》7, 1995)이라는 글 중에서 의학 부분만 발췌한 것이다.

독자의 발전을 이룬 의술)으로부터 서양의 근대의학으로 의학의 패러다임이 크게 전환된 시기이다. 그 전환에 결정적인 영향을 미쳤던 것은 메이지明治 정부의 의료정책이다. 메이지 정부는 1874년 '의제醫制'를 발표하여, 서양의학만을 공인하는 체계를 도입하였고, 1883년 '의료개업시험규칙 및 의사면허 규칙'을 포고하여 한방의학이 존속할 길을 법적으로 끊어버렸다. 그 결과 한방의학은 후계자의 부재와 의학서적의 망실 등으로 급속히 쇠퇴하여 19세기 말경이 되면 거의 붕괴 상태가 되어있었다. 이리하여 그 자리에 서양의학이 독존하여 일본의 의료시스템이 성립한다. 그렇지만 같은 시기에 그 반동으로 일본의학이 소장변천한 자취를 쫓아 그 발전을 상세히 서술하고자 하는 움직임이 일어났다. 그 움직임을 대표하는 것이 후지카와 유富士川遊의 일본의학사 연구이다.

후지카와 유富士川遊(1865~1940)는 일본의학사 연구의 창시자로, 1865년 한 의사 가문에서 태어나 어릴 때부터 한방의학 수련을 쌓았다. 1881년 히로시마 의학교에 입학하여 서양의학을 배우고, 1890년부터 본격적으로 일본의학사 연구를 시작하여 그 후 정력을 기울여 연구에 종사한다. 1898~1900년 독일의 예나대학에 유학하여 내과 일반과 이학적 요법을 연구하는 한편, 유럽의 의학전문서를 탐독한다. 1904년에는 대표작인 《日本醫學史》를 저술한다. 중국의학에 관한 저술로는 《支那思想-科學(醫學)》 등이 있다.

후지카와 유富士川遊는 《日本醫學史》의 서론에서 스스로 채택한 '역사의학'의 연구방법을 간략하게 설명한다.

"의사학의 내용 가운데 가장 중요한 것은 의학적 지식의 역사이다. 즉, 그 취지는 학자가 건강체 혹은 병든 인체의 기능에 나아가 인식하는 사실과 그 경험 및 관찰에 의거한 의술상의 원칙을 과학적으로 연구하는 것이다. …… 의사학은 인류의 정신 발달사다. 때문에 유용한 원인적 관계를 보존하여 개개의 사실 및 발견을 수집하고, 연대를 추적하여 그것에 질서를 부여하는 것이다. …… 의사학의 핵심은 역사에서 각각의 사실을 당시의 사회 심상에 비추어 의학적 지식에 영향을 미친 것의 연구정신과 방법을 천명하는 데 있다. 국민 문화와 의학적 지식의 역사는 서로 뗄 수 없는 관계가 있다. 따라서 의학의 역사는 문화사의 일부분에 속한다. 그러므로 의사학을 연구하고자 한다면 먼저 문화사를 공부하지 않으면 안 된다."

후지카와 유에 의하면 의학사란 문화사의 일부분이고, 질병 및 그 요법에 관한 인류의 사상사이다. 이것은 문화사적 연구방법론의 탁견이다. 그렇지만 그곳에는 포젤(V. Foosel) 등 독일 의학사가의 깊은 영향이 있었다는 것도 잊어서는 안 될 것이다.

후지카와 유는 계속해서 자신의 문화사적 시점, 즉 '의학(학설)의 역사와 문화의 역사는 서로 떨어질 수 없음'을 근거로 하여 '의사학에서 시대의 구별도 또한 문화의 변천에 따르지 않을 수 없다'고 하고, 의학사에서 특별한 시대 구분을 설정하는 것에 반대한다. 사실 중국에서도 선진先秦·진한秦漢·후한後漢·수당隋唐·송宋·금金·원元·명明·청淸으로 시기를 나누어 일반적인 중국사가와 같이 시대 구분을 채택하고 있다. 또한 의학사의 연구대상을 좁게 제한할 수 없다고 주장하고, 의학사의 범위 혹은 내용을 ①의학적 지식의 역사, ②사회에서 의사의 지위의 역사, ③질병의 역사, 특히 국민병의 역사로 널리 정한다.

후지카와 유의 일본의학사로부터 약 30년 뒤 그 문화사적인 방법을 계승하면서 중국의학이 소장변천한 역사에 관한 연구를 심화시킨 사람은 요온인廖溫仁(1893~1936)이다.

요온인의 《支那中世醫學史》는 일본어로 쓴 최초의(1932년) 중국의학사이다. 이 책은 한당漢唐 및 송원宋元 의학의 개괄을 논술한 것이지만, 시대를 쫓아서 의학의 발전을 논한 것만은 아니다. 외국 의학의 수입이나 의사제도 의서목록, 계속해서 의학의 각 분야의 역사나 중국의 주된 질병의 역사에 관하여 장을 마련하여 논하고 있다. 그는 1917~21년에 도호쿠東北대학에서 의학을 배우고, 1922~30년에 교토京都대학에서 중국사 연구에 힘썼다. 그의 의료사 연구에는 쌍방의 영향이 있었음을 인정할 필요가 있다.

이 시기 중국 본초학사의 연구에는 생약학의 학설사로 나가노 만조中尾萬三의 《漢書藝文誌より本草衍義に至る本草書目の考察》,《支那思想－科學(本草の思想)》 등이 있고, 박물학 혹은 식물학의 학설사에 관하여 시라이 고타로白井光太郎 (1863~1932)의 《本草學論考》 등이 있다. 그의 저술로는 《頭注國譯本草綱目》(감수 및 교주)도 있다.

충실기의 연구

이 시기 중국 과학사 연구는 주로 교토京都대학 인문과학연구소의 과학사 연구반(반장 야부치 기요시藪內淸)에 모여든 과학사가들을 중심으로 전개되었다. 일본에서 중국과학사 연구의 수준을 한 번에 비약시켜 아카데미화를 적극적으로 추진한 제일의 공로자는 야부치 기요시다.

야부치 기요시藪內淸(1906~2000)는 과학사가로, 1929년 교토京都대학 우주물리학과를 졸업하고 1935년 도앙문화학원 교토京都연구소(후의 교토京都대학 인문과학연구소)의 연구원, 1967년 인문과학연구소소장을 역임했으며, 1972년 미국 과학사협회로부터 과학사가의 최고 영예인 사턴(Sarton)메달을 받았다. 저작이 많다.

중국천문학에 관한 저술로는 《支那の天文學》,《隋唐曆法史の硏究》,《漢書律曆誌の硏究》(能田忠亮과 공저),《中國の天文曆法》이 있고, 중국 수학사에 관한 저술로는 《支那數學史槪說》,《中國の數學》이 있다. 중국의 과학문명을 총체적으로 논한 저술로는 《中國古代の科學》,《中國の科學文明》,《中國文明の形成》,《科學史からみた中國文明》,《天工開物の硏究》,《中國古代科學技術史の硏究》,《中國中世

科學技術史の硏究》,《宋元時代の科學技術史》,《明淸時代の科學技術史》가 있다.

대체로 과학사 연구에 종사하는 자는 어느 정도의 자연과학 지식과 방법을 기초 능력으로 익혀둘 필요가 있다. 하지만 당시 이상으로 진지하게 자연과학 연구의 중요성을 인식하고 질적 향상을 도모하는 시기는 없다. 어디까지나 자신이 도달한 자연과학의 지식수준이 그대로 과학사 연구의 질을 규정한다. 또한 연구자 가운데 에도江戶시대 고증학의 영향을 받은 사람이 있고, 오랜 기간 동안 중국에 체재한 경험을 가진 사람이 많다는 점도 이 시기 중국과학사 연구의 특징으로 꼽을 수 있다. 의학사의 오카니시 타메토岡西爲人도 이러한 연구자 중 한 사람이다.

오카니시 타메토岡西爲人(1898~1973)는 중국의학사가로, 1915년에 중국으로 건너가 1919년 남만南滿의학당(만주의과대학의 전신)을 졸업했다. 1924년 남만南滿의학당 조수(약리학)가 되었고, 1930년 만주의과대학 중국의학 연구실로 옮겼다. 이후 중국의학과 본초 연구에 전념한다. 1948년 일본으로 돌아와 시오노기鹽野義제약에 입사했고, 1950년 교토京都대학 인문과학 연구소 과학사 연구반의 반원이 되었다. 대표적인 연구서로는《宋以前醫籍考》(中文),《重輯新修本草》,《中國醫書本草考》,《本草槪說》등이 있다.

오카니시 타메토의 의약학사에 영향을 준 연구는 크게 세 가지 분야라고 말해도 좋다. 첫째는 중국 의약서의 서지학적 연구이다. 이 연구는 1930년경 구로다 겐지 黑田源次(1886~1957)의 지도로 만주의과대학이 소장한 의적醫籍을 정리한 바에 단서를 두고 있고, 그가 가장 정력을 기울였던 것이다. 말할 것도 없이 서지학 또는 목록학은 학문 중에서 가장 중요한 것이지만, 서적마다 고금의 모두 해제와 각 간행본의 서발序跋을 수집하고, 그것을 장르별로 정리하고, 시대순으로 배열해야 하기에 번거로운 작업이다. 이러한 이유로 이 분야에 손을 댄 사람이 적었고, 바꿔 말하면 오카니시 타메토의 연구가 중국의약학사 연구에 도움이 되었다. 오카니시 타메토의 서지학에는 에도江戶 말기의 한방의사 다키 모토타네多紀元胤(1789~

1827)의《醫籍考》(1831)가 영향을 끼쳤다고 한다.《宋以前醫籍考》와《中國醫書本草考》가 그 중요한 성과이다.

둘째는 당唐나라 때의《신수본초新修本草》(659년 소경蘇敬등이 황제의 명을 받들어 찬한 책)의 본원이다. 그는 이것에 관하여 이렇게 말하고 있다.

"대저 고대의 약물을 연구하기 위해서 가능한 옛날 본초의 올바른 자태를 재현하려 하는 것은 당연하다. 이 점에서 볼 때 특히《신수본초新修本草》를 중시해야 한다. …… 1940년 3월 그(복원) 작업을 시작했다. 우선 처음으로《천금익방千金翼方》및《本草和名》을 참고하고 고초古鈔의 양식을 모방하여 전 20권의 목록을 작성했다. 다음으로 권2·3의 서열은 돈황본敦煌本《집주본초集注本草 서록序錄》을 해당시키고, 권4 이하의 각론은 큰 글자는《천금익방千金翼方》, 작은 글자는《대관본초大觀本草》를 저본으로 삼았다. 이것을 고초본古鈔本, 돈황본敦煌本《집주본초集注本草》,《신수본초新修本草》,《천금익방千金翼方》,《의심방醫心方》,《정화본초政和本草》등 여러 판본으로 교감하고 1944년에 그 작업을 마쳤다."(《中國醫書本草考》의 서문)

《重輯新修本草》는 자필 원고의 영인본이지만, 그것이 위에 기록한 중집重輯의 결과이다. 오카니시 타메토는《重輯新修本草》를 완성할 때에 에도江戶 말기 한방의사 모리 다테유키森立之(1807~1885)에 의한《신농본초경집주神農本草經集注》복원 연구(1850년경)의 영향을 강하게 받았다고 한다.

셋째로는 의약학의 성립과 전개에 관한 학설사적 연구이다. 본초학의 통사에는《本草槪說》이 있다. 오카니시 타메토의 본초학사의 연구는 본초서 분석에 약간 치우쳐 어느 정도 서지학적이다. 이것은 그의 과학사적 연구의 기초가 서적의 문헌 해석이라는 점을 잘 나타낸다. 그렇지만 이것으로 그가 약학상의 검토를 소홀히 하고 있다고 단정해서는 안 된다. 오카니시 타메토는 본초서에 기록되어 있는 약성·약효나 채취·배제법을 말할 뿐만 아니라, 각 품물의 동정同定에 관해서까지

자연과학자 특유의 엄격한 시점을 가지고 전체적으로 철저하게 분석·고찰하고 있다. 그것이 그의 본초학사 연구가 가지는 또 하나의 특징을 이룬다. 그의 신중에 신중을 기한 확실한 약학상의 처리에도 칭찬을 아낄 수 없다.

같은 시기 중국의 본초학과 그 역사를 연구했던 사람으로는 渡邊幸三(1905~1985)과 기타무라 시로北村四郎(1906~2002)가 있다. 渡邊幸三은 본초를 문헌학적으로 연구하고, 기타무라 시로는 본초를 식물학의 관점으로부터 연구했다. 저서에는 《本草書の硏究》(渡邊幸三), 《本草の植物》(北村四郎), 《植物文化史》(北村四郎) 등이 있다. 두 사람은 모두 야부치 기요시가 주재했던 과학사연구반의 반원이다. 또한 중국의학과 그 역사를 강독했던 연구자에는 오오츠카 케이세츠大塚敬節(1900~1980)가 있다. 그는 동양전통의학의 역사를 주제로 하여 《東洋醫學史》를 저술했다. 그 책은 한방의학으로 진료에 종사하는 임상의의 시각에서 한방의학의 변천사를 시대별로 말한 것이다. 전편에서는 중국의학사, 후편에서는 일본의학사에 관하여 언급한다. 당시 후지카와 유富士川遊의 학풍을 계승하면서 일본의 의약학사를 연구했던 사람도 적지 않다. 오가와 데이쥬小川鼎三(1901~84), 시미즈 토타로淸水藤太郎(1886~1976), 다카하시 신타로高橋眞太郎(1909~1970)등이 그런 사람이다. 그들은 일본의학사의 통사를 편찬할 때에 그 배경을 이룬 중국의약사 분석에도 상당한 노력을 들였다.

의약학사에서는 그 외에 미키 사카에三木榮(1903~1992)[2]와 야마다 겐타로山田憲太郎(1907~1983)의 연구도 빼놓을 수 없다. 미키 사카에의 전문연구분야는 조선의학사이지만, 그 역사를 구축하는 경우에는 중국의학도 언급했다. 저서로는 《朝鮮醫學史及疾病史》, 《朝鮮醫書誌》가 있으며, 돈황敦煌 의서 연구에도 손을 댔다(〈西域出土醫藥關係總合解說目錄〉《東洋學報》47, 1958).

---

[2] 三木榮의 생애와 저술에 관해서는 김호, 〈의사학자 三木榮의 생애와 朝鮮醫學史及疾病史〉, 《의사학》 27, 2005 참조.

야마다 겐타로山田憲太郎의 향료사 연구도 독특하다. 대표적인 저작으로는《東亞香料史》,《東亞香料史研究》가 있다.

현재의 연구

현재란 과거의 유산을 계승하여 효과적으로 활용하고, 진보·발전시킬 수 있는 시기이다.

야마다 게이지山田慶兒(1932~)는 1955년 교토京都대학 우주물리학과를 졸업하고, 1959년 동 대학원 문학연구과(서양사)를 수료했으며, 1970년 경도대학 인문과학 연구소 조교수, 1989년 국제 일본문화 연구센터 교수를 역임했다.

과학의 사상사·사회사에 관한 저서로는《混沌の海－中國科學的思考の構造》,《朱子の自然學》,《授時曆の道》가 있고, 의학사에 관한 저술로는 "The Formation of the Huang-ti Nei-ching"(ACTA ASIATICA No. 36, 1979),《夜鳴く鳥－醫學·呪術·傳說》등이 있다. 편저로는《中國の科學と科學者》,《新發見中國科學史資料の研究》,《中國古代科學史論》,《中國古代科學史論續編》(田中淡과 공역)[3]이 있다.

야마다 게이지의 중국의학사 연구는 독특하다. 그는 중국의 의학 고전은 전대前代의 문헌을 그대로 인용하고, 과거의 성과를 자신이 섭취하면서 새로운 지식을 거기에 부가한다고 말한다. 말하자면 눈사람 만들기 식의 편집방법으로 만들어졌다는 것이다. 그 때문에 중국의학사는 책 가운데 전대의 인용문으로부터 시작하는 것이 많고, 전대의 인용문이 차지하는 비율이 높다. 그러한 서술법은 전대의 지식을 확실하게 후대로 전하는 것이 가능하지만, 반면 중대한 결함 혹은 심한 단점이

---

[3] 그 밖에 山田慶兒篇,《物のイメジ－本草と博物學への招待》, 朝日新聞社, 1994(역자주).

있다. 의학 이론의 계보나 상호관계가 명확하지 않고 모호하다는 점이다. 그 결과 당唐 이전의 의학서는 성립 연대와 전승 과정이 명확하지 않고, 어떤 부분이 어떤 시대의 기술을 반영하는지 등 확실하지 않는 바도 많다. 또한 중국의학의 형성과 직접 관계가 있는 삼국시대 이전의 의경에 관해서는 그 경향이 한층 심하여 양상이 더욱 불명료하다. 야마다 게이지는 매우 중요하지만 지금까지 혼미하던, 중국의학의 형성이라는 문제에 대해서 전인미답의 연구를 전개하고 있다. 그를 의학의 학설사적 연구에 끌어들인 직접 계기는 마왕퇴馬王堆 의서醫書 발견의 충격이다. 야마다 게이지는 이렇게 말한다.

"중국의학의 기원은 지금까지 불분명했다. 한漢 이전에 저술된 의학서 혹은 의학에 관한 문헌이 하나도 없었기 때문이다. …… 《황제내경黃帝內經》(중국 최고의 의학서)은 일종의 논문집으로, 오랜 시간에 걸쳐 많은 저자가 썼으며 많은 논문이 수록되어 있다. 그렇기 때문에 논문의 집필연대가 알려지면 기원을 가장 확실히 밝힐 수 있지만, 연대가 알려지지 않았어도 집필 전후의 관계만 알려지면, 어떤 단계에 도달한 이후의 발전과정을 찾는 것이 가능하다. 그렇지만 어느 것이 가장 옛날에 속한 논문인가를 말해주는 객관적인 단서가 없다. 그러한 상황을 타파한 것이 1973년 말에 장사長沙의 마왕퇴馬王堆 한묘漢墓에서 출토된 일련의 의서(마왕퇴馬王堆 의서)이다. …… 이 의서의 발견은 아주 어두운 집의 벽에 갑자기 뚫린 작은 창으로 들어온 빛에 비유할 수 있다. 직접 쏟아져 들어온 것은 작은 빛의 묶음에 지나지 않지만, 눈에 익으면 집에 흩어져 있던 것이 점점 보이고, 간신히 정리할 수 있게 된다. 그와 같이 마왕퇴 의서의 빛 덕택에 중국의학의 기원이 약간 보인 것이다."(〈傳統醫學의 歷史와 理論〉《東洋醫學入門》讀賣新聞社, 1990)

야마다 게이지는 마왕퇴 의서와 《황제내경태소黃帝內經太素》의 비교검토를 연구의 중심방법으로 택하여 스스로 중국의학의 형성사를 구축하고 있다. 《황제내경태소黃帝內經太素》와 비교했던 것은 그 권의 구성이 의학이론의 체계적 구조를 명시하고, 문장이 한漢나라 때의 원형을 비교적 잘 유지하고 있기 때문이다.

야마다 게이지의 연구 성과는 '가설'로 제시된 것이기 때문에 불안정한 바도 없지 않지만, 그 학설의 개략을 적어보면 다음과 같다.

1. 전국시대 말기 처음으로 침요법이 성립한다. 그 기술혁신은 뜸요법이 달성한 기술적 이론적 기초 속에 폄석요법의 기술을 도입한 데에 있다.

2. 한漢나라 때가 되면 침요법을 기치로 내세운 의사 집단이 학파를 형성한다. 전한 말부터 후한 초에 걸쳐 중국 의학계의 기초를 수립한다.

3. 의학기초이론 성립 후 약물학이 성립한다.

4. 후한 말경 장중경張仲景은 약물요법에 의한 임상의학을 체계화하여《상한잡병론傷寒雜病論》을 저술하였다.

야마다 게이지山田慶兒는 지금까지 불분명했던 중국의학의 기원 혹은 형성사에 이성의 빛을 들이대어 연구가 진보할 수 있는 길을 보이고, 그 조감도를 제시했다. 새로운 연구의 방향을 지시하였다는 의미에서 그 연구를 높이 평가할 수 있을 것이다.

중국의학의 사상적 연구에 관해서는 무라카미 요시미村上嘉實(1906~)의 논고를 최초로 들지 않으면 안 된다. 무라카미 요시미는 도가사상, 특히《포박자抱朴子》에 관한 일본의 대표적인 연구자이다.《六朝思想史の研究》등 순수한 사상사 연구서도 많다. 무라카미 요시미가 최근 적극적으로 추구하는 주제는 중국의학과 도교, 혹은 도가사상의 관계이다. 논문에는〈漢墓新發見の醫書と抱朴子〉《東方學報》京都 53, 1981),〈《黃帝內經太素》と 道家思想〉《東方宗敎》71, 1988)〈《黃帝內經太素》の醫學思想〉《中國古代科學史論》, 1989) 등이 있다. 의서에도 정통한 사상사가의 논고로, 사상사 분석이 뛰어남을 읽을 수 있다. 같은 시점을 가진 논고에는 요시모토 쇼지吉元昭治(1927~)의〈道敎の中國醫學〉《道敎2》, 1983) 등이 있다.

기의 사상과의 관계에 중점을 둔 의학을 논한 연구도 많다. 가노 요시미츠加納喜光(1940~)의《中國醫學の誕生》, 이시다 히데미石田秀實(1950~)의《氣·流れる身體》[4] 등이 그것이다. 음양오행설의 전개를 해명하는 중요한 관건의 하나가 의서 가운데 있는 것과 통하게 되어 의학사상을 분석하고 있는 林克의《〈黃帝內經〉における陰陽說から陰陽五行說へ變容》(《大東文化大學漢學會誌》30, 1991)도 신선한 주제를 제공하고 있다. 林克에게는《難經校釋》(남경중의학원편)의 번역도 있다. 다카하시 코우세이高橋晄正(1918~)의《漢方の認識》도 독특하다. 중국의학 기초이론(음양설이나 오행설 등)의 형성과 전개를 논하면서 모두 계량진단학—다차원공간에서의 통계이론으로 중국의학의 진단정보나 진단논리 등의 객관성을 분석하고 있다. 그 밖에 마루야마 도시아키丸山敏秋(1953~)《黃帝內經と中國古代醫學》등이 있다.

사카데 요시노부坂出祥伸(1934~)도 독자의 영역을 개척하여 시사가 풍부한 뛰어난 논고를 많이 발표하고 있다. 저서에는《中國近代の思想と科學》,《中國古代養生思想の總合的研究》(편),《中國養生叢書》7집(감수) 등이 있다.《中國近代の思想と科學》은 중국 근대 지식인의 사상적 작업과 그 궤적을 해석한 것이지만, 당시의 과학자들이 사용하던 전기·과학용어의 정착과정, 과학교육 등의 분석을 통해서 그들이 서양과학을 어떻게 받아들였는지를 고찰하고 있다.《中國古代養生思想の總合的研究》는 중국의 예방의학 또는 양생사상에 관한 논문집이다. 종래에 절대 중시하지 않았던 양생설이나 양생술에 초점을 두어 사상사에서 그 중요성을 명확히 하고 있다.《中國養生叢書》는 명청明淸시대의 양생서를 영인본각한 것이다. 사카데 요시노부의 연구는 상세한 고증에도 뛰어나지만, 오히려 새로운 연구영역을 열어 연구가 나아갈 방향을 지시했던 바에 최대의 가치가 있다고 할 수 있을 것이다.

---

[4] 그 밖에《こころとからだ—中國古代における身體の思想》, 中國書店, 1995.《中國醫學思想史: もう一つの醫學》, 동경대출판회, 2005(역자주).

고양기

중국의학사에 관한 연구는 충실기에 이루어진 고도의 분석을 계승하면서 새로운 발전을 취하여, 현재 다시 고양기를 맞아들이고 있다. 야마다 게이지山田慶兒를 시작으로 하여 미야시타 사부로宮下三郎, 아카호리 아키라赤堀昭, 사쿠라이 겐스케櫻井謙介, 고소토 히로시小曾戶洋 등의 연구가 그것이다.

미야시타 사부로宮下三郎(1930~)는 渡邊幸三의 학설을 계승한다. 대표적인 저작에는 〈宋元の醫療〉(《宋元時代の科學技術史》), 《中國醫學史講義》(역), 〈本草から見た五臟六腑〉(《漢方研究》, 1979) 등이 있다. 미야시타 사부로의 연구는 광범하다. 〈本草から見た五臟六腑〉는 본초서 분석을 통하여 중국인에 의한 동물의 오장 관찰이 경험적이었다는 것을 논증하고 있다. 〈宋元の醫療〉는 제도에 착안하여, 송원의 관료제도가 의료의 발전을 재촉하였다는 것을 명확히 하고 있다.

아카호리 아키라赤堀昭(1927~)는 오카니시 타메토의 학설을 계승한다. 아카호리 아키라의 대표 저작에는 〈新出土資料よる中國醫藥古典の見直し〉(《漢方の臨床》25, 1978), 〈神農本草經に記載された藥效〉(《日本醫史學雜誌》241, 1978), 〈五十二病方〉(야마다 게이지와 공역, 《新發見中國科學史資料の研究》, 1985), 〈治法をめぐる問題〉(《新發見中國科學史資料の研究》, 1985) 등이 있다. 아카호리 아키라는 신출토자료(마왕퇴馬王堆 의서醫書나 무위武威 의간醫簡)와 의경의 비교연구를 통하여 종래 혼미한 중국 의학의 성립사를 재구성하고 있다. 〈新出土資料よる中國醫藥古典の見直し〉은 《황제내경소문黃帝內經素問》의 성립시기를 전한 중기 이후, 《신농본초神農本草》·《명의별록名醫別錄》의 성립시기를 후한 중기 이후라고 추정한다. 〈神農本草經に記載された藥效〉는 무위武威의 처방이 본초서에 기재된 약효를 근거로 하여 구성되었다는 것을 논증한다. 〈治法をめぐる問題〉는 한대漢代에 널리 사용된 뒤 맥이 끊긴, 생약의 분말화법粉末化法—야법冶法을 취하여 그 내용을 분석하고 있다.

아카호리 아키라의 영향을 받은 의학사의 연구를 전개하고 있는 사람으로는 사쿠라이 겐스케櫻井謙介(1937~)가 있다. 아카호리 아키라와 같이 의약학 분석이 정확하기로 정평이 있다. 대표적인 저작은 〈新出土醫藥關係文物について〉(《新發見中國科學史資料の硏究》, 1985), 〈《黃帝內經素問》王氷注にされた五臟像について〉(《漢方の臨床》, 1991) 등이 있다. 〈《黃帝內經素問》王氷注にされた五臟像について〉는 왕빙주王氷注의 분석으로부터 당唐나라 때에 인체해부가 행하여졌다는 것을 논증하고 있다.

중국 의학사에 관한 고소토 히로시小曾戶洋(1950~)의 연구에는 《東洋醫學善本叢書》8권(감수), 〈小品方序說〉(《日本醫史學雜誌》32, 1986), 《和刻漢籍醫書集成》16輯(마야나기 마코토眞柳誠와 공편) 등이 있다. 고소토 히로시의 연구는 서지학적이다. 자료로서 가치가 높은 송宋 이전의 고문헌(선본)을 발굴·영인하고, 기초 자료를 하나씩 착실히 정비하는 데에 최대의 성과를 거두고 있다. 그중에서도 국보國寶, 인화사본仁和寺本《황제내경태소黃帝內經太素》의 리프린트본《東洋醫學善本叢書》)은 당 이전의 의학사를 재구성하는 데 불가결한 자료를 제공하고 있다. 또한 〈小品方序說〉은 종래 잃어버린 책으로 되어 있던 《소품방小品方》 제1권의 남은 권을 발견하고, 그 내용 등을 소개하고 있다. 뛰어난 연구이다. 서지학적 분야에서는 고소토 히로시 이외에도 마야나기 마코토眞柳誠(1950~)나 篠原孝市(1951~)등이 뛰어난 연구를 하고 있다.

특히 눈을 끄는 중국 의학사의 연구에는 그 밖에 이시하라 아키라石原明(1933~)의 《漢方-中國醫學の精華》, 마루야마 마사오丸山昌朗의 《鍼灸醫學と古典の硏究》, 藤木俊朗의 《素問醫學の世界》Ⅰ·Ⅱ, 오오츠카 야스오大塚恭南의 《東洋醫學入門》, 石山昱夫 등의 《洗冤集錄·洗冤錄詳義》(감수 번역) 등이 있다.

중국의 본초학이나 본초학사에 관해서도 참신한 시점에 의한 분석이 시도되고

있다. 생물학사로 본초학의 변천을 파악하는 모리무라 켄이치森村謙一(1934~)의 연구가 그것이다. 주요한 논고로는 〈本草綱目の植物記載〉(《明淸時代の科學技術史》, 1970) 〈歷代總合本草書における植物新入品目の考察〉(《中國の科學と科學者》, 1978) 등이 있다. 〈本草綱目の植物記載〉는 《본초강목本草綱目》의 식물품목의 분류법이 근대식물학의 수준에 꽤 접근하고 있다는 것을 언급한다. 〈歷代總合本草書における植物新入品目の考察〉은 《증류본초證類本草》로부터 《본초강목本草綱目》으로 시대가 내려갈수록 본초성의 박물학적인 성격이 강해지고 있다는 것을 지적하고 있다.

서양의 중국의학사 정리

파울 운슐트(Paul U. Unschuld)의 중국의학사 연구가 있다.

파울 운슐트는 1943년 출생하여 독일 중국 일본 미국에서 한의학을 연구하고 국제 아시아 전통의학 연구회 회장(1984~1990), 뮌헨대학 교수, 의학연구소 소장을 지냈다. 주요 논저는 다음과 같다.

① 《Medical Etics in Imperial China》, UNIV .OF CALIFONIA PRESS, 1979. 의료윤리학 소개.

② 《Medicine in Chinna-A History of Ideas》, UNIV .OF CALIFONIA PRESS, 1985. 중국의학사 정리와 경전 해석.

③ 《Medicine in China-A History of Pharmaceutics》, UNIV. OF CALIFONIA PRESS, 1986. 본초서 번역.

④ 《Medicine in China-NAN CHING》, UNIV. OF CALIFONIA PRESS, 1986. 《난경難經》 번역.

⑤ 《Introductory Readings in Classical Chinese Medicine》, Kluwer Academic Publishers, 1988. 중요 경전에 대한 해석과 사전 소개.

⑥ 《Forgotten Traditions of Ancient Chinese Medicine》, Paradigm Pubiccations, 1990. 서대춘徐大椿의 《의학원류론醫學源流論》 번역.

보론 2

한의철학의 연구개황
— 소개와 검토 —

정우진

들어가며

흔히 간과하는 사실이 있다. 그것은 '서양의학이 들어오지 않았다면 한의라는 단어도 없었을 것이고, 마찬가지로 근대 서양의학체계가 세계적으로 지배적인 위치를 차지하지 못했다면 전통의학이라는 단어도 존재하지 않았을 것'[1]이란 점이다. 이 사실은 한의학이 철학적 반성 위에서 재구성되었을 가능성을 함축한다. 대상에 대한 반성적 사유는 철학의 본질적 특성이다! 그러나 현재 한의학이라고 불리는, 생리와 병리에 관한 이론을 철학이라고 불러서는 안 된다. 철학적 동기에서 시작되었다고 해도, 거기에는 한의학을 넘어서는 관점이 없기 때문이다. 한의학에 관한 철학적 연구인 한의철학은 한의학의 정체성을 물어야 한다. '한의학은 무엇인가?'라는 질문이야말로 한의철학적인 질문이다.

그런데 한의학에게는 똑같은 분야를 다루면서도 보다 더 인기 있는 다른 이론체계 즉, 현대의학이라는 상대가 있다. 때문에 '한의학은 무엇인가?'라는 질문은 '비교할 의학체계가 생기자 자신의 의학체계가 어떻게 다른지 생각하게 되었다'[2]고

---

1) 廖育群 저/홍혜율 역(2006), 17쪽.
2) 廖育群 저/홍혜율 역(2006), 17쪽.

할 때 제기될 법한 '한의학은 어떻게 다른가?'로 바뀌게 된다. 물론 그것은 피상적인 다름이 아닌, 본질적인 다름에 관한 질문이다. 때문에 우리는 '본질적인 층위에서 한의학은 어떻게 다른가?'라는 질문에 답한 논의체계를 한의철학이라고 부를 수 있다.

그렇지만 이런 규정을 따를 때, 현재 한의철학이라는 평가를 받을 수 있는 독립연구물은 극히 드물다. 이 글에서는 포커트(Manfred Porkert)의 논의를 한의철학의 범주 안에서 검토할 예정이다. 이 분야에 관한 포커트의 주저는 《The Theoretical Foundations of Chinese Medicine》(1974)이다. 이 책은 MIT East Asian Science Series에 속한다. 그리고 이 시리즈의 전체편집자는 의사학자인 네이선 시빈(Nathan Sivin)이다. 추정컨대 편집자와 저자의 머릿속에서 이 책은 틀림없이 역사적 고찰의 결과물일 것이다. 그리고 이 글에서 한의철학의 범주 안에서 언급하게 될 또 한 명의 인물인 운슐트(Paul U. Unschuld)도 자신을 의사학자로 생각할 것이다.

한의학에 관한 연구 분야에서 철학적 연구가 드문 가장 큰 원인은 철학적 접근방법이 어렵다는 데에 있다. 철학의 시야는 끊임없이 변하는 현상의 배후를 겨냥한다. 그런데 그것은 한의학을 넘어서는 관점으로만 잡아낼 수 있다. 더군다나 한의철학자는 타인과 자신의 차이점이라는 질문을 염두에 두고 있어야 한다. 한의철학을 넘어서는 관점과 동서양의 차이점에 대한 인식은 한의철학이 동서비교철학으로서의 측면을 지니고 있다는 사실을 상기시킨다. 그렇다면 한의철학자는 동서비교철학의 관점으로 한의학이라는 재료를 정리해야 한다는, 실현되기 어려운 결론에 도달한다.

그러나 '한의철학을 함'이나 '한의철학자가 됨'의 어려움과 달리 한의철학적 사유의 흔적을 발견하는 것은 어려운 일이 아니다. 한의학자가 동서비교철학 혹은 동양사상의 전문적인 논의를 인용할 수도 있고, 의사학자가 철학적 관점을 사적 고찰의 배후에 가정할 수도 있기 때문이다. 우리는 한의철학의 탐색을 위한 시선을 개별 연구물의 타이틀에서 안쪽으로 옮김으로써 한의철학의 연구를 찾아낼 수 있을 것이다.

시선을 옮기기 전에 한의철학을 판단하기 위한 기준을 확인해둘 필요가 있다. 이 글에서는 다음 기준을 한의철학의 판단기준이자 분류기준으로 가정할 것이다.

①한의학적인 사유특성을 토대로 한 연구
②구체적인 사상적 기반을 토대로 한 연구

본론에 들어가기 전에 이해를 구해두어야 할 점이 두 가지 있다. 먼저 이 글에서는 다양한 시선을 취했던 기존의 한의철학 연구를 하나의 기준으로 평가하지 않을 것이다. 어떤 시선이든 그 바탕에는 그런 시선을 취하게 된 배경이 있기 마련이다. 예를 들면 상관적 사유를 한의학의 배후로 설정한 맥락은 황로黃老를 한의학의 배후에 설정한 맥락과 다르다. 즉, 상관적 사유는 한의학적 사유방식의 특성을 밝히는 것이 목적일 것이다. 때문에 상관적 사유를 토대로 한 한의철학을 평가하기 위해서는 상관적 사유가 한의학적인 사유방식을 제대로 드러냈는지를 검토해야 한다. 이에 반해 한의학이 황로黃老의 토대 위에서 성립했음을 주장하는 연구를 평가할 때는 그것이 한의학의 유래를 잘 밝혀냈는지를 기준으로 삼아야 할 것이다.

둘째, 이 글에서 연구자는 한의철학을 둘로 나눌 것이다. 오랫동안 누적적으로 발전해온 한의학에는 다양한 시대적 산물이 병존한다. 그런 시대적 산물 중 어떤 것은 한의학의 본질을 이루지만, 어떤 것은 그렇지 않다. 그런데 기존의 한의학에 관한 메타 연구 분야에서는 주변요인에 대한 연구를 뭉뚱그려서 한의철학이라 함으로써 한의철학 본연의 연구가 간과되거나 왜곡되는 경향이 있어왔다. 특히 주변을 전체인 것처럼 확대해석하는 경우에 그런 현상이 강한데, 한국에서는 의역학醫易學연구가 그런 차폐遮蔽의 부작용과 왜곡을 생산해왔다.

물론 한의철학은 한의학의 주변 혹은 금金·원대元代의 한의학이나 한국한의학 또는《동의보감東醫寶鑑》이나《동의수세보원東醫壽世保元》과 같은 다양한 한의학의 특수성을 철학적 시선으로 검토할 수 있다. 예를 들어《동의수세보원東醫壽世保元》의 성리性情관을 성리학의 토대 위에서 해석하는 것이 가능하고, 이는 또한 마땅히 수행되어야 할 과제다. 그러나 현재처럼 한의학의 일부분에 대한 확대해석의 부작용이 문제가 되는 상황에서는 그런 특수한 한의학에 대한 철학적 연구는 한의학 일반을 연구하는 한의철학과 구분해야 한다. 따라서 연구자는 다음 규정을 한의철학임을 판단하는 기준으로서가 아니라 한의철학의 분류기준으로 제안한다.

③한의철학은 한의학의 본질을 연구하는 '한의철학1'과 특수한 한의학의 특수성을 연구대상으로 삼는 '한의철학2'로 나뉜다.

이 논문에서 검토할 내용은 '한의철학1'과 '한의철학2'를 포괄한다. 송대宋代 한의학과 금金・원대元代 한의학에 대한 연구를 제한다면 '한의철학1'과 '한의철학2'는 대체로 동아시아한의학과 한국한의학이라는 분류에 부합한다.[3] 그것을 이 글에서 다룰 연구에 적용하면 다음과 같은 도표를 얻을 수 있다.

표1

한의철학	
한의철학1	한의철학2
상관적 사유를 토대로 한 운슐트와 포커트의 연구, 시스템론을 토대로 한 중국의 연구, 양생養生과 황로黃老를 기반으로 한 연구	의역학, 유가와 도가사상을 기반으로 한 연구

이 글에서는 '한의철학1'을 주로 검토하고, '한의철학2'는 대표적인 연구를 소개하는 데 그칠 것이다. 이유는 두 가지다. 먼저 앞에서 말한 것처럼 '한의철학2'의 대

---

[3] 이런 관점의 전제는 한漢나라 때《황제내경黃帝內經》,《상한론傷寒論》,《신농본초경神農本草經》,《난경難經》의 성립으로 한의학의 정체성이 갖추어졌고, 이후의 한의학에서 보이는 변형은 한의학의 본류를 이루지 못한다는 생각이다. 이 생각에 대한 이견은 예상할 수 있지만, 상대적 관점일 뿐이라는 반론이 가능하고, 또 지면의 제한도 있으므로 이곳에서 자세히 논하지는 않겠다.

상은 본래 특수한 한의학인데다가, 또한 다름을 지나치게 강조한 결과 한의학의 본질과는 거리가 있는 내용을 다루는 경우가 많기 때문이다. 둘째, 한의철학2에 대한 연구는 많이 누적되어 있기 때문에 그 연구를 검토하기 위해서는 더 많은 지면이 필요하기 때문이다.

한의학적인 사유특성을 토대로 한 연구

이곳에서 소개할 운슐트(Paul U. Unschuld)[4]와 포커트(Manfred Porkert)는 상관적 사유를 토대로 삼아 한의학을 설명하고 있다. 따라서 그들의 논의를 이해하기 위해서는 상관적 사유에 대해 일별할 필요가 있다. 간단히 말하자면, 상관적 사유라는 것은 '중국인들은 어떻게 다르게 생각하는가?'라는 질문에 대한 서구 지성의 응답이다. 이것은 17세기에 동양과 조우한 서구의 지성이 동서양의 차이를 단순히 현상차원에서 고민하지 않고, 그 배후로 끌고 내려갔을 때 마주한 질문일 것이다. 상관적 사유는 크게 구조주의에 토대한 구조주의 상관적 사유와 칼 융·니덤의 상관적 사유로 나눌 수 있다.

"어떤 상황에서든 중국의 사유형식이라는 맥락에서 말하는 한, 상관적 사유의 논의에서 가장 먼저 거론해야 하는 사람은 마르셀 그라네(Marcel Granet: 1884~1940)다. '중국의 상관적 사유에 관한 한 그라네의 《중국인의 사유-La pensee chinoise》는 넘어설 수 없는 도입부이다.' 그라네로부터 시작된 상관적 사유라는 물줄기는 두 개의 큰 줄기를 이루면서 '중국사유'라는 이름의 뜰을 흘러갔다. 야콥슨(Roman Osipovich Jakobson: 1896~1982)과 레비스트로스(Claude Levi Strauss: 1908~2009)를 거쳐 그레이엄(Angus Charles Graham:

---

[4] 315쪽 참조

1919~1991)으로 이어지는 연구가 그 중 하나다. 이 흐름에는 데이비드 흄과 프레이저라는 독특한 지천이 개입했는데, 그것은 야콥슨에게 영향을 끼쳤다. 이 흐름 외에도 칼 융과 니덤이 만든 무시할 수 없는 물줄기가 또 있다."[5]

연구자는 앞의 흐름을 구조주의 상관적 사유라고 부르는데, 구조주의 상관적 사유는 다음과 같이 나타낼 수 있다.[6]

표2

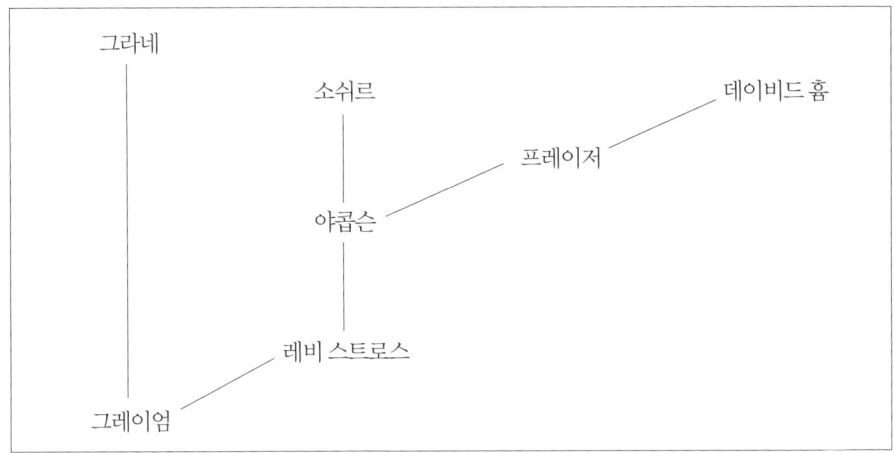

운슐트의 철학적 논의는 주로 그의《Medicine in china》에서 제시된다. "의학에 관한 두 개의 질적으로 다른 개념적 차원인 지속적인 패러다임의 핵심과 변화하는 외양을 구분하는 것이 유용하다."[7] 지속적인 패러다임의 핵심은 한의철학의 대상인 한의학적 사유를 일컫는다. 그는 이런 한의학적인 패러다임의 핵심을 다시 둘로 나눈다. ❶ 하나는 상응하는 현상들 간의 인과관계 패러다임(the paradigm of cause-and-effect relations between corresponding phenomena)이고, ❷ 둘은 상응하지 않는 현상들 간의 인과관계 패러다임(The Paradigm of Cause and

---

5) 정우진(2010), 4쪽.
6) 정우진(2010), 10쪽.
7) Unschuld(1985), 5쪽.

Effect Relations between Non-corresponding Phenomena)이다.[8]

그에 따르면 **1**은 상응하는 것들 사이의 인과관계이다. 그런데 **1**은 다시 마술적 상응관계와 체계적 상응관계로 나뉜다. 그리고 그는 마술적 상응을 다시 접촉률接觸律과 상사율相似律로,[9] 체계적 상응을 음양과 오행으로 나눈다. 그에 따르면 마술적 상응은 수 개의 현상이 하나의 상관성으로 연결된다. 수 개의 현상마다 하나씩의 상관성이 있으므로 마술적 상응이 설명하는 현상의 배후에는 무한한 상응의 연결이 있다. 그러나 체계적 상응은 단지 하나의 상응이론 즉, 음양 혹은 오행이 배후에 있으면서 모든 현상을 설명한다.[10]

운슐트는 마술적 상응 중 상사율에 따른 상응과 음양의 상응을 연속적인 관점에서 본다. "음양원리와 상사율에 의한 마술 간의 관련성이 밀접함을 보여주는 징표 중 하나가 바로 양자 사이에 공통된 상응의 계열에 의해 포섭되는 현상들 사이의 상응이다. 무당으로부터 흘러나온 땀이 하늘로부터 비가 내리도록 강제하는 것처럼, 상응하는 음(혹은 양) 계열에 속하는 한 요소의 상태변화는 같은 계열의 다른 구성요소들에 영향을 끼쳐야 한다."[11] 그는 이런 연속성이 오행에까지 이어지는 것으로 본다. "오덕五德이 또한 추연鄒衍의 활동과 관련해서 사용되었다. 이것은 오행과 상사율에 따르는 마술 간의 관련성을 암시한다. 왜냐하면 덕은 마술적인

---

[8] Unschuld(1985), 5~7쪽.
[9] 접촉률과 상사율은 프레이저에게서 시작된 것이다. 그리고 프레이저(James George Frazer: 1854~1941)는 이 구분을 흄에게서 따온 것이다. '그것은 18세기의 경험론자인 데이비드 흄의 지식이론에서 따온 것이기 때문이다. 흄은 관념연합의 원리를 유사와 근접 그리고 인과성의 원리로 분류했는데, 프레이저는 인과성의 원리는 과학의 원리라고 보아 제외하고 나머지 두 원리에 새 옷을 입혀 유사의 원리와 접촉의 원리를 내세웠다(Robert Frazer, The Making of the Golden Bough, 21p, 제임스 조지 프레이저,《황금가지》, 을유문화사, 2005, 139쪽에서 재인용. 흄으로 거슬러 올라가는 철학적 전통이 있는 스코틀랜드에서 프레이저가 성장했다는 것을 간과해서는 안 된다).' 이런 아이디어는 야콥슨에게 이어졌으니, 야콥슨에게서 언어와 인류문화학 혹은 신화학이 랑데부한 것이다. 관련 내용은 정우진(2010)을 참조할 것
[10] Unschuld(1985), 5~8쪽.
[11] Unschuld(1985), 56쪽.

힘을 의미하기 때문이다."¹²⁾ 결국 운슐트에게 한의학의 상응이론은 유사성을 근거로 한 마술적인 힘으로부터 말미암은 것이다.

❷는 상응하지 않는 것들 간의 인과관계이다. 상응하지 않으므로 ❷로 관계가 맺어지는 것들은 "만질 수 있건 없건 간에 독립적으로 존재한다. 그리고 특정한 조건 아래서만 서로에게 해롭거나 유익한 영향을 끼친다. 그러므로 사람과 영靈은 하나의 환경을 공유한다. 그들은 어떤 내적인 연관도 없이 홀로 존재한다. 특정 조건이 충족되면 영은 인간에게 해를 끼친다. 인간도 마찬가지다. …… 요점은 이런 관계는 그 총합이 우주를 이루는 개별적인 현상 사이에 있는 일시적이고 반복적이며 영속적인 만남이라는 것이다."¹³⁾

그런데 이런 관계, ❷는 분명 중국적이기보다는 서구적이고 종합적이기보다는 분석적이다. 그럼에도 불구하고 운슐트는 이 구분을 견지하려는 뜻을 보인다. "비록 중국의 세계관이 체계적 상응이론인 음양오행이론에 의해서 특징이 지어지지만 중국문헌들 속에서 상응하지 않는 현상들 사이의 인과관계 패러다임도 마찬가지로 나타난다는 점이 간과되어서는 안 된다."¹⁴⁾ 그는 ❷를 다시 초자연적 현상의 관여에 의한 것과 자연적 현상의 영향에 의한 인과관계로 나눈다. 그리고 각각을 다시 세분한다. 이상의 내용을 도표로 나타내면 다음과 같다.

표3

불변하는 한의학적 패러다임의 핵심			
상응하는 현상들 간의 인과관계		상응하지 않는 현상들 간의 인과관계	
마술적 상응		체계적 상응		초자연적 현상으로 인한 인과관계	자연현상의 영향을 통한 인과관계
접촉률	상사율	음양	오행	조상, 정령, 신, 초현상적인 법칙	음식, 공기와 바람, 눈과 습기, 한열, 정미한 물질의 영향, 기생충이나 박테리아 등

---

12) Unschuld(1985), 60쪽.
13) Unschuld(1985), 6쪽.
14) Unschuld(1985), 7쪽.

운슐트의 논의는 확실히 상관적 사유, 그 중에서도 그라네로부터 레비스트로스 그리고 그레이엄으로 이어지는 구조주의 상관적 사유로부터 영향을 받은 것으로 보인다. 그가 음양을 언급하면서 상관적 사유를 기초한 마르셀 그라네를 인용하고 있다는 점과 구조주의 상관적 사유의 흐름에서 포착되는 프레이저의 구분 즉, 접촉률과 상사율의 구분을 받아들이고 있다는 점이 그런 추정을 가능하게 한다. 특히 그가 계열체라는 표현을 사용하지는 않지만 음양의 라인이라는 표현을 사용하는 것도 앞의 추정을 강화한다.[15]

그러나 그는 한의학에서 차지하는 상관적 사유의 폭을 제한하고 있다. 한의학의 핵심 패러다임이라는 자리 중 하나를 순수한 인과적 사유에 배당하고 있기 때문이다. 이상의 검토를 통해서 확인할 수 있는 운슐트의 논의는 다음과 같이 요약할 수 있다. 먼저, 운슐트는 한의학 패러다임의 핵심으로서 감응뿐만 아니라 인과도 인정하고 있다. 둘째 그는 음양적 상응, 오행의 상응은 모두 상사율에 기한 마술적 상응이 확장된 것으로 본다. 그러나 운슐트의 이런 생각에는 몇 가지 문제가 있다.

먼저, 그는 상응하는 현상들 사이의 관계를 상사율의 확장이라고 함으로써 은유적 관계로 이해한다. 은유적 관계는 개별자들의 유사성에 토대를 둔 것이다. 이것은 어떤 사람을 닮은 인형에 바늘을 찔러 그 사람에게 해를 입힌다는 사고방식과는 잘 어울린다. 그리고 한의학에서도 이런 관계를 생각할 수 있다. 예를 들어, 오행의 특정한 계열에 속하는 간肝과 산미酸味는 그런 관계로 설명할 수 있을 것이다. 그러나 한의학의 주된 상응은 개체 간의 관계가 아니다. 한의학의 주된 상응은 환경과 개체 간의 관계이다. 즉, 봄과 간의 관계가 간과 신맛의 관계보다 중요하다. 그리고 이런 관계는 은유적이기보다는 제유提喩적이다.[16] 제유에서의 상응은 동일

---

[15] 물론 이런 추정은 그가 니덤의 유기체적 상관적 사유를 참고하지 않았다는 것을 함축하지는 않는다. 계열체에 관한 내용은 정우진(2010), 〈상관적 사유의 비판적 고찰〉을 참조할 것.
[16] 은유와 환유의 오행에의 적용에 관한 논의는 정우진(2010), 〈상관적 사유의 비판적 고찰〉을 참조할 것.

성을 토대로 한 것이 아니다. 그것은 농사일과 낫처럼 전체와 부분의 관계에 근거를 둔 것이다. 즉, 상응의 관계를 은유로 이해함으로써 운슐트는 한의학에서 전제하는 상응의 주된 특성을 끌어내지 못하고 있는 것이다.

한의학의 상응을 은유적 관계로 보는 관점에는 또 다른 문제가 있다. 앞에서 말했듯이 이처럼 대등한 층위에 속하는 개체 간의 유사성을 강조하면 "개체의 차이성은 무시되고 동일성의 폭력이 될 가능성이 있다. 예컨대 중세에서처럼 모든 자연이 신의 은유라고 할 때, 여기에서 개체 고유의 가치는 상실될 우려가 있다."[17] 우리는 이런 우려가 현실화되는 것을 운슐트가 상응하는 체계들 사이의 인과관계로 연결되는 현상들을 동일한 원리의 현현으로 이해하는 대목에서 확인한다. "즉, 특정한 현상이 종속되는 어떤 변화도 같은 원칙을 공유하는 상응하는 현상에 영향을 끼칠 것이다."[18]

운슐트는 공감의 토대로서 동일성 즉, 인용문의 '같은 원칙'을 상정하지 않을 수 없었던 것으로 보인다. 그러나 정말로 한의학이 혹은 더 나아가서 동양의 세계관에서 말하는 감응이 하나의 원리를 공유하는 현상들 사이의 관계일까? 이런 독해에는 중심을 향하는 근대적이고 서구적인 사고가 전제되어 있다. 운슐트 본인은 그의 해석에 서구적 관점이 전제되어 있는 것을 인식하지 못했을 수도 있다. 어쩌면 서구의 지성은 "부분이 전체와 동일화하지 않고 차이성을 가지면서 동시에 전체를 반영하는"[19] 즉, 중심 없이도 공감하는 동양적 세계관을 이해할 수 없었는지도 모른다. 그런데 이런 서구적 관점은 그가 비상응적 관계의 예로 든 것에서도 확인된다.

그는 공기와 바람, 눈과 습기, 한열, 정미한 물질의 영향, 기생충이나 박테리아와 실병의 관계를 비상응적 관점으로 본다. 박테리아를 예거한 것은 이상하지만,

---

17) 이성희(2008), 82쪽.
18) Unschuld(1985), 5쪽.
19) 이성희(2008), 83쪽.

이런 관점이 불가능한 것은 아니다. 예를 들어 사기邪氣가 몸 안으로 들어오는 과정을 묘사한 대목은 존재론적 질병관으로 해석될 수도 있다. 그러나 한의학에서 공기와 바람은 상응을 매개하는 것이고 관계가 없는 것이 아니다. 앞의 사기邪氣에 대한 《황제내경黃帝內經》의 기술도 싸운다는 유사성에 기해서 병법의 개념이 유비되었을 가능성도 있다. 즉, 단순한 비유일 가능성이 있다.

끝으로 유래와 정체성은 다른 문제이다. 그러니까 설사 음양오행의 관계가 무속적인 뿌리에서 연원했다고 하더라도 그것을 무조건 마법적인 힘의 작용으로 볼 수는 없다. 《황제내경黃帝內經》의 저자들이 음양오행의 관계에 그런 제3의 존재를 인식했으리라고 보는 것은 무리다. 동형구조에 따른 감응은 마법적인 힘이 아니다. 이상 운슐트의 철학적인 진술을 비판적으로 검토했는데, 상관적 사유를 한의학의 기본적 사유방식으로 사용한 최초의 인물은 운슐트가 아니라 포커트였다.

네이선 시빈(Nathan Sivin)은 포커트의 《The Theoretical Foundations of Chinese Medicine》(1974)를 서양의 한의학에 관한 연구물 중 최초의 체계적인 학문적 성과라고 평가한다.[20] 포커트는 '한의학에서의 상응의 체계(Systems of Correspondence in Chinese Medicine)'라는 부제를 단 이 책의 서론에서 다음과 같이 말한다.

"한의학은 다른 중국의 과학과 같이 감응적(Inductive)이고 종합적(Holistic)인 인지방식 위에서 정보를 정의한다. 감응(Inductivity)은 동시에 다른 곳에 존재하는 것들 간의 논리적 연결에 대응한다(역으로 인과성은 한 공간에서 다른 시간대에 존재했던, 서로 영향관계에 있던 것들 사이의 논리적 관계다). 즉, 공간상에 흩어져 있지만, 같은 시간대에 있던 것과 상호 감응하고 …… 그러므로 감응효과 (Inductive Effects)라고 불린다."[21]

---

20) Manfred Porkert(1974), 머리말 viii.
21) Manfred Porkert(1974), 1쪽.

즉, 그에게 감응은 동시적인 것이고, 이런 동시적 관계가 문화적 요인에 의해 체계화된 것이 바로 음양오행이다. 그의 이런 관점은 그 자신이 말하고 있듯이 칼 융과 니덤으로부터 영향을 받은 것이다. 주지하듯이 "전기역학과 양자역학 이전의 서구과학에서 감응의 관계는 점성술과 같은 원시과학에 국한되어 있었다. …… 칼 융과 조셉 니덤은 중국의 사유방식에 있는 본질적 측면을 정의하는 데 중요한 공헌을 했다. 융은 중국적 사유의 기반을 구성하는 논리적 원칙을 지칭하기 위해 동시성이라는 개념을 만들어냈다. 니덤은 그가 상관적 사유(Correlative Thinking)라고 부르는 것이 모든 중국과학의 배후에 있다고 말했으며, 그 기본적인 개념을 공명(Resonance)이라고 했다."[22]

연구자는 감응론이 음양오행의 기반이 되었다는 포커트의 주장에 동의한다. 그러나 그것을 동시성으로 규정하는 것에 대해서는 의견을 달리한다. 감응을 동시성으로 해석하는 배후에는 선후로 연결된 관념의 연합이라는 인과에 대한 지나친 의식이 있었던 것이 아닐까? 감응은 동시적인 연관만을 말하지 않는다. 예를 들어, 동중서董仲舒는 "말이 울면 말이 응답하고 소가 울면 소가 응답한다."[如馬鳴則馬應之, 牛鳴則牛應之.]와 같은 시간의 흐름을 전제하는 현상을 감응의 예로 든다. 그런데 이런 감응은 A라는 소가 울자 B라는 소가 따라 운다고 함으로써 시간의 선후를 전제한다. 그러므로 상관적 사유가 감응의 번역어라면, 앞의 논의를 통해서 보자면 그래야 할 것으로 생각되는데, 동시성은 감응의 적절한 번역어가 아니다.

그러나 상관적 사유에 토대한 연구는 인과와 대비되는 관계맺음으로서의 상관성을 언급함으로써 한의학적 사유의 특성을 잘 드러냈다. 서구의 한의철학 연구가 주로 상관적 사유에 토대하고 있다면, 중국의 한의철학 연구는 생명철학의 논의에서 발전한 시스템론이 주류를 이룬다.

---

[22] Manfred Porkert(1974), pp. 1~2. 추정컨대, 이 글을 쓸 때 포커트는 칼 융의 《The Interpretation of Nature and The Psyche》(1955)으로부터 영향을 받았을 것이다.

구체적인 사상적 기반을 토대로 한 연구

구체적인 사상 혹은 세계관을 토대로 한 연구는 시스템론을 토대로 한 연구와 역易을 토대로 한 의역학 연구 및 양생을 토대로 한 연구, 그리고 황로黃老와 유가사상을 토대로 한 연구로 나눌 수 있다. 사유방식의 특성에 집중하는 온슐트 등의 연구와는 달리 사상에 토대한 연구는 한의학의 구체적인 관점, 예를 들어 인체관이나 병리관 등에 집중한다. 그런데 시스템론의 지향은 한의학의 성립배경에 관심을 갖는 다른 연구와 다르다. 즉, 황로학 등을 토대로 한 연구가 한의학의 골격이 짜인 배경에 집중하는 데 반해서, 시스템론은 한의학의 특성을 합리적으로 설명하고, 그 배후의 가정이 근대적 생명관에 대한 생명철학의 반성과 부합함을 확인시키는 것을 목적으로 한다.

시스템론은 중국인들이 소위 삼론三論이라고 부르는 세 개의 대안이론에 속한다. 삼론은 시스템론과 사이버네틱스, 그리고 정보이론을 총칭한 것이다. 이 셋은 "분석보다는 종합을, 개체보다는 유기적 연관성을, 물질보다는 정보를 강조하는 사유 방식 혹은 방법론이다. 그 시각은 원자론적이 아니라 전체론적이다. 세계를 통합된 관계들의 집합이라는 시각에서 보는 것이 시스템론적 태도다. …… 그것은 또 실체의 관점에서 존재론을 세운 서구적 사고방식보다는 사물들의 관계를 보다 중시한 동양적 사유방식에 가깝다."[23] 삼론은 그것을 하나로 묶어서 말해도 될 정도로 상호 밀접한 관계를 갖고 있다. 그 유래는 어쨌든 간에 삼론의 기반으로는 시스템론을 설정하는 것이 적절해 보인다. 시스템론을 전제하고서야 사이버네틱스와 정보이론의 설명이 명확해지기 때문이다.

시스템이론은 자연과학의 분석적 방법에 대한 대안 이론이다. "시스템적 접근방법은 지금까지 분석적 방법의 대안으로 제시된 여러 가지 이론들 중 가장 최근의

---

[23] 김수중 외 역(1994), 238쪽.

이론일 뿐 아니라, 가장 발전한 형태의 이론이라고 할 수 있다."[24] 대안 이론으로서 시스템이론은 다양한 층위의 하위 시스템간의 유기적 결합으로 이루어진 시스템적 존재를 가정한다. 이렇게 상호 관련된 시스템 사이의 통신과 제어를 연구하는 것이 사이버네틱스이며, 통신에 관한 보다 기술적인 측면을 담당하는 분야가 정보이론이다.

시스템론을 위시한 삼론은 유물론적 사유와 어울리면서도 중국의 문화와 사유방식에 적합한 토대 이론을 찾고 있던 중국인들의 주목을 받았던 것으로 보인다. "개혁개방 이후 중국에서는 마르크스주의의 한계를 극복하고 새로운 국가이념을 창출하기 위한 모색의 하나로 새로운 사상을 탐구했다. …… 지식인들은 다양한 방법론 혹은 새로운 사상을 탐색하였는데, 80년대에 가장 많은 지식인들의 호감을 산 이론이 이른바 삼론, 즉 시스템이론, 정보이론, 사이버네틱스였다. …… 그리고 당연히 그 배후에는 삼론이 중국의 전통문화와 잘 어울린다는 점이 있다."[25] 일종의 사회토대이론으로 받아들여진 삼론은 한의학의 분야에도 적용되기에 이른다.

연구자가 알기에 최초로 이 작업을 수행한 인물은 화국범華國凡과 김관도金觀濤이다. 그들의 문제의식은 김관도와 유청봉劉靑峰이 엮은 《중국문화의 시스템론적 해석問題與方法》의 두 줄짜리 서문에 잘 드러나 있다.

문제는 옛것이로되, [問題是舊的]

방법은 새것이로다. [方法是新的][26]

화국범과 김관도는 이 논문집에서 사이버네틱스를 토대로 해서 한의학을 설명하고 있다. 보다 정확하게 말하자면 한의학에 사이버네틱스의 관점을 적용하고 있다. 특히 그중에서도 흑상黑箱이론을 토대로 하고 있다. 어둠상자는 사이버네틱스

---

24) 오창희(1994), 97-98쪽.
25) 오창희(1994), 5~6쪽.
26) 김수중 외 역(1994), 8쪽에서 재인용.

이론에서 연구대상을 보는 기본적 개념이다. "사이버네틱스에서는 우리가 연구하고 제어할 대상을 흔히 하나의 흑상黑箱(black box), 즉 그 내부구조와 성능을 아직 알 수 없는 것으로 본다."27) 흑상을 열어보는 방식도 있겠지만, 사이버네틱스에서는 흑상을 열지 않으면서 연구하는 것을 중시한다.

열지 않으면서 연구한다는 것은 결국 대상과 환경과의 소통에 주목한다는 뜻이다. "이른바 흑상을 연구한다는 것은 그것의 입력과 출력에 대한 연구를 통하여 흑상 그 자체를 알아내는 목적을 달성코자 하는 것이다."28) 결국 김관도 등은 한의학의 인체관이 흑상의 개념으로 잘 설명되며, 특히 그런 점이 한의학의 장상론藏象論 등에 잘 드러난다고 본 것이다. 주지하듯이 상은 밖으로 드러난 것이고, 장은 내부의 볼 수 없는 것이다. 장상론의 형성에 관한 사이버네틱스적 관점은 다음의 설명에서 잘 드러난다.

"안색이 좋지 않고 땀이 적으며, 잠을 제대로 자지 못하고 꿈이 많으며, 건망증이 있고 맥이 약하다는 등 몇 가지의 상변수는 왕왕 비교적 강한 연관성을 가지고 있다. 그래서 발병했을 경우 그것들은 왕왕 질병의 상태 변화에 따라서 동시에 증상을 나타내며, 또 치료를 거치면서 동시에 정상화되곤 한다. …… 이런 상관성에 근거하여 사람들은 곧 인체 내부에 보다 더 본질적인 하나의 변수가 있다고 생각했으며, 그것을 심혈허라고 불렀다."29)

김관도金觀濤를 이어 삼론三論을 토대로 한의학을 해석한 인물이 유장림劉長林이다. 유장림도 김관도와 마찬가지로 삼론을 중국문화 전반에 적용했다.《중국의 시스템적 사유中國系統思維》는 그 결과물이다. 이 책의 원서인《내경의 철학과 한의학의 방법內經的哲學和中醫學的方法》은 삼론 중에서도 시스템론을 한의학

---

27) 김수중 외 역(1994), 208~209쪽.
28) 김수중 외 역(1994), 209쪽.
29) 김수중 외 역(1994), 224~225쪽.

에 적용한 연구물이다. 이 책에서 그는 시스템론을 토대로 《황제내경黃帝內經》의 주요 이론을 설명해내고 있다. 유장림은 김관도의 흑상이론에 토대한 장상이론을 계승하는 데서 더 나아가 오행이론을 동태평형의 관점에서 기술하기에 이른다. "내경은 오행 구조의 체계가 동태적 평형을 유지하는 능력을 갖고 있다고 보았다. 아울러 피드백 기제와 유사한 오행의 상생상극, 상승상모 관계로 오행체계가 상대적 안정성을 유지하게 되는 원인을 설명했다."30) 김관도에게 흑상이론이 중요한 위치를 차지했다면 유장림은 동태평형의 관념을 강조하고 있다.

어쨌든 그것이 시스템론을 토대로 하고 있다는 점에서는 마찬가지다. 이런 견해는 현재에도 변함없이 이어지고 있는 것으로 보인다. 2004년에 출간되어 2005년 당시에 40000권 이상 팔린 당운唐雲의 《한의학을 말하다》에는 다음과 같은 말이 있다. "(동서의학) 결합의 과정 속에서 한의학의 '정체평형' 개념은 시종일관 견지해 나가야 한다. 이것을 버리면 더 이상 한의학이 아니며, ……"31) 여기서 당운이 한의학의 본질적 특성으로 말하는 '정체평형'은 시스템론에서 유래한 것이다.

먼저 정체整體는 통합적으로 인식된 대상을 말한다. 통합적으로 인식된 대상은 구성요소들에는 존재하지 않는 특성을 보인다. "통째로서의 시스템은 새로운 성질을 갖게 되며, 그 새로운 성질은 시스템을 구성하는 요소들의 개체 성질의 연장선상에서는 결코 나올 수 없다."32) 그리고 평형은 환경과의 교류 속에서 안정을 유지하는 시스템론의 동태평형을 말하는 것이다. "생물 유기체가 외계 환경과 더불어 부단한 물질 및 에너지 교환을 통하여 개방 시스템의 역동적 평형을 유지하며, 이리한 과정에서 등종국성의 현상이 나올 수 있다고 버틀란피는 지적한다."33) 따라서 한의학에 한해서 말하자면 중국에서 시스템론은 현재 한의학의 이론에 대한 이

---

30) 조남호 외 역(2009), 210쪽.
31) 唐雲(2004), 15쪽.
32) 김수중 외 역(1994), 240쪽.
33) 김수중 외 역(1994), 246쪽.

론 즉, 주류 한의철학의 위치를 차지한다고 말할 수 있다.

시스템론을 기반으로 한 논의는 결국 흑상이론과 동태평형의 둘이다. 두 이론은 한의학이 현대의학의 기계론적 신체관과는 달리 생명으로서의 인체를 가정하고 있다는 사실을 상기시킨다. 그런데 이미 말했듯이 시스템론은 한의학의 여러 특성들을 가능한 한 합리적으로 설명해내는 것을 목적으로 해야 한다. 즉, 흑상이론과 동태평형의 이론은 한의학의 특성을 잘 설명해냄으로써 존재의 의의를 인정받을 수 있는 것이다. 그러나 흑상이론을 통해서 밝힌 한의학의 내용은 실은 소박한 경험과학의 산물일 뿐이라는 지적이 가능하다. 그리고 동태평형도 유기체의 특성일 뿐이라고 말하는 것이 가능하다. 이런 사실은 흑상이론과 동태평형 즉, 시스템론이 한의학에 도입될 필요는 없다는 것을 함축한다. 그럼에도 불구하고 특히 동태평형의 개념이 오행의 합리적 측면을 잘 드러내주었다는 점을 간과해서는 안 될 것이다.

현재까지 한국에서 행해온 한의철학은 대부분 의역학이다. 의역학 분야의 주목할 인물들로는 한동석, 이정래, 박인규, 한남석, 홍원식 등을 들 수 있다. 이 중 홍원식은 한국의 의역학을 정립한 인물로 평가할 수 있다. 그는 1990년대에《주역과 중의周易與中醫》를《주역과 중국의학》(1995)이라는 이름으로 번역·소개하는 데 참여했고, 〈의역학의 발전사〉(1994)를 비롯한 수 개의 관련 논문을 학술지에 발표했다. 최근에는 장기성張其成의 의역학 저술인《역학과 중의易學與中醫》가 홍원식의 제자인 정창현 등에 의해《한의학의 원류를 찾다》(2008)라는 이름으로 번역·소개되기도 했다. 이런 사실은 현재 한국한의학계의 의역학에 대한 인식 수준을 보여준다.

의역학은 한의학이 역학의 토대 위에서 형성되었다는 점을 가정한다. 의역학자들은 흔히 이 가정의 근거로 장경악張景岳(1563~1640)의 말을 인용한다. 장경악은 손사막孫思邈(581~682)의 말이라고 하면서 "역을 모르면 대의大醫라고 하기 어렵다."[不知易, 不足以言大醫.]는 말을 남기고 있다. 그런데 요육군廖育群의 연구에 따르면 손사막의 의서에서 의사는 마땅히 역을 알아야 한다는 말과 관련된 것은 다음의 구절뿐이다.34) "무릇 대의가 되기 위해서는 반드시 《소문素問》, 《갑을甲乙》, 《황제침경黃帝鍼經》, 명당소주明堂疏注, 십이경맥十二經脈 …… 를 암송해야 한다. 또 반드시 음양록명陰陽錄命, 제가상법諸家相法을 이해해야 한다. 그리고 아울러 작귀오조灼龜五兆와 주역육임周易六壬에도 정통해야 한다."[凡欲爲大醫, 必須素問, 甲乙, 黃帝鍼經, 明堂疏注, 十二經脈 …… 又須妙解陰陽錄命, 諸家相法, 及灼龜五兆, 周易六壬, 幷須精熟.]

두 인용문은 장경악의 인용이 확대해석이라는 점을 시사한다. 사실은 "손사막에게 역학은 부차적인 위치를 차지하고 있을 뿐이다."35) 이 사실은 역학을 한의학의 토대로 위치 지우려는 의역학의 기본 가정에 문제가 있다는 것을 의미한다. 이외에도 요육군은 의학과 역학이 전승관계에 있지 않음을 보여주는 몇 개의 증거를 들고 있다. 그의 증거를 인용하면 다음과 같다.36) 먼저, 주지하듯이 역에서는 홀수를 양으로, 짝수를 음으로 보고 있다. "하늘은 일一이고 땅은 이二이며, 하늘은 삼三이고 땅은 사四이다."[天一地二, 天三地四.] 또한 그중에서도 구九와 육六을 수의 대표로 보아 양효陽爻를 구九라 하고 음효陰爻를 육六이라고 한다. 그런데 한의학에서 수의 음양에 대한 이해는 역으로 되어 있다. 예를 들어, '오장육부五臟六腑와 하늘은 육을 마디로 삼고, 땅은 구를 기준으로 삼는 것'[天以六六爲節地以九九制會]이 대표적이다. 둘째, 마왕퇴馬王堆에서 발굴한 십일맥구경十一脈灸經에서 양맥은 여섯 개로 되어 있고, 음맥은 다섯 개로 되어 있다.

이런 반증에도 불구하고 역학적인 사유방식은 이미 있었고, 그것이 의학의 원류

---

34) 廖育群(1997), 186쪽.
35) 廖育群(1997), 186쪽.
36) 이하의 내용은 廖育群(1997), 187쪽을 참조할 것.

가 되었다면 역학이 의학의 원류라고 하는 것이 가능하다는 반론이 가능하기는 하다. 그러나 역학의 토대가 되는 역학적인 사유는 음양이지 역학이 아니다. 따라서 역학은 마찬가지로 음양적 사유를 토대로 한 의학과는 서로의 토대가 될 수 없다. 비유해서 말하자면, "의학과 음양학설은 물과 우유처럼 잘 섞이지만, 의학과 역은 마치 물과 기름이 섞이지 않은 채로 병존하는 것과 같다."[37] 그래서 역학을 역학적인 사유로 퇴행시키고 역학적인 사유가 음양임을 인정한다면 의학의 배경사유가 음양이라는 점에 도달하고, 다시 음양은 기본적인 사유방식이라는 쪽으로 귀결됨으로써 사상이 아닌 사유방식에 근거한 한의철학의 구축을 요구받을 뿐이다. 이상의 논의는 의역학이 한의학 일반에 대한 철학적 연구인 '한의철학1'이 아니라 특수한 한의학에 대한 철학적 논의인 '한의철학2'에 속한다는 사실을 알려준다.

이외에 황로黃老를 토대로 한 연구가 있다. 김희정은 자신의 학위논문 〈황로사상의 천인상응관 연구〉에서 황로학黃老學의 구도를 가지고 한의학의 기본 문헌인 《황제내경黃帝內經》을 검토한다. 그는 치국治國과 치신治身을 유비적으로 연결하여 설명한다. 그런데 그의 글 전체에는 암묵적으로 전제되어 있는 생각이 있다. 연구자는 그 생각을 '오장은 신이 현현하는 장소'라는 대목에서 알 수 있었다. 그래서 최소한 필자에게 김희정의 《황제내경黃帝內經》 연구는 황로학을 토대로 한 연구이되 종교적 연구이기도 하다. 이 점은 중요하다. 그는 황로학의 구도로《황제내경黃帝內經》을 분석하지만, 종교성이 풍부한 양생의 핵심에 접근해 있기 때문이다.

그러나 그의 연구에서 양생과《황제내경黃帝內經》의 관계는 적극적으로 논증되지 않는다. 이런 한계는 그의 연구 〈황로사상의 천인상응관 연구〉가《황제내경黃帝內經》에 초점을 맞춘 연구가 아닐뿐더러, 더군다나 황로는《황제내경黃帝內經》을 째고 들어가서 분석하기에는 둔탁하기 때문에 발생한 것이다.《황제내경黃帝

---

37) 廖育群(1997), 191쪽.

內經》이 황로의 범주에 들어가므로 황로학을《황제내경黃帝內經》의 사상적 기반으로 설정하는 것은 가능하다. 그러나 그것은《황제내경黃帝內經》자체에 대해서는 거의 아무것도 설명해주지 못한다. 이것은 트럭을 자동차라는 토대 위에서 분석할 때 발생하는 문제와 유사하다. 그런 방식은 트럭다움에 대해서는 말해주지 못한다. 더군다나 황로와《황제내경黃帝內經》의 관계는 자동차와 트럭의 관계도 못된다.《황제내경黃帝內經》은 황로의 중요한 요소인 양생을 공유할 뿐이기 때문이다.

마찬가지로 사상 그룹에 속하지만 마루야마 도시아키丸山敏秋의 연구는 보다 구체적이다. 그는 황로가 아닌 양생을 감응과 함께 한의학의 사상적 토대로 설정하고 있기 때문이다. 연구자가 알기에 한의학 연구자 중 양생을 이 정도의 비중으로 다루고 있는 학자는 두정승杜正勝이 유일하다. 김희정이 황로라는 사상에 대한 탐구를 중심에 두고《황제내경黃帝內經》을 다루었다면, 마루야마의 연구는《황제내경黃帝內經》에 시점을 두고 그 사상적 배경을 궁구한 것이다. 마루야마는《황제내경黃帝內經》의 사상적 배경으로 감응론, 기, 음양오행과 같은 전통적인 사상적 토대와 양생설을 설정했다. 그는 양생설을 도가의 양생과 양주楊朱·열자列子의 귀생貴生·전생全生의 양생, 그리고 신선적 양생으로 나누고 있다. 마루야마에게 도가의 양생은 양신養神으로서의 양생이다. 그는《장자莊子》의 일부와《회남자淮南子》를 양신적 양생전통으로 보고 있다. 이에 반해서 양주와《여씨춘추呂氏春秋》의〈본생本生〉,〈귀생貴生〉,〈중기重己〉,〈욕정情欲〉의 네 편, 그리고《장자莊子》의〈양왕讓王〉,〈도척盜跖〉,〈어부漁父〉의 세 편은 향락주의적 경향을 보이는 귀생·전생적 양생설로 간주한다. 그리고 진한秦漢시대에 성행한 신선설神仙說과 예방의학적 흐름을 별개의 양생설로 간주한다. 마루야마는 학자와 내용을 기준으로 양생을 모두 셋으로 나누고 있는 것이다. 앞에서도 말한 것처럼 양생은 황로라는 구도보다는《황제내경黃帝內經》을 분석하기에 적절하다.

그러나 황로보다는 날카로운 양생의 구도를 사용하면서도 마루야마는 양생과 《황제내경黃帝內經》의 관계를 구체적으로 논증하지 않았다. 다만,《황제내경黃帝內經》에 도가적 양생과 음양가적 양생의 두 흐름이 있다는 것을 말하고 있을 뿐이다. 미리 나누어 두었던 양생의 세 흐름을《황제내경黃帝內經》을 분석하는 데 적용하지 못하고 있는 점은 문제이다. 양생이 그저 병행하는 흐름이라면 한의학에 관한 연구에서 양생을 언급할 필요가 없다.[38]

끝으로 유가와 도교에 토대한 연구가 있다. 이 분야에 관한 연구로는 문재곤이《한의학과 유교문화의 만남》(1999)이라는 이름으로 번역·소개한 임은林殷의《유가문화와 중의학儒家文化與中醫學》(1992)을 들 수 있다. 이 책에서는 **1** 유가의 윤리와 한의학의 정신, **2** 명문설命門說에 끼친 태극도설의 영향 **3** 주진형朱震亨(1281~1358)에게서 확인되는 유가의 수양론과 한의학의 절욕양생 **4** 송宋나라 때 이학理學의 이론을 중시하는 분위기와 운기학설의 유행 등을 주로 언급한다.[39] 그러나 이런 자료들은 역으로 한의학과 유가사상의 사이에는 본질적 관련이 없다는 증거로 해석될 수도 있다. **234**는 모두 송宋나라 때의 특수한 학풍에서 비롯한 현상이라고 주장하는 것이 가능하기 때문이다. 그러므로 유가사상을 토대로 한 연구는 특수한 한의학에 대한 철학적 연구인 '한의철학2'에 포함된다.

그런데 유가사상을 토대로 한 연구는 동아시아한의학이 아닌 한국한의학의 분야에서 두드러진다. 한국 한의학을 대표하는 두 문헌《동의보감東醫寶鑑》과《동의수세보원東醫壽世保元》이 성리학을 기조로 삼은 조선조에 만들어졌다는 것이 그 원인이다. 어쨌든 이 범주에 속하는 것으로는 '《동의보감東醫寶鑑》의 양성은 존심양성이라는 유가적 이상을 의학적으로 실현한 것이라는 성호준의 논의'[40]와 동무

---

38) 양생과 한의학의 연관성에 대한 연구는 정우진(2010), 〈양생과 한의학〉, 〈도교문화연구〉를 참조할 것.
39) 林殷 저/문재곤 역(1999).
40) 조남호(2006), 340~341쪽.

東武 이제마의 심성론을 "기존 유학사상의 성정론을 인체에 초점을 맞추어 적용·변형시켜 나가는 가운데 희로애락의 성기性氣와 정기情氣로써 사상인의 생리병리현상을 설명하려 했다."[41]고 평가하는 허훈의 연구를 들 수 있다.[42]

도교에 토대한 연구를 수행한 대표적인 학자는 김낙필이다. "그는 도교의 본체론과 인간관이 한의학의 이론적 기초가 될 뿐 아니라, 도교적 양생론이 한의학의 구체적 치료방법보다 우선적이라고 한다."[43] 조남호는 정기신론을 근거로 도교와 《동의보감東醫寶鑑》을 비교하면서 그 차이를 다음과 같이 설명한다. "《동의보감東醫寶鑑》에서 원정, 원기, 원신을 설명하지 않은 것은 종교적 성격을 일부러 누락하였음을 의미한다. 도교의 하단–정, 중단–기, 상단–신의 일반적 도식이 《동의보감東醫寶鑑》에서는 하단–정, 중단–신, 상단–기의 도식으로 변용되었다."[44]

물론 한의학의 주류가 도교에 토대했다는 주장은 성립할 수 없다. 손사막 등에게서 확인할 수 있듯이 한의학사에서 도교와의 관련성이 눈에 띄기는 하지만, 도교가 한의학의 토대를 이루는 문헌보다 앞서 성립했다는 증거는 없다. 물론 《동의보감東醫寶鑑》에 한한다면 도교를 토대로 한 분석이 가능하다. 그러나 도교를 토대로 한 《동의보감東醫寶鑑》 연구는 《동의보감東醫寶鑑》의 특수성을 논하거나 본초와 관련된 범위 내에서만 의미가 있을 것이다. 《동의보감東醫寶鑑》이 공유하는 한의학 일반과의 공통점은 도교에 토대한 해석으로는 설명할 수 없다. 이런 이유로 도교에 토대한 김낙필과 조남호의 논의는 《동의보감東醫寶鑑》에 관한 철학적 연구로서 한의철학2에 속한다.

---

41) 허훈(2008), IV.
42) 《동의수세보원》에 관한 기존의 논의는 허훈(2008)을 참조할 것.
43) 조남호(2006), 340쪽에서 재인용.
44) 조남호(2006), 346~347쪽.

맺음말

내경內經 학술사상學術思想의 특색

저자는 이 책에서《내경內經》의 철학사상哲學思想, 의학 방법론과 약간의 의학 원리에 대하여 장을 나누어 간결하게 소개를 했다(물론 이 소개는 전면적인 것이 아니다). 이제《내경內經》학술사상學術思想의 특색에 관한 종합적 설명을 이 책의 맺음말로 삼을까 한다.

각 장의 논술을 통하여 비록《내경內經》이 의학서이지만, 의학의 원리를 논술하는 동시에 광범위하게 철학의 문제를 언급하면서 자체의 철학이론哲學理論을 갖추어 중국철학사中國哲學史에서 한 자리를 차지한다는 사실을 알게 되었다.

《내경內經》의 철학에는 다음과 같은 몇 가지 특징이 있다.
① 사람을 철학의 중심에 놓았다.
② 우주의 통일성을 강조했다.
③ 사물의 기능, 구조와 평형을 중시했다.
④ 일부 철학범주哲學範疇는 의학 등 자연 과학의 중요한 범주이기도 하다.

이 네 분야는《내경內經》의 학술사상에서 서로 영향을 미치고 보충하여 깊은 내재적 관계를 이루었다.

❶《내경內經》은 기氣와 음양오행陰陽五行론에 토대해서 방대한 자연체계自然體系를 확립했다. 《내경內經》의 저자는 뛰어난 자연 과학자였다. 그러므로 그는 당시의 자연과학에 관한 최신 지식을 받아들였다.

《내경內經》은 우선 그 자연체계를 통하여 자연계에서 사람이 차지하는 위치를 설명했다. 사람은 기氣의 교류 속에서 활동하고, 생물계의 '가운데 근본을 둔 것[根於中者]'에 속한다. 사람은 하늘의 육기六氣와 땅의 오미五味가 낳고 기른 것이며 죽어서는 기氣로 돌아간다. 《내경內經》은 '기氣가 모여 형체를 이루고, 형체가 흩어지면 기氣가 된다.[氣合而成形, 形散而爲氣.]'는 논리로 당시의 '상제上帝가 사람을 만들고 사람이 죽은 뒤 영혼이 존재한다'는 논리를 강력하게 비판하여 유물唯物론적 관점에서 사람의 생사문제生死問題를 해석했다. 동시에 사람은 비록 만물과 마찬가지로 기氣가 화和하여 생겨났으며 결코 우주의 중심도 아니지만, 사람은 만물의 영장이기 때문에 '하늘이 덮고 땅은 실으며, 만물을 다 갖춤에 사람보다 귀한 것은 없다.[天覆地載, 萬物悉備, 莫貴于人.]'고 했다.

다음으로 《내경內經》은 자연계의 운동법칙에 대해서도 많은 탐구를 했다. 이것은 인체의 생리와 병리현상을 해석하고 인체와 자연계의 변화가 어떤 관계에 있는가를 논술하기 위해서였다.

《내경內經》에서는 '사람은 천지와 함께한다.[人與天地相參.]'고 말했다. 자연계에 대한 이해는 본질적으로 사람에 대한 이해라고 본 것이다.

또한 《내경內經》에서는 기氣와 음양오행陰陽五行의 자연법칙으로 사람의 사회적 속성을 해석하면서 도덕과 사회혼란의 원인을 밝혔다. 《내경內經》에서는 인체의 생리와 병리에 대한 연구를 인간 본성에 대한 탐구와 밀접하게 결부시켜 사람을 종합적으로 분류하고, 이 분류를 기초로 사람에 관한 일반 이론을 구축했다. 《내경內經》은 인성을 해석함에 많은 착오를 저질렀다. 그러나 《내경內經》의 핵심적인 철학사상은 확실히 사람의 문제다.

《내경內經》은 사람과 자연의 관계를 탐구할 때 사람은 충분히 세계를 인식할 수 있고 아울러 자연을 인류에게 유용하게끔 개조할 수 있다고 강조했다. 《내경內經》은 '사람은 사시四時에 응할 수 있고, 천지는 그 부모가 된다.[人能應四時者, 天地爲之父母.]', '알면 강성해지고, 모르면 쇠약해진다.[知之則强, 不知則老.]'고 말하여 원칙적으로 고칠 수 없는 병은 없고, 극복할 수 없는 어려움은 없다고 보았다. '도에 따라 오고 도에 따라 간다.[有道以來, 有道以去.]'고 했으니, 《내경內經》에는 사람이 세계의 주인이라는 찬란한 사상이 포함되어 있다. 《내경內經》은 일체의 학문은 모두 인류의 활동을 통해서 검증받아야 하고, 아울러 인류를 위해 일해야 한다고 보았다. 그래서 《내경內經》은 여러 번 반복해서 '하늘의 이치를 잘 논하는 사람은 반드시 인체에 대해서도 징험함이 있을 것이다.[善言天者, 必有驗于人.]'라고 말했다.

《내경內經》의 저자는 사람의 병을 고치기 위해 학문을 탐구했다. 그래서 현실에 존재하는 제자백가諸子百家의 학술사상을 차별하지 않고 쓸모 있는 것은 모두 흡수하여 이용했다. 《내경內經》의 이론 중에는 유가儒家의 사상이 있는가 하면 묵가墨家의 주장도 있고, 도가道家의 관점이 있는가 하면 법가法家의 견해도 있으며, 동시에 명가名家와 병가兵家의 사상까지도 볼 수 있다. 음양오행가陰陽五行家에 이르면 더 말할 나위도 없다. 널리 여러 학파의 장점을 채택한 것은 다른 때문이 아니다. 오직 더 깊이 자연을 인식하여 사람의 문제를 더 잘 해결하기 위해서였다.

《내경內經》에는 공자孔子가 말한 '어진 이는 남을 사랑한다.[仁者愛人.]', '내가 하고 싶지 않은 것을 남에게 시키지 말라.[己所不欲, 勿施於人.]', '널리 사람을 사랑하라.[汎愛衆. /《논어論語》] 등과 같은 말은 없다. 그러나 우수한 의사라면 환자가 어떤 사람인지, 가난한지 부유한지를 막론하고 차별 없이 대하고 세심하게 관심을 가져야 하며 환자의 입장에서 생각해야 한다고 했다. 세심한 관찰과 정성스러운 치료와 간호는 환자의 건강회복에 필수불가결한 것이다. 《내경內經》은 이런 측면을 많이 논술했다.

이런 내용에는 고대의 인도주의人道主義 정신이 스며있다. 《내경內經》에 보이는 인도주의의 사회적인 내용은 공자孔子의 그것과 다르다. 공자孔子가 퍼뜨린 사랑은 귀족에 대한 것이었고, 주례周禮를 회복하려는 목적을 가지고 있었다. 이와 같은 인도주의는 원시 공동체 사회 말기 씨족사회 내부의 민주와 평등에 관한 추념追念이었다. 하지만 《내경內經》의 저자는 죽어가는 자를 구하고 다친 자를 돌보는 의사의 마음에서 광대한 민중의 질고에 대한 동정을 비쳤다. 《내경內經》에서는 구침九鍼과 오병五兵(도刀・검劍・모矛・극戟・시矢)을 예로 들어, 비록 구침九鍼과 오병五兵이 모두 사람의 육체를 찌르는 것이기는 하지만 구침九鍼은 사람의 생명을 구하고 고통을 없애는 보물인데 반해 오병五兵은 오히려 사람을 살상하는 흉기임을 지적했다.

《내경內經》은 구침이 형체가 오병보다 훨씬 작을지라도 사람에게는 더 의미가 있기에 구침은 위대하고 오병은 작은 것이라고 본다. 춘추전국春秋戰國부터 서한西漢에 이르기까지 전쟁이 빈번했는데, 절대다수의 전쟁은 소수 통치자의 권력다툼이었다. 착취계급의 사욕을 만족시키기 위해 인민 군중의 생은 도탄에 빠졌다. 《내경內經》의 저자는 인민 군중을 동정하는 마음에 기초하여 《영추靈樞・옥판편玉版篇》에서 반전론을 에둘러 발표했다.

《내경內經》은 의학 전문서이기 때문에 인체의 생명활동의 법칙에 대한 토론이 중심인 것은 매우 자연스러운 일이다. 그러나 《내경內經》은 이 토론을 철학과 결부시켜 사람의 문제를 철학 사상의 중심으로 만들었다. 의미가 달라진 것이다. 은주殷周시대에는 종교와 신학이 사람들의 사상을 엄격하게 통제했었다. 사람들은 호천상제昊天上帝의 절대적인 권위를 믿었다. 자연계의 모든 변화 즉 일월성신日月星辰, 풍우뇌전風雨雷電 사시주야四時晝夜 및 인간 세상의 일체의 길흉화복吉凶禍福, 수요고락壽夭苦樂은 모두 상제가 지배하는 것이라고 생각했다. 그러나 서주西周말기에 접어들면서 생산력이 발전하고 서주 정치제도는 쇠락하여 종교와 신학의 통치지위는 동요하기 시작했다. 사람들은 더 이상 신의 힘을 믿지 않고 사람의 힘을 믿기 시작했다.

춘추전국春秋戰國시기 생산력의 발전과 과학의 진보는 사람의 지위를 전에 없이 향상시켰다. 종교와 신학의 쇠락과 사람의 지위의 향상은 과학의 발전을 촉진했다. 서한西漢 중기에 이르러서는 과학과 생산력이 더욱 발전했다. 《내경內經》에 포함된 과학지식은 주로 이 시기에 형성되고 집적되기 시작한 것이다. 사람은 《내경內經》철학사상의 중심에 올라섰다. 춘추전국春秋戰國부터 진한秦漢에 이르는 사이에 과학이 종교를 이겼다. 진보가 보수를 이긴 것이다.

❷《내경內經》의 저자 입장에서 보면 자연계는 끊임없이 광활하고 변화가 다양하지만 엄격하게 질서를 통일하는 총체가 있다. 세계의 통일성을 강조하고 심지어는 과장하기까지 하는 것은 고대 초기 철학의 특징이다. 《내경內經》의 자연체계에서는 이 점이 특히 두드러진다.

《내경內經》의 이론에 의하면 우주의 통일성은 다음과 같다.

가. 우주만물은 공통된 기원과 물질구성을 지닌다.

나. 우주만물에는 통일된 운동법칙이 존재한다.

다. 우주만물을 구성하는 패턴이 있다.

《내경內經》은 물질성을 지닌 기氣가 우주를 구성하는 근원 요소라고 본다. 현존하는 세계는 그 발생 과정에서 가장 먼저 무한한 원기元氣의 모습을 띠었다. 천지와 모든 사물은 원시의 원기元氣가 화생化生하여 이루어진 것이다. 기가 모여 형체를 이루고 형체가 흩어지면 기가 된다. 이런 형기의 상호전화相互轉化는 태허太虛에만 있는 것이 아니라 형체를 갖춘 기물器物의 내부에도 있다. 기화작용氣化作用은 우주만물이 끊임없이 낳고 낳는 근원이며, 모든 운동방식은 모두 형형과 기氣의 상호전화相互轉化로 귀결歸結된다.

《내경內經》은 음양陰陽의 대립과 통일을 우주 운동의 보편적 법칙이라고 본다. 우주를 구성하는 원기元氣는 음양陰陽 두 종류로 나뉘는데, 음기陰氣와 양기陽氣의 상호작용은 우주 전체와 만물의 운동변화를 낳는다. 그러므로 음양陰陽의 모순矛盾은 우주의 근본적 모순矛盾이며 동시에 모든 구체적 사물의 근본적 모순이기도 하다. 어떠한 사물 운동의 기본 과정이라도 모두 음양陰陽의 대립과 통일로 개괄概括할 수 있다.

《내경內經》 저자의 입장에서 보면 세계에 음양陰陽의 대립과 통일이라는 구조 이외에도 보편적으로 존재하는 패턴이 있는데 이것이 바로 오행五行이다. 목木·화火·토土·금金·수水 다섯 가지의 속성은 상생상극相生相剋하고 상승상모相乘相侮하는 체계를 구성한다. 그것은 음양이기陰陽二氣의 작용이 춘春·하夏·장하長夏·추秋·동冬의 오시五時를 낳고, 오시五時 사이의 관계는 바로 목木·화火·토土·금金·수水 오행五行의 구조이기 때문이다. 오시五時의 교체는 만물의 생화生化를 결정한다. 이 때문에 만물의 내부에도 오시五時에 대응하는 오행五行의 구조가 있다. 《내경內經》의 오행학설五行學說은 물질세계에 있는 통일성을 강조한다.

❸ 중국의 고대 철학은 일반적으로 사물의 성능, 구조와 평형이라는 세 측면에서 사물을 고찰한다. 음양陰陽·오행五行·기氣·도道·신神·이理 등의 범주는 많은 철학자들이 사용한 것으로, 이 범주들은 대부분 사물이 가진 기능특성을 반영하거나 사물 사이의 성질과 작용에 있어서의 구조관계를 설명한다. 게다가 대부분의 철학자들은 이런 구조관계의 균형은 사물이 생존하는 데 가장 좋은 상태임을 강조한다. 공자孔子는 화이부동和而不同과 과유불급過猶不及을 말하여 권權과 중中을 주장했으며, 노자老子는 '화를 아는 것을 일러 상이라 한다.[知和曰常]'고 하여 만물의 운동이 귀착하는 곳은 '정靜', 즉 평형平衡이라 보았다.

《내경內經》의 철학은 이런 특징들을 더욱 뚜렷이 드러냈다. '기氣'의 개념을 보

라. 기氣는 물질성物質性을 띠고 있지만, 《내경內經》은 기氣의 실체성實體性이란 측면에 대해 구체적인 설명을 하지는 않았다. 《내경內經》은 기氣의 형상, 대소, 중량 등 정적인 측면의 문제에 치중하여 연구하지 않았다. 반대로《내경內經》에서 중점적으로 말한 것은 동적 속성이다. 《내경內經》은 기에 운동하는 능력이 있고 기화작용氣化作用을 할 수 있음을 강조한다.

《내경內經》은 비록 여러 번 기氣의 청탁淸濁이라는 문제를 제기했지만, 그 주요 목적은 역시 기氣의 승강부침昇降浮沈을 설명하는 것이었다. '맑은 양은 하늘이 되고 탁한 음은 땅이 되었다.[淸陽爲天, 濁陰爲地.]', '맑은 양은 상승하여 상부의 구멍으로 나가고, 탁한 음은 하강하여 하부의 구멍으로 나간다.[淸陽出上竅, 濁陰出下竅.]', '맑은 양은 주리腠理에서 퍼지고, 탁한 음은 오장五臟으로 간다.[淸陽發腠理, 濁陰走五藏.]', '맑은 양은 사지를 충실充實하게 하고, 탁한 음은 육부六腑를 거쳐 배출된다.[淸陽實四肢, 濁陰歸六府. /소문素問·음양응상陰陽應象》]'고 설명하는 식이었다.

기氣는 인체의 생리와 병리 측면에서 보자면 주로 기능적인 개념이다. 그래서 《내경內經》은 종종 기氣와 신神을 밀접하게 연결시켰다. 《영추靈樞·평인절곡편平人絶穀篇》에서는 '그러므로 신神이라는 것은 수곡水穀의 정기다.[故神者, 水穀之精氣也.]'라고 했고, 《영추靈樞·소침해편小鍼解篇》에서도 '신神이라는 것은 정기精氣다.[神者, 精氣也.]'라고 했다. 신神은 유기체의 기능을 가리키고 신神의 본질은 기氣이며 기氣로 표시할 수 있다.

음양陰陽과 오행五行은 사물의 행위와 작용 그리고 운동기능을 거의 완전하게 나타낸다. '목木·화火·토土·금金·수水'는 처음에 오재설五材說이었는데, 다섯 가지 물질재료를 나타냈다가 오행학설五行學說로 발전하여 음양陰陽 범주範疇와 마찬가지로 작용하는 속성의 개념이 되었다. 음양오행학설陰陽五行學說은 사물에 내재된 구조에 치중하여 연구를 진행하고 계통 전체에서 사물을 파악할 것을 주장했다. 음양陰陽과 오행五行 구조는 피드백 메커니즘을 갖추고 있기 때문에 자기 조절을 통하여 일정한 정도 내에서 구조 전체의 동태평형動態平衡을 유지할 수 있다.

《내경內經》은 어떤 사물 자체의 총체적 평형平衡은 해당 사물이 정상적으로 생활하는 데 필수적인 조건이라고 보았다. 아울러 만물萬物이 상호관계에서 상대적 평형을 반드시 유지해야만 세계의 생화작용生化作用이 정상적으로 진행된다고 보았다. 이 사상은 오늘날 우리가 말하는 자연계의 생태평형生態平衡에 가깝다.

이상의 측면에서 고대 서양의 철학과 중국의 철학을 비교해보면 다르다. 예를 들면 고대 서양 철학은 인식론認識論과 본체론本體論에 치중하여 연구를 진행했다. 그러나 고대 중국에서는 윤리학倫理學에 주안점을 두어 인류사회와 자연계의 각종 사물 사이의 관계와 상호작용을 고찰하는 데 편중했다. 고대 그리스의 원자론原子論은 비록 작용관계까지 언급했지만(예를 들면 에피쿠로스), 원자原子 본체本體에 치중하여 원자의 형태, 중량과 크기에 중요한 의의가 있다고 강조했으니 중국의 '기氣' 개념과는 명확히 구별된다. 사물의 기능, 구조와 평형을 중시하는 경향은 중국의 철학뿐만 아니라 고대 중국의 천문학天文學, 기상학氣象學, 농학農學, 군사학軍事學, 의학醫學 및 학문學問과 예술藝術에도 나타난다. 예를 들어 고대 중국의 조형예술은 동적인 미를 표현하는 데 능했고 대칭을 중시했으며 개체와 전체의 관계에 신경을 썼다.

❹《내경內經》의 음양陰陽, 오행五行, 기氣, 형형, 신神 등은 철학범주이면서 동시에 의학이론의 기본개념이기도 하다. 이런 점은 일찍이 많은 사람들의 눈길을 끌었다. 이런 현상은 철학과 자연과학이 분리되지 않았다는 것을 의미한다. 그러나 이 점을 확인하는 것으로는 부족하다. 왜 이런 현상이 나타났는지, 이런 현상이 의학과 철학의 발전에 무슨 영향을 끼쳤는지를 탐구해야 한다. 이것은 연구할 가치가 있는 문제다.

나는 이런 현상의 출현은 《내경內經》에서 강조하는 세계의 통일성과 뗄 수 없다고 본다. 만물이 통일된 법칙(음양의 대립과 통일)에 따르는 이상, 통일된 패턴(오행五行)이 있고 물질적 본원(기氣)이 있다. 또한 '사람은 천지와 함께 한다.[人與天地相參.]' 그렇다면 《내경內經》의 저자가 보는 바로는 음양陰陽, 오행五行, 기氣같은 개념은 자연계와 사람에게 모두 적용된다.

사변思辨을 경시하고 실용實用을 중시하는 것이 중국문화의 전통이다. 공자孔子는 말했다. '힘써 행하는 것은 인에 가깝다.[力行近乎仁.]', '군자는 말을 잘하려하지 않고 실천에 힘쓴다.[君子欲訥於言, 而敏於行.]' 유가儒家의 이런 주장은 큰 영향을 미쳤다. 고대 중국의 많은 철학자들은 추상적 사변思辨에 큰 흥미가 없었다. 그들이 더 관심을 가졌던 것은 철학이론을 이용하여 경세치용經世致用의 목적을 달성하는 것이었다. 사회의 성쇠와 도덕의 실천을 제외하면, 사람의 병고를 치료하고 사람의 수명을 늘리는 것이 현실적 과제이기도 해서 숱한 철학자들이 관심을 가졌다. 특히 정치적으로 불우한 학자들은 의학 연구에 힘을 쏟았다. 한편 의학자들은, 해부학과 분석 방법이 발달하지 않고, 인체와 약물을 구성하는 물질의 실체를 깊이 이해할 수 없는 상황에서 사물 전체의 연계를 잘 파악해내는 당시 철학사유의 특성을 충분히 드러내고, 소박한 변증법의 성과를 이용하여 자연스럽게 그들이 노력한 쪽에서 성공했다. 이런 상황은 모두 철학과 의학의 결합을 촉진시켰다.

음양陰陽, 오행五行, 기氣, 형形, 신神 등은 비록 철학 범주에 속하지만 그다지 추상적이지는 않았고 그 자체가 구체적인 사물의 특수한 속성을 지니고 있었다. 아울러 이런 범주들은 투박하고 두루뭉술하여 융통성과 불확정성이 대단히 강하다. 그 속뜻은 상황의 변화에 따라 상당히 크게 변한다. 그리고 그 추상성은 경우의 변동에 따라 신축성을 지니기도 한다. 그렇기 때문에 그것들은 철학의 영역에서 통하기도 하고, 의학 등 구체적인 과학에서도 사용된다.

《내경內經》은 음양陰陽, 오행五行 등의 철학범주를 의학에까지 응용하여 철학과 의학을 밀접하게 뒤섞는 데 성공했다. 이런 상황에서 구체적 과학의 재료는 철학 이론을 더 풍부하고 충실하게 했고, 철학은 문제를 해결할 충분한 과학적 근거를 가지게 되었다. 견실한 자연과학의 기초에서 《내경內經》은 일부 철학 과제에 대하여 확실히 선인들보다 한결 나은 견해를 제시했다. 그러나 이와 동시에 이렇게 실증實證과 실용實用에 치우친 특성은 《내경內經》 저자의 추상적 사변능력思辨能力에는 부정적 영향을 미쳤다. 예컨대 《내경內經》은 비록 도가道家의 사상을 계승하는 데 편중했지만, 전체적으로 말하면 철학사유의 심도와 개괄의 측면에서 노자老子와 장자莊子에 미치지 못한다. 이는 대다수의 자연과학자들이 피하기 힘든 문제다.

우리는 자주 이런 질문을 한다.

《내경內經》이 한의학의 형성과 발전에 이론의 기초를 닦아서 한의학은 독특한 이론체계를 갖추게 되었는데, 이것을 어떻게 이해해야 하는가? 그리고 이것은 무슨 의미를 가지는가?

확실히 《내경內經》에는 인체에 관한 체계적인 이론이 있다. 동시에 병인病因, 병리病理, 진단診斷, 변증辨證, 치료治療와 허다한 질병에 대해서 완전히 체계를 갖춘 이론도 형성되어 있다. 그러나 이론이 체계를 이룰 수 있는 이유는 그 구조가 완전해서가 아니다. 이 이론의 각 구성 부분 사이에 서로 부응하거나 제약하는 전체적인 짜임새가 있고, 시종일관 통일된 내재관계內在關係가 있기 때문이다. 바로 이 내재관계로 인해 《내경內經》의 이론체계는 수미일관首尾一貫하여 전후가 호응하고, 여타 이론의 방해와 충격을 이겨낼 수 있으며 특유의 방식에 따라 특정한 방향으로 발전할 수 있었던 것이다. 이런 내재적 관계는 이론체계의 원칙과 방법을 구성한다. 만약 일관된 원칙과 방법이 없다면 이론체계를 구성할 수 없다. 그리고 이론체계를 구성하는 원칙과 방법을 이해하지 못한다면 그 이론체계의 실제와 특성을 파악하기도 힘들고, 이론 자체의 진행을 분석하거나 개조하기도 어렵다. 원칙과 방법은 이론체계의 핵심이다.

한의학을 구성하는 기본방법은 '직관적 시스템론' 혹은 '초기의 시스템론'이란 말로 개괄할 수 있다. 해부解剖는 한의학 이론이 형성되던 시기에 일정한 역할을 맡기는 했지만 중요한 방법은 아니었다. 게다가 한의학 이론의 기본이 형성된 이후로는 해부학解剖學의 역할은 갈수록 작아졌다. 초기의 시스템론은 고대 중국철학(주로 음양오행陰陽五行)이 의학醫學, 천문학天文學, 기상학氣象學 등 구체적인 과학과 결합한 산물이다. 그것은 철학과 구체적 과학 사이에 있으면서 특정한 과학에 국한되지 않고, 크고 넓은 보편성을 지니고 있다. 그것과 현대의 시스템론, 제어론, 정보이론의 기본원칙은 많은 부분에서 일치하지만, 그것은 직접적인 관찰에 바탕을 둔 것이다. 《내경內經》에서 이 방법은 주로 세 부문을 포괄하고 있다.

① 구조개념.

② 겉으로 속을 알기[以表知裏].

③ 이것으로 저것을 알기[以此知彼].

《내경內經》이 완성된 뒤 한의학은 줄곧 이 초기의 방법을 벗어난 적이 없었기 때문에 한의학 이론의 발전도 《내경內經》의 전반적인 틀을 뛰어넘지 못했다.

❶ 구조개념

세계에 보편적인 연계가 있다고 본다면, 사람과 자연계에는 전체적인 시스템이 존재한다. 그러므로 사물을 인식할 때에는 그 내부 및 그것과 외부 환경과의 구조 관계를 드러내 봐야 한다. 아울러 그 전체를 유지하는 동태평형動態平衡의 메커니즘과 조건을 찾아야 한다.

❷ 겉으로 속을 알기[以表知裏]

인체는 총체적 시스템으로서 겉과 속은 밀접한 관계가 있다. 그러므로 인체 외부의 징표徵表를 관찰하고 유추하는 방법으로 인체 내부의 운동법칙을 탐색하는 것이 가능하며, 꼭 인체를 절개할 필요가 있는 것은 아니다.

❸ 이것으로 저것을 알기[以此知彼]

우리는 한 사물을 직접적으로 파악할 수 없을 때 그것과 관련이 있는 다른 사물을 연구하고 이 사물이 그 사물을 자극하는 반응을 관찰하여 간접적으로 그 사물의 본질과 규칙을 파악한다. 이 밖에 자연에서 모델을 선택하고, 이를 이용하여 원래의 대상을 미루어 인식하는 데 도움을 받기도 한다.

《내경內經》의 의학이론은 기능과 구조관계라는 측면에 치중하여 인체를 인식하고, 동태평형을 이루는 것을 치료의 기본원칙으로 본다. 이런 연구방법은 당시의 사람들이 전체 및 사물의 상호관계를 능숙하게 파악했던 장점을 발휘하고, 사물의 실체를 인식하는 방면의 부족함을 어느 정도 보완했다. 분석과 인식이라는 방법에는 한계가 있어서 사람들의 인식이 미시적, 거시적인 수준에 도달하지 못하면 인체人體, 약물藥物 및 천체天體와 기상氣象의 실체가 변화하는 법칙에 대한 깊은 조사는 불가능에 가깝다. 그러나 직관적으로 얻은 경험 재료를 이용하고, 통계와 간접적 추론 방법으로 사물의 행위와 기능, 그리고 연결 구조에서 사물이 가지는 일부 법칙성을 발견하면 광활한 경지에 이르게 된다. 고대 중국 특유의 사유방식-철학 관념과 초기의 계통방법-은 이런 경지에서 운용하기에 알맞다. 그것은 의학 및 기타 과학이 그 특수한 길을 따라 전진하도록 추동했다.

전체를 인식하는 데 치우쳐서 사물 사이의 보편적 관계를 강조하는 것은 고대의 변증법辨證法 철학의 공통된 특성이다. 이 점에서 중국과 서양은 다르지 않다. 그러나 고대 중국에서는 정체관념整體觀念이 유달리 발전하여 음양陰陽과 오행五行이라는 철학이론과 《내경內經》의 시스템론적인 방법을 낳았다. 이 방법은 의학 등의 과학 부문에서 오랜 시간 동안 사용됨으로써 긍정적인 성과를 얻었다. 이런 점에서 중국과 서양은 다르다. 왜 이런 차이가 생겼는지 설명하자면 여러 가지 요소를 고려해야 할 것이다. 거기에는 지리환경, 역사의 특성, 문화의 전통과 민족성 내지 유전인자의 특징 등이 포함된다. 이는 머나먼 선사시대까지도 거슬러 올라가야 하는 문제다.

《내경內經》의 철학과 의학에는 그 자체의 장점과 단점이 있다. 《내경內經》이 방법론에서 성공을 거둔 이유는 재료에 대한 단순한 직관을 발전시키고, 사물 사이의 관계에 대한 연구를 통하여 사물의 규칙성을 파악하기에 이르렀기 때문이다. 그리하여 과학이 그다지 발달하지 않았던 고대에, 의학에 더욱 매진하게 하여 결국에는 엄정한 한의학 이론 체계를 형성시켰다. 그러나 아마도 바로 이 때문에 서양의 인체해부人體解剖, 생리학生理學, 생물화학生物化學 등 선진 과학의 성과를 수월하게 받아들일 수 없었을 것이다. 여기서 중국의 고대 철학과 한의학 이론에 심각한 결점이 있음이 드러난다. 그것은 바로 폐쇄성인데, 한 쪽으로 보자면 한의학은 자체의 방법에만 의존하여 스스로 수정하고 보충하며 발전해왔다. 그러나 만약 단지 그 자체에만 의존하면 어떻게 발전하는지를 따질 것도 없이, 직관의 수준을 뛰어넘지 못하여 실제로 자신을 고정된 범위 안에 가두어 한 발짝도 나아가지 못할 것이다.

우리가 《내경內經》의 철학과 방법론을 연구하는 목적은 고대의 중국 철학과 의학이 발전해온 과정에 들어 있는 논리사유의 경험과 교훈을 총결하여 한의학을 개조하고 향상시키기 위해서다. 우리의 목표는 현대의 과학기술에 상응하는 새로운 한의학을 세우는 것이다. 그리하여 반드시 한의학의 우수한 전통을 발휘하고 시스템론과 부합하는 원칙을 지키고 향상시키면서 동시에 또한 한의학의 결점을 극복하는 것, 특히 이론의 폐쇄성을 제거하여 점차 현대 과학 기술의 성과를 도입하여 마침내 한의학을 직관적이고 협소한 테두리 밖으로 해방시키는 것이다.

한의학은 본질적으로 전체적인 견지에서 인체의 법칙을 연구하는 학문이다. 바로 전체로서의 인체가 가지는 법칙이 한의학이 전문적으로 연구하는 대상이다. 사물의 전체성은 특수한 영역이고, 단순히 원소를 분석하는 방법으로는 거의 분석이 불가능하다. 《내경內經》에는 쓸모없는 찌꺼기들도 섞여 있지만, 확실히 《내경內經》은 인체 시스템 전체의 깊은 비밀을 많이 드러낸다.

오늘날 세계의 과학은 전체를 종합하는 방향으로 발전하고 있다. 한의학 현대화의 조건은 무르익었다. 우리는 한의학과 현대 과학 기술이 합쳐지기만 하면 범이 날개를 달고 날아오르는 격이 될 것이라 믿는다. 그 때엔 의학의 앞에 반드시 새로운 천지가 펼쳐질 것이다.

《내경內經》은 고대 중국 과학사의 별이다. 그것이 인류에 공헌한 것은 결코 제지製紙, 지남철指南鐵 화약火藥과 인쇄술印刷術에 못지않다는 것을 역사가 증명할 것이다.

원고를 끝내면서
북경에서 저자 씀

발문

철학이 백해무익하다는 말을 듣는 이유

나는 의학을 배운 일이 없다. 갑자기 《황제내경黃帝內經》에 흥미를 가진 것은 오칠간부학교[1]五七幹部校 시절의 일이었다. 그 때엔 모주석毛主席 어록을 제외한 기타 서적은 열독이 거의 금지되어 있었다. 《고문관지古文觀止》까지도 '퇴폐적인 구소설'로 간주되어 금지되었다. 답답해서 한의학 기초 한 권을 집어 들었다. 다행히 이 책은 제제를 받지 않았다.

책에는 《내경內經》을 인용한 말이 적지 않았는데, 꽤 흥미 있게 읽었다. 한 때 마음속에서 정말 전공을 바꿔 한의학을 배우려는 생각이 싹텄다. 몰래 인체도人體圖를 그렸고, 십이경맥의 방향과 많은 경혈의 명칭을 묵묵히 외웠던 기억이 난다.

그러나 나는 어떤 자연과학도 공부해본 일이 없어 결국 전공을 바꾸지는 못했다. 그저 중국의 의학을 애호하고 선조들의 지혜에 경탄하며 이 책을 쓸 뿐이다. 1978년과 1979년 나는 한의대학원의 대학원반과 북경한의대에 가서 이 책의 주요 내용을 강연할 기회가 있었다. 아울러 원고를 몇몇 전문 연구원들에게 보내 심사를 부탁했다. 많은 전문가들, 선생님과 동학들이 열정적으로 지도해주었다. 그 분들의 도움에 대해 충심으로 감사의 말씀을 드린다.

이 책에서 나는 향후의 한의학 발전에 대한 기초적인 견해를 기술했다. 그러나

---

[1] 오칠간부학교五七幹部學校: 중국 문화혁명文化革命 기간에 모택동毛澤東의 오칠지시五七指示를 관철시키기 위해 간부와 대학 교수 및 기술 연구원들을 농촌으로 보내 노동시키던 장소. 줄여서 오칠간교五七幹校라 함.

내가 더 관심을 갖고 있는 분야는 아무래도 철학이다. 《내경內經》의 저자는 의학자들이었다. 그들은 탁월한 철학적 견해를 많이 발표할 수 있었다. 이것은 그들의 심오한 자연과학 수준과 뗄 수 없다. 선진제자先秦諸子를 보자면 철학적 성취를 이룬 사람 중에서 당시의 자연과학에 대해 조예가 깊지 않은 자가 없었다. 사실 예로부터 오늘까지 국내외의 대철학자들은 모두 마찬가지였다. 철학의 발전은 사회 역사 철학을 포함하고 자연과학과 뗄 수도 없다. 만약 생산력이 인류의 물질생활 중 가장 혁명적이고 활발한 요소라고 말한다면, 자연과학은 사람들의 정신생활 중에서도 선봉에 서서 길을 여는 작용을 해왔다. 아마 이것 역시 스콜라 철학이 자연과학을 좋아하지 않은 이유일 것이다.

우리의 철학은 근래 수십 년간 어땠는가? '사인방四人幇'이 무너지기 전에 우리의 철학은 사실상 '초기' 스콜라 철학에 접근해버렸다. 내용이 날로 빈곤해지고 생기를 잃었을 뿐만 아니라 심지어 새 생명을 압살하기까지 했다. 그래서 사람들은 철학에 실망하고, 철학을 백해무익한 것으로 봤다. 이런 상황을 만든 원인은 많다. 하지만 철학이 자연과학과 멀어진 것이 중요한 원인이다.

철학은 제대로 연구하면 유용한 것이다. 장상경락藏象經絡이라는 위대한 발견은 철학의 도움으로 이루어진 것 아닌가? 이는 《내경內經》으로 증명된다. 현대 과학의 진보는 여전히 철학과 뗄 수 없는 관계다. 20세기 이래로 자연과학은 급속히 발전했다. 폭풍 같은 과학의 발전으로 사회생활과 사람들의 관념에 급격한 변화가 발생해서 철학에 도전했다. 철학이 생존, 발전하며 긍정적인 작용을 하려면 반드시 자연과학을 중시하고 배우며, 새로운 기초에서 새로운 개념을 만들어야 하다.

최근 몇 년간 우리의 철학과 자연과학은 긴밀하게 연계해서 좋은 싹을 틔우고 있다. 이것은 매우 좋은 일이다. 그러나 철학 연구자 중에는, 자연과학을 배우는 것은 자연 변증법을 전공하는 사람의 일이라고 여기고, 철학의 원리와 철학에 종사하는 사람과의 관계는 크지 않다고 여기는 사람이 있는 것 같다. 이런 생각은 옳지 못하다. 철학의 원리는 자연과학과 사회과학의 총결이다. 만약 철학의 기본원리가 부정확하거나 정체되면 철학의 분파인 사회역사철학社會歷史哲學, 미학美學, 윤리학倫理學, 철학사哲學史 등은 진보하기 힘들다.

자연과학을 배우는 것은 당연히 어렵다. 특히 중년 이상인 사람에게는 더욱 그렇다. 그러나 결심을 굳히고, 대책을 마련하여 우리 철학자들 사이에 자연과학을 이해하는 사람이 나오게 해야 한다. 특히 젊은 철학자의 양성에 주력해야 한다. 그렇지 않으면 철학 연구는 세계 과학 기술의 조류와 사회2)四化건설이 요구하는 상황에 적응하기 어렵다.

진정으로 사회과학도 배워야 하지만, 수학과 자연과학이 사회과학으로 급속히 침투하는 오늘날 철학자들의 자연과학 수준을 가급적 빨리 끌어올리지 않으면 사회영역 문제의 연구도 어려워진다. 물론 과학은 철학과 다르다. 철학에는 나름의 연구대상이 있다. 그러나 만약 철학이 구체적 과학과 유리되어 오직 사색하고 논증, 비판하는 데 그친다면, 그것은 바로 아무런 토대가 없는 것이 되고 만다.

이 책의 일부 내용은 일찍이 학술잡지에 발표한 것들이다. 이 책에 넣을 때 많이 수정하고 보충했으나 여전히 오류가 적지 않을 것이다. 삼가 전문가와 독자 제현의 비평과 질정을 기다린다.

이 책이 나오기까지 중국 사회과학원의 호환향胡煥薌 선생 및 철학 연구소의 많은 동학들이 지도와 도움을 아끼지 않았다. 이 자리를 빌려 감사드린다.

중국사회과학원中國社會科學院 철학연구소哲學硏究所에서
유장림劉長林 씀

---

2) 사회四化 : ①농촌의 현대화, 공업의 현대화, 국방의 현대화, 과학기술의 현대화 ②(간부의)혁명화, 청년화, 지식화, 전문화 ③규격화, 제도화, 규범화, 현대화 ④(농촌의)기계화, 수리화, 전기화, 화학화 ⑤규범화, 기지화, 과학화, 제도화.

처음 읽는 사람들을 위한
고전의학산책 완전 한글판

이케다 마사카즈

일본 동양의학계의 거봉인 **이케다 마사카즈**(池田政一)가 30년 임상 경험을 바탕으로 현대에 맞게 재해석한 책이다. 원전의 난해한 자구 해석 보다는 중요한 부분만을 발췌하여 해설했고 또한 실제 상황에서 어떻게 응용할 수 있는지를 밝혔다.

시리즈(전5권)

1. 황제내경 상 (소문)
2. 황제내경 하 (영추)
3. 황제내경의 난경
4. 상한론
5. 금궤요략

청홍

중국 최고의 학자와 한국 최고의 번역진이 만들어낸
한의이론서의 결정체

한의학의 원류를 찾다
易學과 韓醫學

韓醫學과 **易學**의 뒤에는 生命의 영원한 모형이……
生命의 영원한 모형을 찾는 **韓醫學** 연구의 올바른
방향과 방안을 제시

《한의학의 원류를 찾다 : 易學과 韓醫學》은 중의학과 중국철학, 그리고 문헌학 분야의 당대 최고 권위자들을 사사하고 각 분야의 정수를 전수받은 저자가 《周易》과 《黃帝內經》을 비롯한 각종 醫易(의역) 관련 문서들을 철저히 비교분석하여 역학과 한의학 사이의 관계를 세밀히 밝힌 책이다. 역학과 의학의 기원에서 출발하여 氣(기), 陰陽五行(음양오행), 藏象(장상), 經絡(경락), 病證(병증), 運氣(운기) 등 한의이론의 전반에 걸쳐 있는 한의학과 역학과의 관계를 빠짐없이 서술하였다. 한의학을 전공하는 한의학도들에게는 한의학의 이론적 기초를 확실히 다지는 데 크나큰 도움이 될 것이며, 연구자들에게는 한의 연구의 올바른 방향을 제시해주고, 심도 있는 한의학이론을 공부하고 싶어 하는 일반 독자들에게는 지식의 깊이와 폭을 더하고 넓히는 데 많은 도움을 될 것이다.

청홍

"침鍼으로 병을 치료함에 즉효혈卽效穴 한 자리면 충분하다!"

일침 一鍼

穴 하나로 病 하나를 고친다

침으로 치료할 수 있는 질병은 모두 몇 가지나 있을까? 일반적으로 어디가 결리거나 삐었는데 파스를 바르고 붙여도 효과가 없을 때 한 방 맞는 것쯤으로 생각하기 쉽지만, 침은 거의 모든 질병을 치료할 수 있다.

《일침(一鍼)》은 두통, 복통, 설사, 딸꾹질, 생리통 등 일상적으로 접하는 가벼운 증상부터 고혈압, 위십이지장궤양, 오십견 등 고질병은 물론 협심증, 심근경색, 중풍 등 위급한 중병에 이르기까지 160여 가지의 병증을 침 하나로 치료하는 방법을 간단명료하게 설명하였다. 책에 수록된 치료법들은 모두 광범위한 임상사례를 통해 이미 그 탁월한 치료효과가 입증되었음은 물론 시술법 또한 간단하며, 저자들이 실제 임상에서 사용하고 있는 치료법이다. 책은 침구치료의 실용성에 중점을 두어 쉽고 간단하게 치료법을 설명하고 있으며, 14경맥의 경혈(經穴)은 물론 기혈(奇穴)과 아시혈(阿是穴)의 취혈법과 치료법까지 실이 임상에서 나양하게 응용할 수 있도록 하였다.

증정부록
동영상 CD 1매 자침수법 및 상용혈위 취혈법, 주치증 해설
오디오 CD 2매 침구가결(鍼灸歌訣) : 노래로 외우는 혈위와 병증

일본 한방의학만의 독창성을 읽는다

황한의학을 조망하다

《약징(藥徵)》과 복진(腹診)의 일본의학

독창적이면서도 간결한 일본한방의학. 음양오행(陰陽五行), 오운육기(五運六氣) 등 한의학의 기본 이론마저 무시하고 약물의 실제 성질과 효용만을 논한 저작 《약징(藥徵)》과 일본에서 독자적으로 발달한 진단방법 복진(腹診)에 그 간결함이 극명하게 드러난다. 일본에서 어떤 과정을 거쳐 이런 의학체계가 발달했는지, 또 이러한 것들을 지금 어떻게 해석하고 응용해야 하는지 알아본다.

요즈음 의사들은 약을 음양오행(陰陽五行)으로 설명하지만 질의는 약을 오직 약의 공으로 설명한다.

−요시마스 토도(吉益東洞)《약징(藥徵)》에서−

청홍

吉益東洞의 저술 가운데
후대에 가장 많은
영향을 끼친 **책**

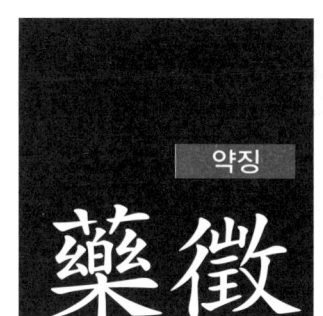

약징

《약징》은 일본의학사에서 가장 준열하게 古醫方으로 돌아갈 것을 주장한 한의사 요시마스 토도(吉益東洞)의 대표적인 저작으로 기존 본초학 서적의 틀을 완전히 탈피한 혁신적인 본초서로 평가받는다.

> "處方에는 고금이 없다.
> 오직 실제 效果가 있는 것을 쓸 뿐이다."

이 책은 중국전통의학으로부터 탈피하여 간편하고 실용적인 일본의학을 완성시켰다는 점에서 추앙받으며, 여전히 일본 한방계에 강한 영향을 미치고 있다.

청홍

만화로 읽는
중국전통문화총서

중국전통문화총서 시리즈는 중국의 천재작가 주춘재가 동양의 고전의학을 현대에 맞게 알짜만을 뽑아 만화로 엮었으며, **경희대 한의대 김남일, 정창현, 백유상 교수** 등이 번역하여 출간된 책이다. 이 책은 중국에서 베스트셀러가 되었으며 일본, 싱가포르, 대만 등에서도 번역 출간되어 큰 인기를 얻고 있다.

시리즈(전6권)

1. **의역동원** 역경
2. **황제내경** 소문편
3. **황제내경** 영추편
4. **경락경혈** 십사경
5. **한의약식** 약식동원
6. **한의학** 입문

청홍

"보고 아는 것을 神이라 한다
(望而知之謂之神)."

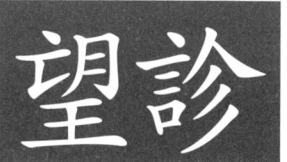 황제내경과
서양의학이 만났다

不問診斷

《사기史記》에는 전국시대의 명의名醫 편작扁鵲은 제나라 환후桓侯의 안색을, 한대漢代의 명의名醫 장중경張仲景은 조정의 고관대작 왕중선王仲宣의 안색을 살펴 생사生死를 판단했다는 이야기가 실려 수천 년을 전해 내려온다.

  동서고금을 망라하여 수집한 광범위한 망진 관련 연구의 기초 위에 임상진단을 결합하여 만병에 대한 망진법을 체계적으로 논술하였다. 일반인도 이해하기 쉽도록 200여 장에 달하는 도해를 곁들여 설명을 보충하였으므로 병의 조기진단을 위한 가정의학 백과사전으로서도 손색이 없다. 망진이라는 것이 다분히 주관적 독단으로 떨어질 수 있는 오류가 있음에도 객관적인 임상데이터를 첨부하여 그 한계를 넘어서고 있는 것이 이 책의 장점이다.

청홍

'世界傳統醫學賞' 수상에 빛나는
經絡經穴 최고의 베스트셀러!!

經絡圖解

당대 최고의 醫家들이 집필에 참여한
經絡經穴의 역작

經絡經穴에 관심 있는 모든 이들이 좀 더 용이하게 경락에 접근하고 현실적인 감각과 임상에서의 응용력을 배가할 수 있도록 경락의 모든 것을 총 100장의 立體圖解를 통해 일목요연하고 상세하게 형상화하였다.

"立體解剖의 방식을 운용하여 體表經絡路線 및 內臟과 각 組織器官經絡路線의 분포를 형상화한 것을 비롯하여 奇經八脈 중에 督脈과 任脈의 분포노선이 상세하게 기술되어 있다. 또한 十二經, 奇經八脈, 十二別絡, 十五絡脈, 體表 분포와 경혈분포도 등이 100장의 圖解로 실려 있어 경혈학은 물론 한의학 이론을 심화하고 발전시키는 새로운 계기가 될 것이다."
— 이준무(경락경혈학회 회장·한의학박사)

"《經絡圖解》라는 册子를 完譯한 것은 鍼灸學界의 學究的 産物로 鍼灸學의 基礎資料가 되어줄 것이며, 臨床에서도 活用할 價値가 充分하다."
— 구본홍(한의학박사·의학박사)

"文獻學的인 관점에서 經絡을 연구함으로써 鍼灸文獻 연구의 길을 넓히고 경락 연구의 깊이를 더하여 교육과 임상에서 독보적인 위치를 차지하게 되었다."
— 왕쉬에타이(王雪苔 국제침구연합회 회장)

청홍

361혈의 출전이 파노라마처럼 펼쳐진다

經穴學

이상룡(한의학 박사. 우석대 한의대 교수)

經絡과 經穴은 생명체가 드러내는 일종의 정보시스템이다

본서는 고전 임상사례와 더불어 의료현장에서 보고된 최근의 다양한 사례를 참작하여 361개 각 혈의 효능을 임상활용도가 높은 순서대로 설명하였다. 또한 모든 경혈의 출전, 혈명의 기원, 취혈(取穴)부위, 관련 근육 및 신경과 혈관, 침구법(鍼灸法), 주치증(主治症) 등을 고대 의서의 이론적 토대 위에 다양한 임상경험을 더하여 구체적으로 설명하였다. 뿐만 아니라 배혈(配穴)을 통해 확장되는 주치증 및 임상에서 다양하게 활용되는 특수혈도 상세하게 풀이했다.

청홍

청말淸末의 명의名醫 장산뢰張山雷
평생의 지식과 지혜가 녹아 든 본초本草의 걸작

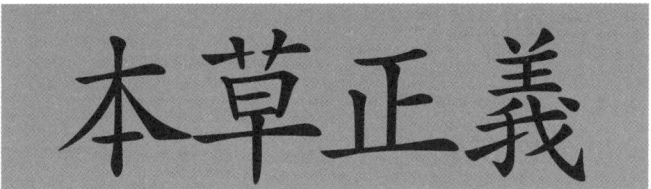

本草正義

상용하는 251개 약물藥物의 성미性味 효능效能 주치主治 포제炮製 용법用法 금기禁忌에 대하여 여러 의가醫家의 설說을 널리 채록採錄하고 상세히 고증考證함과 아울러 저자 자신의 경험을 덧붙여 책을 완성하였다. 높은 학술적 가치를 지녔음은 물론 임상에도 많은 참고가 될 수 있다.

책의 특징

- 여러 醫家와 醫書를 인용하며 각 本草의 效能과 機轉을 정확히 설명하였다.
- 《爾雅》《說文解字》《玉篇》《廣雅》 등의 수많은 字書와 《詩經》《周禮》《春秋左氏傳》《呂氏春秋》 등의 수많은 고전을 인용하여 정확한 本草名과 病名을 고증하였다.
- 편제가 체계적이고 일목요연할 뿐만 아니라 저자의 겸허한 솔직함까지 엿볼 수 있다. 《神農本草經》과 《名醫別錄》의 原文을 앞에 두고 考證(本草名이나 病名의 考證), 正義(《本經》《別錄》 原文의 정확한 뜻), 廣義(역대 醫家들의 견해), 發明(前人이 啓發하지 못한 내용), 正訛(역대 醫家들의 誤謬), 存疑(是非를 가리지 못한 說), 禁忌(藥物 사용 시 주의사항)를 순차적으로 배열하여 本草에 대한 전반적인 내용을 검토하고, 해당 약물의 진정한 效能과 機轉이 무엇인지 상세하게 알려준다.

청홍

《상한론》《금궤요략》을 한눈에 본다

상한금궤 약물사전
傷寒金匱 藥物事典

학습·연구와 임상에서
빠르고 확실한 길잡이가 되어줄 책

《상한론》《금궤요략》에 수재된 약물의 정확한 기원 및 사용법, 장중경의 처방법을 고증한 책. 이름이 달라도 기원이 같은 약물은 한 가지 약물로, 기원이 같아도 용법이 다른 것은 별개의 약물로 분류했으며, 복용보조제나 보조용구까지 모두 분석했다. 원전에서 어느 약물을 어떤 처방에 어떻게 사용했는지 도표로 정리하여 누구라도 쉽게 알아볼 수 있다. 처방에 관해서는 이름이 달라도 약미 제제방 복용법이 같은 것은 동일한 처방으로, 이름이 같아도 약미가 다른 것은 다른 처방으로, 약미가 같아도 분량이나 제제방이 다른 것은 다른 처방으로 간주하여 정리했다. 따로 처방일람을 두어 각 처방의 약물구성과 수치법, 배합약물만 있고 처방명이 없는 것, 처방명만 있고 약미가 기재되지 않은 것까지 빠뜨리지 않고 일목요연하게 정리했다.

청홍

생동감 넘치는 병 고치는 이야기

한의학을 말하다

**한의학에 대한 편견과 불신을 불식시키고
생명과학에 부합하는 한의학의 진면목을 밝힌다**

건강과 질병의 본질을 탐구하면서 병을 치료하는 한의학이론의 치밀함과 과학성은 물론 진단과 처방, 치법에 이르기까지 한의학 전반에 대한 내용을 흥미진진하게 풀어나간다. 도대체 무엇이 한의학인가? 한의학은 정말 병을 제대로 치료할 수 있는가? 한의학이 질병을 진단하고 치료하는 근거는 어디에 있으며, 한의학이론의 과학성은 어디에서 나오는가? 이 모든 의혹과 의문에 명쾌한 답을 준다.

또한 한의학에 대한 진부한 이론 설명에 그치는 것이 아니라, 다양한 병증에 대한 임상사례와 함께 치료에 쓰이는 처방을 상세히 다루고 있다. 한약의 여러 제형(劑型)과 한약을 달이고 복용하는 방법, 치병팔법(治病八法)에 쓰이는 각 처방의 효능까지 한약에 대한 전반적인 내용을 두루 설명함은 물론, 상용하는 처방의 약물조성 및 주요 약물이 발휘하는 효능을 밝혀 한약에 대한 이해를 높일 수 있으며, 한약이 병을 고치는 원리까지 터득할 수 있을 것이다.

청홍

크고 작은 **성 트러블**의 **해결 방법**을 제시한다

성오륜서

많은 매체에 사흘이 멀다 하고 등장하는 성 관련 광고는 많은 사람들이 성적 트러블을 가지고 있다는 반증이다. 성오륜서는 대체의학연구가이며 성으로 도의 경지를 개척한 저자의 해박한 지식과 실전 경험이 녹아든 책이다. 성에 대해 품은 왜곡된 환상을 바로잡고 부족한 성 지식을 채워주며 많은 남녀의 고민거리인 성(性) 문제를 해결하는 데 훌륭한 안내자가 될 것이다. 멋진 남자, 매력적인 여자가 되는 단련비법과 사랑의 비결을 쉽게 설명했다. 아직껏 경험하지 못한 새로운 세계로 들어가 보자.

※ ⑲세 이상만 보세요.

청홍

內經的哲學和中醫學的方法
Copyright ⓒ 1982 by 劉長林
Korean edition ⓒ 2011 by JISANGSA(Cheong-Hong)

講說강설 2 황제내경 黃帝內經
: 한의철학으로 내경을 읽는다

1판 1쇄 인쇄 | 2011년 5월 11일
1판 1쇄 발행 | 2011년 5월 18일

저자 | 유장림劉長林
역자 | 김수중 박석준 조남호 정우진

발행처 | 청홍(지상사)
발행인 | 최봉규

등록번호 | 제2001-000155호
등록일자 | 1999. 1. 27.

서울특별시 강남구 역삼동 730-1 모두빌 502호 우편번호 135-921
전화 | 02)3453-6111
팩스 | 02)3452-1440
홈페이지 | www.cheonghong.com
이메일 | jhj-9020@hanmail.net

총괄책임 | 김종석
책임편집 | 문현묵
표지·본문디자인 | (주)이오디자인
마케팅총괄 | 김낙현
경영지원 | 김청희

한국어판 출판권 ⓒ 지상사(청홍), 2011

ISBN 978-89-90116-43-7 04510
ISBN 978-89-90116-42-0 (세트)

보도나 서평, 연구논문에서 일부 인용, 요약하는 경우를 제외하고는
도서출판 청홍(지상사)의 사전 승낙 없는 무단전재 및 무단복제를 금합니다.

* 잘못 만들어진 책은 구입처에서 교환해 드리며, 책값은 뒤표지에 있습니다.